全国名中医 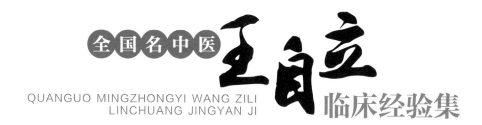 临床经验集

QUANGUO MINGZHONGYI WANG ZILI
LINCHUANG JINGYAN JI

王 煜 ◎ 主编

甘肃科学技术出版社

图书在版编目（CIP）数据

全国名中医王自立临床经验集 / 王煜主编. —— 兰州：
甘肃科学技术出版社，2020.12（2021.8重印）
ISBN 978-7-5424-2723-6

Ⅰ．①全… Ⅱ．①王… Ⅲ．①中医临床—经验—中国
—现代 Ⅳ．①R249.7

中国版本图书馆CIP数据核字(2020)第248184号

全国名中医王自立临床经验集

王　煜　主编

责任编辑　陈学祥
封面设计　麦朵设计

出　　版　甘肃科学技术出版社
社　　址　兰州市读者大道568号　730030
网　　址　www.gskejipress.com
电　　话　0931-8125103(编辑部)　0931-8773237(发行部)
京东官方旗舰店　https://mall.jd.com/index-655807.html

发　　行　甘肃科学技术出版社　　印　刷　三河市华东印刷有限公司
开　　本　787毫米×1092毫米　1/16　印　张　14.5　插　页　2　字　数　237千
版　　次　2020年12月第1版
印　　次　2021年8月第2次印刷
印　　数　1001~1750
书　　号　ISBN 978-7-5424-2723-6　　　定　价　98.00元

编 委 会

王自立教授简介

王自立，男，1936年9月生，甘肃泾川人，大学本科学历。全国名中医，甘肃省中医院首席主任医师，甘肃中医药大学终身教授，中国中医科学院博士研究生导师、中医药传承博士后合作导师，第一、二、三、四、五、六批国家老中医药专家经验继承工作指导老师，《西部中医药》杂志名誉主编，享受国务院特殊津贴专家，全国中医药杰出贡献奖获得者。

1992年被卫生部、国家中医药管理局、人事部评为"全国卫生系统模范工作者"，2006年被中华中医药学会授予"首届中医药传承特别贡献奖"，2007年被国家中医药管理局评为"全国老中医药专家学术经验继承工作优秀指导老师"，2009年王自立工作室被中华中医药学会评为"全国先进名医工作室"，2010年王自立工作室被国家中医药管理局列为全国名老中医药专家传承工作室建设项目，2013年被国家中医药管理局再次评为"全国老中医药专家学术经验继承工作优秀指导老师"，2017年被人力资源与社会保障部、国家卫生与计划生育委员会、国家中医药管理局授予"全国名中医"称号，2019年被人力资源与社会保障部、国家卫生健康委员会、国家中医药管理局授予"全国中医药杰出贡献奖"。

王老从事临床已六十六载，先后创立了甘肃省中医院消化科、肾病科，并历任消化科科主任、消化及肾病科技术指导。王老通过多年的临床实践，形成了自己独特的学术思想，包括"运脾思想""柔肝思想""温阳思想"等。王老认为脾胃病的病机关键是脾运失健，升降失常。治疗脾胃病不应单纯考虑"补"，否则会补而使之滞，犯"实实之戒"，而应该以运行脾气、调整升降为要。对于肝病的治疗，王老认为肝体阴用阳，若内因七情暗耗，致机体阴血津液亏虚，则肝血亦虚，肝体失养，肝气失制，发为多种疾病。

故治疗肝病不可一味疏泄、清解、攻伐，否则肝之阴津受伐而病势反增，应以养肝为第一要务，提出"肝为刚脏，非柔润不和""治肝必柔肝，柔肝先养肝"的肝病治疗大法，以顾护肝之阴血为临证大要。阴阳二气，王老尤重阳气，阳主阴从，阳气之重要，犹如太阳与天体的关系，不可或缺，是生命的根本和动力，故临证之时主张时时顾护阳气。

王老擅长中医脾胃病、肝胆病、热病、血证、男科病、妇科病的诊治，尤其对消化系统疑难病症有极深的造诣，先后自拟运脾颗粒、调中扶胃汤、益气安肠汤、活血安肠汤、运肠润通汤、清利通淋汤、补肺固本合剂、补肺益寿合剂，临床效果显著。其学术思想被列为"十五"国家科技攻关计划，"脾色环唇"特色辨证被列为"十二五"国家科技支撑计划。

前　言

　　中医药事业的两大核心内容就是继承与发展，发展是继承的目的，继承是为了更好地发展，就继承而言，老一辈中医专家独特的学术思想、临证经验、技术专长是我们后学者更应当继承与研究的。而医案就是学习老中医药专家宝贵经验的最好载体。

　　通过对老中医药专家个人医案的整理研究，能够更好地了解其临证经验和临证思辨特点的原始依据，成为学习老中医药专家临证经验和临证思辨特点的范本。《全国名中医王自立临床经验集》共精选、整理王老的168则典型医案，按学科分类编辑成内科、妇儿科、五官科、外科，力求多方位、多层次、多角度地展示王自立老中医临证思辨特点和处方用药经验。

　　《全国名中医王自立临床经验集》按照病证分成章节，因为老师主要从事脾胃系统疾病的诊治，故将其排在第一章。每案分为案体、按语。案体，即医案正文，包括主诉、初诊及各次复诊的望闻问切四诊资料以及理化检查结果、老师对该病证的辨证论治和组方用药、治疗结果等；按语，即对本案的讨论与评点，主要阐明老师对该病证如何取四诊资料、如何切入辨证思路、如何把握病机、如何确定治则治法、如何组方用药等，体现老师的临证经验，同时根据医案的不同情况，也会将先贤对本病或本方的见解录于案中，以便更好地说明医理。

　　本书是由王自立老师所带教的国家级、省级师承弟子共同编写的。在编写的过程中得到了甘肃省中医院及医院特色处各位领导的大力支持。文利彬、姚金虎、范玉春、张玉琴医生在文字校对中做了大量的工作。在此一并表示感谢。由于我们自身学识水平有限，通过按语的分析，恐怕不能全面、准确地将老师的临证经验及学术思想表达出来，但我们把原汁原味的医案展现给了广大读者，请仁者见仁，智者见智，这也是我们编撰这本书的初衷。书中有不当之处，请大家不吝赐教，这将是对我们最好的鞭策。

王 煜

2020年10月1日

目　　录

第一章 内科医案

第一节 脾 系

口疮（一）

【案】 患者李某，女，35岁，发作性口腔溃疡3年，于2011年3月1日初诊。患者自诉口腔溃疡反复发作，此起彼伏，此次溃疡于1周前出现，疼痛不甚，自服牛黄解毒片无效，伴口干、纳差、大便稀溏、易疲乏、自汗、活动或进餐时汗出尤为明显。舌淡胖，边有齿痕，苔微腻，脉沉细。

【诊断】 口疮。

【证属】 中气下陷，阴火上乘。

【治则】 补益中气。

【处方】 补中益气汤加味。

【药物组成】 黄芪30g，白术10g，党参10g，陈皮10g，当归10g，升麻5g，柴胡5g，仙鹤草15g，甘草10g。7剂，水煎分服，一日1剂。

【二诊】 2011年3月18日：口腔溃疡愈，至今未发作，疲乏有所改善，汗出减少，但仍纳差，大便不成形。舌脉同前。调方如下：黄芪30g，白术10g，党参10g，陈皮10g，当归10g，升麻5g，柴胡5g，仙鹤草30g，茯苓20g，甘草10g。7剂，水煎分服，一日1剂。

【按】 "口疮服凉药不愈者，因中焦土虚。"本案患者因脾胃受损，中气下陷，阴火上乘，上循于口，而发溃疡，因非实火，故予清热解毒药，无益而有害。病本为脾胃受损，中气不足，故予补中益气汤治之，是谓求本。补中益气汤是李杲为饮食劳倦伤脾、发热而设。以甘温之品，补脾胃之气，脾胃气旺，则元气充，火归其位，溃疡自愈。临床应用此方时尚需与肾虚清阳不升相鉴别，正如陆丽京所云："此为清阳下陷者言之，非为下虚清阳不升者言之也。倘人之两尺虚微者，或是肾中水竭，或是命门火衰，若再一升提，则如大木将摇而拔其本也。"

（王 煜 整理）

口疮(二)

【案】 患者谢某,男,48岁,发作性口腔溃疡半年。

【初诊】 2011年4月15日:患者自诉因半年前一次聚会时进餐过多出现吐泻,经对症治疗后吐泻止,但此后易发口腔溃疡,每月至少发作一次,严重时前次溃疡尚未愈合,新溃疡又出现,同时伴有腹泻、食欲差,夜寐尚可、小便调。舌质老,胖大,苔薄白,脉沉细。

【诊断】 口疮。

【证属】 脾胃虚弱,虚火上炎。

【治法】 健脾和胃,引火归元。

【处方】 异功散加味。

【药物组成】 党参15g,白术15g,茯苓10g,陈皮10g,细辛5g,桂枝5g,麦芽10g,甘草5g。7剂,水煎分服,一日1剂。

【二诊】 2011年4月29日:口腔溃疡愈合,但受凉后仍有腹泻。舌脉同前。调方如下:党参15g,白术15g,茯苓10g,陈皮10g,细辛5g,桂枝5g,麦芽10g,甘草5g,黄芪10g,附片5g。7剂,水煎分服,一日1剂。

【按】 口腔溃疡一般情况下多认为是热证,由胃热上攻所引起,正如《蒲辅周医案》曰:“口腔溃疡为病,一由胃火,一由脾热。”但本案患者除口腔溃疡外尚有腹泻(自利)。《伤寒论》曰:“自利不渴者,属太阴……”“自利而渴者,属少阴也。”从腹泻的角度看,患者属虚证,结合舌脉属虚证无疑,患者虽在上表现为口疮,在下表现为泄泻,但二者实归于中焦脾胃,脾胃虚弱、易生阴火,阴火上犯故见口腔溃疡,脾胃虚弱,运化失司,不能分清别浊,故见大便稀。老师从中焦脾胃入手,使脾胃功能恢复正常则阴火自清,溃疡自愈,运化正常,大便成形,治病求于本。

(王 煜 整理)

口疮(三)

【案】 患者杨某,男,47岁,发作性口腔溃疡3年。

【初诊】 2010年3月31日:患者诉自3年前出现春、秋季进食生姜即发口腔溃疡，牙龈肿痛，严重时牵扯至面目红肿，曾服清热泻火药，口腔溃疡不减反重。因牙龈肿痛，曾拔牙数颗。此次患者来兰出差，经人介绍来我师处就诊。症见：口腔溃疡，牙龈肿痛发作1周，伴纳差、口干、喜热饮、大便稀、小便色淡。舌质淡，舌体胖大，苔薄白、脉沉双尺弱。

【诊断】 口疮。

【证属】 肾阳不足，虚火上冲。

【治法】 温补肾阳。

【处方】 自拟方。

【药物组成】 党参15g，白术10g，茯苓15g，山茱萸5g，佛手10g，女贞子5g，菟丝子15g，仙茅15g，制附片5g，川牛膝15g，仙鹤草15g。7剂，水煎分服，一日1剂。

患者1周后来电告知，服药1剂后，口腔溃疡，牙龈肿痛即减轻，3剂而愈，继服以巩固疗效。随访3年，患者春、秋季仍会有发作，但稍作调理即可痊愈。

【按】 初诊患者离开后，笔者即请教老师："患者服生姜即上火，您怎投以附子？"老师答曰："患者热在胃，寒在肾；生姜辛、温，归肺、脾、胃经，服后会助胃热而生火；附子辛温、大热，为温肾阳之要药，阳复，上炎之虚火方能归其位。"本案正如郑钦安所说："若虚火上冲等症，明系水盛，水盛一分，龙亦盛一分(龙即火也)；水高一尺，龙亦高一尺。是龙之因水盛而游，非龙之不潜而反其常……"老师以党参、白术、茯苓、佛手补土以制水；菟丝子、仙茅、制附片温阳以消阴翳，少佐山茱萸、女贞子使温阳不致太过；川牛膝引火下行，则痼疾得愈。对于此类寒热难辨之证，老师临证之时常以患者喜冷饮还是喜热饮结合脉诊相鉴别，如身大寒，喜冷饮，脉数而有力者，当为真热假寒；身大热，喜热饮，脉沉而尺弱者，当为真寒假热。郑钦安亦云："余亦每见虚火上冲等症，患者多喜饮热汤，冷物全然不受者……"

（王 煜 整理）

口疮（四）

【案】 患者王某，男，47岁。口疮（口腔溃疡）10余年，工作繁忙时加重。伴大便稀、失眠多梦。

【初诊】 2013年3月22日：口疮（口腔溃疡）10余年，反复发作，常分布于舌、齿龈、唇内外，大小不等，工作繁忙时加重。伴大便稀、失眠多梦。舌淡，苔薄白，寸尺脉弱。

【诊断】 口疮。

【证属】 脾阳虚。

【治则】 温中健脾。

【处方】 理中汤加味。

【药物组成】 党参10g，白术10g，干姜5g，竹叶5g，麦芽10g，生地黄10g，细辛5g，炙甘草5g。7剂，水煎分服，一日1剂。

【二诊】 2013年3月29日：口腔溃疡偶发，现上唇、牙龈起3mm×3mm大小溃疡。舌淡，苔薄白，寸尺脉弱。上方加骨碎补。

党参10g，白术10g，干姜5g，竹叶5g，麦芽10g，生地黄10g，细辛5g，炙甘草5g，骨碎补10g。

【三诊】 2013年6月14日：上唇溃疡痊愈。现牙龈溃烂红肿。咽痛。舌红，苔薄白，略干，寸尺脉弱。上方骨碎补、生地黄、细辛加量。调方如下：

党参10g，白术10g，干姜5g，竹叶5g，麦芽10g，生地黄15g，细辛10g，炙甘草5g，骨碎补20g。7剂，水煎分服，一日1剂。

【按】 中医学认为，脾开窍于口，心开窍于舌，肾脉连咽系舌本，两颊与齿龈属胃与大肠，任脉、督脉均上络口腔唇舌，表明本病的发生与五脏关系密切。《素问·至真要大论》中说："诸痛痒疮，皆属于心。"但是应当明确，口疮之火，并不独责之于心。平时忧思积虑恼怒、嗜好烟酒、过食肥甘厚味，均可致心脾积热、肺胃郁热、肝胆蕴热，发为口疮，多为实证；肾阴不足，虚火上炎，发为口疮，多为虚证。本案患者劳倦内伤，损伤脾胃，致中焦枢纽斡旋失司，上下气机不通，上焦之阳不能下降，下焦之阴不能上行，心火独盛，循经上炎，发为口疮，为虚证。正如李东垣《脾胃论》中所说：

"既脾胃气衰，元气不足，而心火独盛，心火者，阴火也，起于下焦，其系于心，心不主令，相火代之。"方选理中汤加味治疗。

方中干姜温脾阳，党参补气健脾，白术健脾燥湿；炙甘草助补气健脾之力。沈金鳌《杂病源流犀烛》中载："口糜者，口疮糜烂也，心热亦口糜。"《素问·气厥论》中载："膀胱移热于小肠，膈肠不便，上为口糜。"故加苦凉之竹叶清心除热；麦芽助白术健脾化湿；生地黄滋补肝肾，以降上扰之虚火；细辛《本草纲目》中载："细辛，辛温能散，故……口疮、喉痹、匿齿诸病用之者，取其能散浮热，亦火郁则发之之义也。"《长沙药解》："细辛，去口臭、除齿痛、通经脉，皆其行郁破结，下冲降逆之力也。"二诊时患者口腔溃疡偶发，大便调，失眠多梦减轻。现上唇、牙龈起3mm×3mm大小溃疡，一诊方基础上加骨碎补，《日华子本草》载其："治恶疮，蚀烂肉，杀虫。"《本草纲目》载："骨碎补，能入骨治牙，及久泄痢。"三诊时患者上唇、牙龈溃疡愈合3月余，近日牙龈溃烂红肿，咽痛，舌红苔薄白略干。二诊方基础上增加骨碎补、生地黄、细辛用量，增强补肾降虚火之力。

（柳树英　整理）

口疮（五）

【案】　患者王某，男，15岁。反复口腔溃疡2年余。

【初诊】　2014年2月21日：患者自述2年多来口腔溃疡（咽部、舌底、尖边）反复发作，此起彼伏，情绪激动时易流鼻血，大便干、2~3日1行，排便不畅。多次服用清热解毒利咽之剂，收效甚微，故慕名求治于吾师。诊见：舌底、舌尖可见多发溃疡，疼痛不适，进食辛辣刺激则疼痛难忍，面色萎黄。纳差，夜寐可，大便干、2~3日1行，排便不畅。舌淡，苔薄白，脉沉。

【诊断】　口疮（复发性口腔溃疡）。

【证属】　瘀血阻络。

【治法】　活血化瘀，健脾助运。

【处方】　血府逐瘀汤化裁。

【药物组成】　当归10g，赤芍10g，川芎10g，桃仁10g，红花10g，柴胡15g，桔梗10g，浙贝15g，枳壳15g，甘草10g。7剂，水煎分服，一日1剂。

【二诊】 2014年2月28日：舌上溃疡好转，但未痊愈，大便不干，2日1行，排便通畅。舌淡，苔薄白，脉沉。上方加竹叶5g。调方如下：

当归10g，赤芍10g，川芎10g，桃仁10g，红花10g，柴胡15g，桔梗10g，浙贝15g，枳壳15g，竹叶5g，甘草10g。水煎分服，一日1剂。

【三诊】 2014年3月7日：口疮基本愈合，纳食增加，舌淡，苔薄白，脉沉。上方加强健脾助运之药继续调服。

【按】 复发性口腔溃疡是以口腔黏膜反复出现溃疡和疼痛，而全身症状不明显的一类口腔疾患。中医认为该病多为心脾热盛或脾胃湿热所致。《诸病源候论》："手少阴，心之经也，心气通于舌。足太阴，脾之经也，脾气通于口。腑脏热盛，热乘心脾，气冲于口与舌，故令口舌生疮也。"故常用清心脾之热，或补土伏火、清热利湿之剂治之，对初发或急性发作期者有一定的临床疗效，但很难控制复发，其远期疗效甚微。"久病多瘀"，中医认为久病顽疾多从瘀论治，如《普济方》曰："人之一身不离乎血，凡病经多日疗治不愈，须当为之调血。"口疮病变在口舌，此部位血脉较丰富，各种致病因素导致血液在脉道内运行不畅，瘀血阻络，局部组织失于气血精微之濡养而发为口疮；脾胃为气血生化之源，脾主肌肉，脾胃虚弱，气血生化乏源，则致口舌局部黏膜、肌肉失于濡养而发为口疮；故本案患者老师虚实兼顾、标本兼治以收效。

（田　苗　整理）

口疮（六）

【案】 患者王某，男，37岁。发作性口疮10余年。

【初诊】 2018年7月20日：发作性口疮10余年，近年来逐渐加重，近1年来口腔内黏膜、舌、唇、齿龈、上腭等处发生口疮，嗳腐吞酸，纳呆，大腿困重，嗜睡，大便干，二三日1行。舌淡，胖大，有齿痕，苔白腻，脉滑数。

【诊断】 口疮。

【证属】 饮食停滞。

【治法】 消食导滞。

【处方】 保和丸加味。

【药物组成】 陈皮 10g，半夏 10g，茯苓 10g，山楂 10g，六神曲 10g，连翘 15g、麦芽 15g、莱菔子 15g。7剂，水煎分服，一日 1剂。

【二诊】 2018年7月31日：药后已发口疮大多愈合，极少新发，嗳腐吞酸、大腿困重感明显减轻，大便渐调。舌脉同前。上方去连翘，加香附 15g、毛细辛 5g、甘草 5g。调方如下：

陈皮 10g，半夏 10g，茯苓 10g，山楂 10g，六神曲 10g，麦芽 15g，莱菔子 15g，香附 15g，毛细辛 5g，甘草 5g。继服7剂，水煎分服，一日 1剂。

【三诊】 2018年8月7日：近日口疮复作，大便干，二三日 1行。舌淡胖大，苔白根腻，脉滑数。复以一诊方调服。调方如下：

陈皮 10g，半夏 10g，茯苓 15g，山楂 10g，六神曲 10g，连翘 15g，麦芽 15g，莱菔子 15g，生白术 15g。

【四诊】 2018年8月17日：服药后口疮已基本愈合，纳食增，大便稍干，一日 1行，舌淡红，苔薄白，脉和缓有力。上方生白术加至 20g，加薏苡仁 15g。调方如下：

陈皮 10g，半夏 10g，茯苓 15g，山楂 10g，六神曲 10g，连翘 15g，麦芽 15g，莱菔子 15g，生白术 20g，薏苡仁 15g。继服7剂，水煎分服，一日 1剂。

【按】 口疮又称口糜，相当于现代医学之口腔溃疡、口炎，是临床常见病、多发病。在我国古代文献就有关于口疮、口糜的记载。早在《素问·至真要大论》就已有关于口疮的记载："火气内发，上为口糜。"《诸病源候论·口疮候》亦有"小儿口疮，由血气盛，兼将养过温，心有客热熏上焦，令口生疮也"的论述，指出心经热盛，发生口疮。《小儿卫生总微论方·唇口病论》说："风毒湿热，随其虚处所着，搏于血气，则生疮疡……若发于唇里，连两颊生疮者，名曰口疮；若发于口吻两角生疮者，名曰燕口。"指出本病是由感受风毒湿热所致，由于发病部位不同，而有口疮与燕口疮之称。老师认为，"火气内发，上为口糜"是口疮发生的基本病机，而食积滞于胃肠化热循经上扰是引发口疮的原因之一，故以保和丸治疗此案患者，药证相符，切合病机，符合中医辨证论治的精髓，遵循了治病必求于本的要旨，故获良效。

保和丸出自金元四大家之朱震亨的《丹溪心法》，为消食导滞治法的代表方，临床常用于治疗食积滞于胃肠引发的各种胃肠道疾病。方中山楂、神曲、莱菔子消食导滞，健胃下气；半夏、陈皮、茯苓健脾和胃，化湿理气；连翘散结清热，共奏消食导滞和胃之功。加生麦芽加强消食导滞之力；加生白术、生薏苡仁加强健脾渗湿、运脾通便之能。诸药合用可散结清热通腑，消食导滞。正谓"邪之不存，病之安附"，故老师以此方治疗因食积滞于胃肠化热循经上扰而引发的口疮也应手而愈。

（康开彪　整理）

口臭（一）

【案】　患者刘某，女，45岁，口臭1周。

【初诊】　2011年6月17日：患者自诉一周前因暴饮暴食出现脘腹胀满，嗳气，口臭，口苦，自服"吗丁啉"后胃胀、嗳气缓解，口臭未除，食不知味，大便干结、二三日1行，舌淡暗，剥脱苔，苔微腻，脉弦滑有力。

【诊断】　口臭。

【证属】　食积内停，胃失和降。

【治法】　消食和胃，清热化积。

【处方】　保和汤化裁。

【药物组成】　半夏10g，陈皮10g，茯苓10g，枳壳10g，石菖蒲10g，麦芽10g，山楂10g，连翘10g，白豆蔻10g，甘草5g。7剂，水煎分服，一日1剂。

【二诊】　2011年6月25日：口臭除，仍不欲食，大便干结、2天1行。上方枳壳加至30g，加槟榔10g。7剂，水煎分服，一日1剂。

【按】　"饮食自倍，肠胃乃伤"，本案患者暴饮暴食，使胃失和降，脾胃运化、腐熟功能异常，胃中秽浊之气上逆，而致口气异常。老师投以保和汤治之，对于保和汤张秉成认为："此为食积痰滞，内瘀脾胃，正气未虚者而设也。山楂酸温性紧，善消腥膻油腻之积，行瘀破滞，为克化之药，故以为君，神曲系蒸窨而成，其常温之性，能消酒食陈腐之积。莱菔子辛甘下气，而化面积；麦芽咸温消谷，而行窨瘀积，二味以之为辅。然痞坚之处，必有伏阳，故以连翘之苦寒散结而清热。积郁之凝，必多痰滞，故以二陈化痰而行气。此方虽纯用消导，毕竟是平和之剂，故特谓之和耳。"老师在保和汤中加入石菖蒲、白豆蔻加强健脾化湿之力，二诊加槟榔，枳壳加至30g意在加强消导之力。

（王 煜 整理）

口臭（二）

【案】 患者刘某，女，30岁。口臭3年。

【初诊】 2012年5月16日：患者形体消瘦，口腔异味3年，时轻时重，劳累、工作紧张、熬夜后加重，伴口干，食纳差，进食稍多，晨起即感口中黏腻不爽，手脚心烧，大便干稀交替。舌淡红，少苔，脉沉细。

【诊断】 口臭。

【证属】 脾胃伏火。

【治法】 清泻脾胃伏火。

【处方】 泻黄散化裁。

【药物组成】 藿香10g，栀子10g，石膏15g，防风10g，黄柏10g，甘草10g。7剂，水煎分服，一日1剂。

【二诊】 2012年5月23日：口腔异味减轻，仍口干、食纳差，大便干，2天1行。上方加连翘10g、葛根15g。7剂，水煎分服，一日1剂。

【按】 本案患者形体消瘦，口腔异味时轻时重，多在体力消耗、身体虚弱之时加重，无口苦烦躁、大便秘结、舌苔厚腻、脉数等症，知非实火。舌红，少苔，脉细数为邪热伤阴之象。手足心烧，当为脾胃有伏火，脾开窍于口，伏火上蒸于口，则口臭、口干。老师以泻黄散化裁治之。方中石膏清热生津，栀子泻三焦之火，二者虽为泻火之药，但用量较轻，正如王旭高云："盖脾胃伏火，宜徐而泻却，非比实火当急泻也。"既为伏火，当发之，用防风取其发散之功，藿香醒脾化湿既可振奋脾气，又可助防风升散脾胃伏火，甘草和中，黄柏苦寒坚阴。二诊加连翘清热、葛根生津。

（王 煜 整理）

口臭（三）

【案】 患者高某，男，66岁。口臭伴口干、咽痛1年。

【初诊】 2012年9月21日：口臭伴口干、咽痛1年。眠佳，纳食可，大便调。舌红，苔薄白，脉细。咽部滤泡可见，既往有滤泡性咽炎、慢性萎缩性胃炎病史。

【诊断】 口臭。

【证属】 脾虚不运。

【治则】 健脾助运。

【处方】 运脾汤化裁。

【药物组成】 党参15g，白术10g，茯苓10g，佛手15g，莪术15g，石菖蒲10g，麦芽10g，炙甘草10g，仙鹤草15g。7剂，水煎分服，一日1剂。

【二诊】 2012年12月21日：口臭大减，口干、咽痛减轻。冬天脚底冰凉。舌红，苔薄白，脉细。上方加党参至20g、麦芽至15g，加附片5g。调方如下：

党参20g，白术10g，茯苓10g，佛手15g，莪术15g，石菖蒲10g，麦芽15g，炙甘草10g，仙鹤草15g，附片(先煎半小时)5g。7剂，水煎分服，一日1剂。

【按】 本案患者既往有滤泡性咽炎、慢性萎缩性胃炎病史，可见其脾胃素虚。脾胃虚弱，运化失司，中焦气机升降失常，清不能升，浊不能降，湿不得运，食不能化，湿、食郁里化热，熏蒸于上，浊气上逆，则发为口臭，湿热熏蒸，则口干、咽痛、舌红。方选运脾汤去枳壳加莪术。

运脾汤健脾助运，气机升降如常，脾升胃降，清升浊降，湿得运，食得化，同时王自立教授认为罹患萎缩性胃炎久病入络者可加莪术行气消积止痛，正如《本草图经》曰："莪术治积聚诸气，为最要之药。"则二诊时患者自述口臭大减，口干、咽痛减轻，党参加至20g健脾运而不燥，滋胃阴而不湿，润肺而不犯寒凉，养血而不偏滋腻，鼓舞清阳，振动中气，而无刚燥之弊；麦芽加至15g增加行气消食、疏肝和胃之功；患者冬天脚底冰凉，故加附片5g，如《本草备要》曰："补肾命火，逐风寒湿。"又如《主治秘要》云："去脏腑沉寒，补助阳气不足，温热脾胃"。则诸症可去，口臭自除。

（柳树英　整理）

呃逆（一）

【案】 患者李某，男，46岁。呃逆10天。

【初诊】 2010年5月18日：患者10天前因进食不慎出现呃逆，进餐后加重，纳差，大便不畅，便不尽，大便黏、臭秽，矢气多，小便黄。舌质淡，苔微微腻，脉滑。

【诊断】 呃逆。

【证属】 湿浊阻胃，胃失和降。

【治法】 化湿和胃，降逆止呃。

【处方】 霍朴夏苓汤化裁。

【药物组成】 藿香15g，厚朴10g，半夏10g，茯苓10g，陈皮15g，枳壳15g，麦芽20g，香附15g，甘草10g。7剂，水煎分服，一日1剂。

【二诊】 2010年5月25日：呃逆减少，矢气减少，大便不成形。舌质淡，苔微微腻，脉滑。上方加苍术10g、仙鹤草30g。调方如下：

藿香15g，厚朴10g，半夏10g，茯苓10g，陈皮15g，枳壳15g，麦芽20g，香附15g，甘草10g，苍术10g，仙鹤草30g。7剂，水煎分服，一日1剂。

【按】 呃逆总由胃气上逆动膈而成，多因饮食不节、情志不遂、正气亏虚引起。本案患者因饮食不慎，损伤脾胃，湿浊内生，胃失和降，胃气上逆动膈而发生呃逆。大便不畅、黏滞为湿浊内停之象，大便臭秽是湿将化热之征。患者湿浊阻胃，治当化湿和胃，方以霍朴夏苓汤化裁。方中藿香芳香化浊，厚朴行气化湿，半夏、陈皮燥湿和胃、降逆止呃，茯苓、麦芽健脾利湿，枳壳、香附宽中行气，诸药合用化湿于中，利湿于下，胃气和而呃逆止。

（王 煜 整理）

呃逆（二）

【案】 患者蔡某，男，76岁。呃逆2月。

【初诊】 2010年6月8日：3个月前患者发现食道癌，因身体虚弱不能耐受手术，遂行放疗，放疗后呃逆频频，痰多，纳差，大便干，3~4日1行。舌质淡，苔薄白、微腻，脉沉细。

【诊断】 呃逆。

【证属】 脾虚湿停。

【治法】 健脾燥湿，行气通便。

【处方】 自拟方。

【药物组成】 苍术 30g，厚朴 15g，枳壳 30g，肉苁蓉 30g，石菖蒲 15g，麦芽 30g，香附 15g，仙鹤草 30g。3 剂，水煎分服，一日 1 剂。

【二诊】 2010 年 6 月 11 日：呃逆好转，纳差，大便 2 日 1 行。舌质淡，苔薄、微腻，脉沉细。上方加砂仁 10g。调方如下：

苍术 30g，厚朴 15g，枳壳 30g，肉苁蓉 30g，石菖蒲 15g，麦芽 30g，香附 15g，仙鹤草 30g，砂仁 10g。7 剂，水煎分服，一日 1 剂。

【按】 患者平时体弱消瘦，发现食道癌后，已无手术机会，只能放疗，放疗之后食不下，脾胃更虚。脾虚不能运化精微，反酿生痰浊，影响胃之和降，胃气不降，肠道推动无力，则大便干，3~4 日 1 行。老师以苍术、厚朴健脾燥湿，石菖蒲、麦芽化湿和胃，枳壳行气通便，肉苁蓉润肠通便，香附与枳壳相配行气以宽中，仙鹤草可消宿食、散中满、下气、疗反胃噎膈、食积等。

（王 煜 整理）

呃逆（三）

【案】 患者刘某，女，70 岁。呃逆 1 月。

【初诊】 2012 年 2 月 28 日：患者 1 月前进食过多后出现胃胀，纳差，自服保和丸，胃胀减轻，但出现呃逆，空腹、餐后均有呃逆，查胃镜示：慢性萎缩性胃炎伴胆汁反流。既往有糖尿病病史。小便调，大便略干。舌淡红，苔白、微腻，脉沉。

【诊断】 呃逆。

【证属】 脾虚不运，胃气上逆。

【治法】 健脾助运，和胃降逆。

【处方】 运脾汤加味。

【药物组成】 党参 30g，白术 30g，茯苓 10g，佛手 15g，枳壳 10g，石菖蒲 15g，莪术 15g，甘草 10g，仙鹤草 30g，半夏 10g，陈皮 10g。7 剂，水煎分服，一日 1 剂。

【二诊】 2012 年 3 月 6 日：呃逆减轻。舌淡红，苔微腻，脉沉。上方枳壳加至 15g，加麦芽 30g。调方如下：

党参 30g，白术 30g，茯苓 10g，佛手 15g，枳壳 15g，石菖蒲 15g，莪术 15g，甘草 10g，仙鹤草 30g，半夏 10g，陈皮 10g，麦芽 30g。7 剂，水煎分服，一日 1 剂。

【三诊】 2012 年 3 月 13 日：呃逆明显减轻，舌淡红，苔微微腻，脉沉。上方枳壳增至 20g，加细辛 5g。

调方如下：

党参 30g，白术 30g，茯苓 10g，佛手 15g，枳壳 20g，石菖蒲 15g，莪术 15g，甘草 10g，仙鹤草 30g，半夏 10g，陈皮 10g，麦芽 30g，细辛 5g。7 剂，水煎分服，一日 1 剂。

【四诊】 2012 年 3 月 20 日：饭后仍有呃逆，大便一日 1 行，舌淡红，苔微微腻，脉沉。上方加小茴香 15g。调方如下：

党参 30g，白术 30g，茯苓 10g，佛手 15g，枳壳 20g，石菖蒲 15g，莪术 15g，甘草 10g，仙鹤草 30g，半夏 10g，陈皮 10g，麦芽 30g，细辛 5g，小茴香 15g。7 剂，水煎分服，一日 1 剂。

【按】 呃逆有虚实、轻重之分。病因有饮食不节、情志不和、正气亏虚等，但无论何种原因引起，其发病机制均为胃气上逆动膈，正如《景岳全书·呃逆》篇所说："致呃之由，总由气逆。"和胃、降逆、平呃为其治疗常法。本案患者由脾虚不运，胃失和降，胃气上逆动膈而成。老师治疗时紧抓病因、病机，以运脾汤运脾、健脾、补脾。脾运正常，清气上升，浊气下降，呃逆自止。本案也体现了中医治病求本的思想。

（王 煜 整理）

呃逆（四）

【案】 患者朱某，女，36 岁，打嗝伴腹胀 1 月。

【初诊】 2012 年 9 月 14 日：1 月前无诱因突然出现打嗝伴腹胀，受凉后加重，肠胀气，矢气多，便秘，怕冷。苔薄黄，脉浮。

【诊断】 呃逆。

【证属】 表里不和证。

【治则】 解表通里。

【处方】 桂枝汤。

【药物组成】 厚朴20g，杏仁10g，桂枝20g，白芍10g，生姜5片，大枣6枚。7剂，水煎分服，一日1剂。

【二诊】 2012年9月21日：打嗝减轻，受凉又加重。腹胀、肠胀气减轻。便秘。上方加枳壳。调方如下：

厚朴20g，杏仁10g，桂枝20g，白芍10g，生姜5片，大枣6枚，枳壳15g。7剂，水煎分服，一日1剂。

【按】 《伤寒论》第12条："太阳中风，阳浮而阴弱，阳浮者，热自发，阴弱者，汗自出，啬啬恶寒，淅淅恶风，鼻鸣干呕者，桂枝汤主之。"王自立教授遵"鼻鸣干呕，桂枝汤主之"之意，又有所发挥：干呕、呃逆总由胃气上逆所致，本案患者呃逆受凉加重，且伴腹胀、便秘、怕冷，均体现表气不和、里气不通的病机，因此应用桂枝汤加厚朴、杏仁解表通里、降逆止呃。

方中桂枝辛温，解肌祛风；白芍酸寒，敛阴和营。两药配伍有调和营卫之功。生姜辛散止呃逆，且助桂枝解肌祛风；大枣味甘，助白芍益阴和营；炙甘草调和诸药。厚朴、杏仁宣降肺气以降逆止呃。二诊时患者自述打嗝本已减轻，但受凉又加重。腹胀、肠胀气减轻。仍便秘。加枳壳理气宽中，行气消胀，体现解表通里之意。

（柳树英 整理）

呃逆（五）

【案】 患者何某，女，50岁。反复呃逆8年。

【初诊】 2013年11月29日：患者自述近8年来呃逆频作，伴胃脘胀痛不适，甚则恶心、呕吐、咽部堵塞感，每日呃逆60~70次，影响正常生活，情绪差，曾多次服用旋覆代赭汤、半夏厚朴汤、丁香柿蒂汤等，均未获效。纳差，夜寐差，大便偏干，2日1行。舌淡胖，苔微腻，脉弱。

【诊断】 呃逆。

【证属】 肺失宣肃，胃失和降。

【治法】 宣肺降气，和胃止呃。

【处方】 桂枝加厚朴杏子汤化裁。

【药物组成】 厚朴10g，杏仁10g，桂枝15g，白芍10g，枳壳15g，甘草10g，生姜3片，大枣12枚。7剂。水煎分服，一日1剂。

【二诊】 2013年12月6日：呃逆减，胃脘胀痛不适较前减轻，大便好转。舌淡胖，苔微腻，脉弱。上方枳壳加至20g，加炒麦芽10g。调方如下：

厚朴10g，杏仁10g，桂枝15g，白芍10g，枳壳20g，炒麦芽10g，甘草10g，生姜3片，大枣12枚。继服7剂，水煎分服，一日1剂。

【三诊】 2013年12月13日：呃逆明显减轻，现每日呃逆7~8次，矢气较前增加，胃脘不适明显缓解，咽部堵塞感减轻。舌淡胖，苔薄白，脉弱。上方厚朴加至15g、炒麦芽加至20g。调方如下：

厚朴15g，杏仁10g，桂枝15g，白芍10g，枳壳20g，炒麦芽20g，甘草10g，生姜3片，大枣12枚。继服14剂，水煎分服，一日1剂。

【四诊】 2013年12月27日：现每日呃逆1~2次，胃脘胀痛不适除，咽部无不适，纳食增加，大便调。舌淡胖，苔薄白，脉弱。效不更方，上方继服14剂。

【五诊】 2014年1月10日：无明显呃逆，但进食后轻微胃脘不适，欲打嗝，余无不适症状。舌淡胖，苔薄白，脉弱。上方去厚朴、杏仁、白芍、炒麦芽、大枣，枳壳加至30g，加白术10g、麦芽20g。调方如下：

桂枝15g，枳壳30g，白术10g，麦芽20g，甘草10g，生姜3片。继服7剂，水煎分服，一日1剂。

【按】 呃逆是指胃气上逆动膈，以气逆上冲，喉间呃声连连，声短而频，难以自制为主要表现的病症。其病机多为胃气上逆所致，故治疗多以和胃降逆为主。但本案患者多次服用和胃降逆之品却疗效甚微，而老师以桂枝加厚朴杏子汤化裁获效。胃居膈下，其气以降为顺，胃与膈有经脉相连属，肺处膈上，其主肃降，手太阴肺之经脉还循胃口，上膈，属肺；膈居肺胃之间，肺胃之气均以降为顺，故肺胃之气失于和降均可导致膈间气机不利而发为呃逆。正如《灵枢·口问》曰："谷入于胃，胃气上注于肺，今有故寒气与新谷气，俱还入于胃，新故相乱，真邪相攻，气并相逆，复出于胃，故为哕。"故本案患者老师以桂枝加厚朴杏子汤加和胃调气之品，肺胃同调，呃逆自止。

（田　苗　整理）

吐　酸

【案】　张某，女，35岁。反酸半年余。

【初诊】　2013年8月30日：患者自述近半年来反酸，伴胃脘胀满不适，进食后加重，自服中西药未见缓解，今日行胃镜检查提示：反流性食管炎A级，腹部彩超提示：慢性胆囊炎。诊见：反酸，偶有烧心，胃脘胀满不适，偶有后背胀痛。纳少，夜寐欠佳，大便稀，一日1行。舌淡，舌根苔腻，脉沉细。

【诊断】　吐酸(反流性食管炎)。

【证属】　脾虚失运。

【治法】　健脾助运。

【处方】　运脾汤化裁。

【药物组成】　党参30g，白术20g，茯苓20g，佛手15g，枳壳15g，莪术10g，砂仁(后下)10g，甘草10g，仙鹤草30g。7剂。水煎分服，一日1剂。

【二诊】　2013年9月6日：反酸明显缓解，胃脘胀满减轻，大便调。舌淡，舌根苔腻，脉沉细。上方白术加至30g。调方如下：

党参30g，白术30g，茯苓20g，佛手15g，枳壳15g，莪术10g，砂仁(后下)10g，甘草10g，仙鹤草30g。继服7剂，水煎分服，一日1剂。

【三诊】　2013年9月13日：反酸基本痊愈，餐后仍有胃胀，大便黏。舌淡，苔薄白，脉沉。上方白术加至40g、茯苓加至30g、枳壳加至20g，加香附15g。调方如下：

党参30g，白术40g，茯苓30g，佛手15g，枳壳20g，莪术10g，砂仁(后下)10g，甘草10g，仙鹤草30g，香附15g。继服7剂，水煎分服，一日1剂。

【四诊】　2013年9月20日：反酸、胃脘胀满已除，大便调，一日1行。舌淡，苔薄白，脉沉。上方白术减至30g，加炒麦芽10g。调方如下：

党参30g，白术30g，茯苓30g，佛手15g，枳壳20g，莪术10g，砂仁10g（后下），甘草10g，仙鹤草30g，香附15g，炒麦芽10g。水煎分服，一日1剂，继服7剂以巩固疗效。

【按】 反流性食管炎是由于反流物引起食管黏膜充血水肿、糜烂甚至溃疡等病变，在临床上可与浅表性胃炎、萎缩性胃炎、消化性溃疡等同时并见，其临床表现多样，典型表现为反酸、烧心，可伴有上腹疼痛、上腹胀满、嗳气、打嗝等症状，甚至出现咳嗽、咽痛等食管外症状。属于中医学"吐酸""食管瘅"等范畴。本病病因多为饮食不节、情志失调、劳倦伤脾、久病体虚等，多以火热证论治，正如《素问·至真要大论篇》云："诸呕吐酸，暴注下迫，皆属于热"，"诸逆冲上，皆属于火"。而老师认为，本病以脾虚为本，标实为辅，脾失健运、气机升降失常为主要病机。对于本病的治疗，老师认为当以补脾为主，但又不能单纯施"补"，应从动态观念出发，以健脾助运为主，以免单纯用补法，滋脾碍胃，变生他证。

（田 苗 整理）

胃脘痛（一）

【案】 患者范某，女，49岁。胃痛20余年，现胃痛易发10天，伴反酸。

【初诊】 2012年10月30日：患者胃痛，针刺样，伴反酸。因吃西瓜导致胃痛反复。近日胃痛，食凉易发。舌淡，齿痕舌，苔薄白，关脉弦、寸尺弱。西医诊断：糜烂性胃炎。

【诊断】 胃脘痛。

【证属】 脾虚气滞。

【治则】 健脾助运，理气止痛。

【处方】 香砂运脾汤。

【药物组成】 香附15g，砂仁10g，党参10g，白术10g，茯苓10g，佛手15g，枳壳10g，麦芽10g，炙甘草10g，仙鹤草15g。7剂，水煎分服，一日1剂。

【二诊】 2012年11月2日：患者胃痛减轻，现隐痛。因感冒导致咽干。上方香附、党参、枳壳加量，加莪术、浙贝、连翘。调方如下：

香附20g，砂仁10g，党参20 g，白术10g，茯苓10g，佛手15g，枳壳

20g，麦芽10g，炙甘草10g，仙鹤草15g，莪术15g，浙贝10g，连翘10g。7剂，水煎分服，一日1剂。

【三诊】 2012年11月6日：患者感冒痊愈。现胃隐痛，不影响睡眠。反酸减轻。舌淡，齿痕舌，苔薄白。上方党参、白术加量。7剂后服运脾颗粒进行调理，每次2包，一日3次，温开水冲服。调方如下：

香附20g，砂仁10g，党参30g，白术15g，茯苓10g，佛手15g，枳壳20g，麦芽10g，炙甘草10g，仙鹤草15g，莪术15g，浙贝10g，连翘10g。7剂，水煎分服，一日1剂。

【四诊】 2012年12月4日：患者述诸症大减。现胃隐痛。上方减连翘，加细辛、黄芪。调方如下：

香附20g，砂仁10g，党参30g，白术15g，茯苓10g，佛手15g，枳壳20g，麦芽10g，炙甘草10g，仙鹤草15g，莪术15g，浙贝10g，细辛10g，黄芪30g。7剂，水煎分服，一日1剂。

【五诊】 2013年1月8日：患者述胃脘痛痊愈，改服运脾颗粒进行调理，每次2包，一日3次，温开水冲服。

【按】 胃主受纳腐熟水谷，其气以和降为顺，故胃痛的发生与饮食不节关系最为密切。若饮食不节，暴饮暴食，损伤脾胃，饮食停滞，致使胃气失和，胃中气机阻滞，不通则痛，故《素问·痹论篇》曰："饮食自倍，肠胃乃伤。"《丹溪心法·心脾痛》谓："大凡心膈之痛，须分新久，若明知身受寒气，口吃冷物而得病者，于初得之时，当与温散或温利之药；若病之稍久则成郁……"本案患者素体脾虚，因吃西瓜导致胃痛反复，伴反酸，食凉易发。舌淡，齿痕舌，苔薄白，关脉弦、寸尺弱皆为脾虚气滞的临床表现。正如《医学正传·胃脘痛》曰："初致病之由，多因纵恣口腹，喜好辛酸，恣饮热酒煎爆，复餐寒凉生冷，朝伤暮损，日积月深，……故胃脘疼痛。"

方选香砂运脾汤健脾助运，理气止痛。香附、砂仁辛香理气。香附开郁、宽中、消食，砂仁健脾、和胃、理气，正如《临证指南医案·胃脘痛》所述："初病在经，久痛入络，以经主气，络主血，则可知其治血之当然也，凡气既久阻，血也因病，循行之脉络自痹，而辛香理气，辛柔和血之法，实为对待必然之理。"《素问·宝命全形论篇》所说"土得木而达"。二诊时患者自述胃痛减轻，现隐痛，因感冒导致咽干。增加香附、党参、枳壳用量，增加健脾理气之功；并加莪术行气止痛，浙贝清热泄降，寒能胜热，辛能散邪，辛散苦泄，开结散郁；连翘清热解毒，消肿散结。三诊患者感冒咽干痊愈，仅胃隐痛。如《临证指南医案·胃脘痛》论述："胃痛久而屡发，必有凝痰聚瘀。"若脾失健运，湿邪内生，聚湿成痰成饮，蓄留胃脘，又可致痰饮胃痛。故增加党参、白术用量，以增加健脾燥湿之力。另服运脾颗粒健脾助运，徐缓调之。四诊患者述诸症大减。现胃隐痛。去连翘加细辛温通，加黄芪增强健脾和中之力。五诊患者胃脘痛痊愈，服运脾颗粒，以资调理。

（柳树英 整理）

胃脘痛（二）

【案】 患者徐某，男，42岁。胃痛2年余。

【初诊】 2019年8月16日：胃脘部时痛，痛来势急，甚则拘急作痛，得热痛减，遇寒痛增，平素脘腹痞满，口淡不渴，或喜热饮呃逆，伴泛酸。舌淡胖，苔白，脉弦紧。

【诊断】 胃脘痛。

【证属】 寒邪客胃。

【治法】 健脾助运，散寒止痛。

【处方】 良附运脾汤加减。

【药物组成】 高良姜10g，香附15g，砂仁5g，党参15g，白术15g，茯苓10g，麦芽15g，浙贝10g，甘草5g。7剂，水煎分服，一日1剂。

【二诊】 2019年8月27日：服药后胃痛发作次数较前减少，余同前。上方麦芽加至30g，加枳壳15g。调方如下：

高良姜10g，香附15g，砂仁5g，党参15g，白术15g，茯苓10g，麦芽30g，浙贝10g，枳壳15g，甘草5g。继服7剂，水煎分服，一日1剂。

【三诊】 2019年10月29日：连服14剂，服药期间诸症明显减轻，停后服。近期脘胀复作，舌淡胖，苔白，脉和缓有力。上方减麦芽至20g，加枳壳至20g。调方如下：

高良姜10g，香附15g，砂仁5g，党参15g，白术15g，茯苓10g，麦芽20g，浙贝10g，枳壳20g，甘草5g。继服7剂，水煎分服，一日1剂。

【按】 关于胃痛的论述始见于《内经》。如《素问·六元正纪大论篇》谓："木郁之发……民病胃脘当心而痛，上支两胁，膈咽不痛，食饮不下。"《素问·至真要大论篇》也说："厥阴司天，风淫所胜，民病胃脘当心而痛。"老师认为引起胃痛的病因主要不外虚实两端，实则为因外邪、饮食、情志不遂所致，常见寒邪客胃、饮食停滞、肝气犯胃、肝胃郁热、脾胃湿热等证型；虚则因久病由实转虚，损伤脾阳，耗伤胃阴，多见脾胃虚寒、胃阴不足等证型；临床常虚实并见，治疗关键在于健脾运脾。

运脾汤是老师临床经验方，具有健脾助运，行气消痞之效，治疗消化系统疾病诸如胃痛、胃痞、纳呆、呃逆、泛酸、反胃、呕吐、胆胀、腹胀、腹痛、泄泻等属脾虚失运者获良效。方中党参、白术、仙鹤草益气健脾以助运，其中党参健脾益气；白术既能燥湿实脾，又能缓脾生津；仙鹤草又名脱力草，功能补脾益气，且补而不腻；茯苓健脾渗湿；佛手气清香而不燥烈，性温和而不峻，既能舒畅脾胃滞气，又可疏理肝气以防木郁克土，且无耗气伤津之弊；枳壳善能理气宽中，行气消胀，与佛手合用则突出运脾调气之功，现代药理研究表明，枳壳水煎剂能促进实验动物胃肠蠕动而有规律；炒麦芽健脾化湿和中，宽肠下气通便，消米面食积，兼能疏肝理气；石菖蒲芳香醒脾，化湿和胃。诸药合用，既补气以助运，更调气以健运，使痰湿无由以生，则脾胃无由阻滞，兼以肝脾共调，使脏腑调畅，则脾运复健，升降如常，诸症自除。

本案患者因脾胃虚素，寒邪客胃，经脉拘急，发为本病。故老师以运脾汤去佛手、枳壳、石菖蒲、仙鹤草；加高良姜、香附、砂仁以温胃行气之痛，加浙贝以抑胃酸分泌，加甘草调和诸药。老师辨证精准，用药量小而精，切合病机，故收效甚捷。

（康开彪 整理）

胃脘痛（三）

【案】 患者孙某，男，64岁。胃脘烧灼疼痛3月余。

【初诊】 2018年12月18日：患者胃脘烧灼疼痛，晨起床胃脘烧灼，烧灼可走窜至下肢，伴头痛、牙痛，牙龈出血，烦热口干，消谷善饥，大便干，二三日1行。舌质红，少苔，脉细数。

【诊断】　胃脘痛。

【证属】　胃热阴虚。

【治法】　清胃热，滋肾阴。

【处方】　玉女煎加减。

【药物组成】　石膏30g，知母20g，麦冬10g，生地15g，川牛膝30g，毛细辛5g，天冬15g，生薏仁15g，银柴胡20g，丹皮15g。7剂，水煎分服，一日1剂。

【二诊】　2018年12月28日：服药后胃脘部烧灼疼痛明显减轻，余同前。上方加生地至20g，加仙鹤草15g，去毛细辛。调方如下：

石膏30g，知母20g，麦冬10g，生地20g，川牛膝30g，天冬15g，生薏仁15g，银柴胡20g，丹皮15g，仙鹤草15g。继服7剂，水煎分服，一日1剂。

【三诊】　2019年2月19日：患者因其他疾病求诊于老师时自诉连服二诊药方20余剂后诸症悉除。

【按】　玉女煎一方出自《景岳全书》，具有清胃泻火，滋阴增液之功。临床上可用于治疗牙周炎、口腔溃疡、糖尿病等属于胃火盛，肾阴虚者。此外，用此方加味治疗多种病症方由石膏、熟地黄、麦冬、知母、牛膝组成。方中石膏、知母清阳明有余之火，为君；熟地黄补少阴不足之水，为臣；麦门冬滋阴生津为佐；牛膝导热引血下行，以降炎上之火，而止上溢之血，为使。本案在玉女煎原方基础上加服银柴胡、丹皮清虚热，凉血止血；加细辛温经止痛；天冬养阴润燥；薏苡仁健脾渗湿清热，以防麦冬、生地、天冬滋腻太过。

（康开彪　整理）

胃痞（一）

【案】　患者范某，女，65岁。反复胃脘胀满30年，加重1月。

【初诊】　2010年4月16日：患者30年来进食稍多即感胃脘胀满，空腹时自觉心慌。1月前患者进食不慎后胃胀明显加重，纳差，失眠，夜寐2~3小时，多梦，二便调。舌质淡，苔薄白，脉沉。胃镜示：慢性浅表性胃炎。

【诊断】 胃痞。

【证属】 脾虚不运。

【治法】 健脾助运。

【处方】 运脾汤加味。

【药物组成】 党参15g，白术15g，茯苓10g，佛手15g，枳壳10g，石菖蒲10g，麦芽15g，仙鹤草15g，甘草10g，黄芪15g，桂枝10g。7剂，水煎分服，一日1剂。

【二诊】 2010年4月27日：胃胀缓解，有食欲，睡眠改善。舌质淡红，苔薄白，脉沉。上方党参加至20g。调方如下：

党参20g，白术15g，茯苓10g，佛手15g，枳壳10g，石菖蒲10g，麦芽15g，仙鹤草15g，甘草10g，黄芪15g，桂枝10g。7剂，水煎分服，一日1剂。

【三诊】 2010年5月4日：略感胃胀，食欲可，睡眠明显改善，可以睡5小时。舌淡胖，苔薄白，脉沉。效不更方，上方继服7剂。

【四诊】 2010年5月11日：无胃胀，食欲可，夜寐可，因既往有湿疹30年，患者希望能够予以治疗。舌淡胖，苔薄白，脉沉。原方加凤眼草30g、川芎10g。调方如下：

党参20g，白术15g，茯苓10g，佛手15g，枳壳10g，石菖蒲10g，麦芽15g，仙鹤草15g，甘草10g，黄芪15g，桂枝10g，凤眼草30g，川芎10g。7剂，水煎分服，一日1剂。

【按】 《脾胃论》云："胃中元气盛，则能食而不伤，过时而不肌。"本案患者多食即胃胀，空腹即心慌，此胃气虚也。胃中元气不足，不能消磨水谷，故多食胃胀；空腹气血不足，血不养心，则心慌；胃腑受损，失于和降，影响脾的传输功能，脾胃受损，升降失司，则胃脘胀满日久不愈；"胃不和，则卧不安"，胃脘胀满加重，则夜不能寐，治当运脾以调气，调气以消胀。本案老师在运脾汤的基础上加黄芪、桂枝加强温通之力；四诊患者痞满愈，请求治疗湿疹，老师继续以调理脾胃为主，辅以活血、祛风、止痒之品，在原方基础上加凤眼草、川芎。运脾汤是老师数十年临床经验之精华，为其运脾思想的具体体现。老师认为脾胃病的病机关键为脾虚不运，气机不和，升降失常。他以"健脾先运脾，运脾必调气"为临床主导思想，强调调理脾胃在临床上的重要性。老师创立的运脾汤一方，补运同举，治疗脾虚失运证疗效显著，而且在此基础上形成的运脾思想对临床具有重要的指导意义。

（王　煜　整理）

胃痞（二）

【案】　患者胡某，男，42岁。胃脘胀满、烧灼感1年余。

【初诊】　2011年11月25日：患者1年前去外地出差，进餐不规律，且进食辛辣过多，引起胃脘胀满、烧灼不适，其未重视，后稍进食不慎胃脘胀满、烧灼感即加重，伴泛酸，平素晨起痰多，纳差，矢气多，大便黏滞。舌质淡，苔薄白，脉沉。

【诊断】　胃痞。

【证属】　痰湿中阻。

【治法】　健脾化痰，消胀除满。

【处方】　二陈汤化裁。

【药物组成】　半夏10g，陈皮10g，茯苓10g，白术15g，浙贝母15g，连翘10g，甘草10g，枳壳30g。7剂，水煎分服，一日1剂。

【二诊】　2011年12月2日：胃脘胀满、烧灼感均缓解，大便调。上方去连翘，加小茴香10g。厚朴10g。调方如下：

半夏10g，陈皮10g，茯苓10g，白术15g，浙贝母15g，甘草10g，枳壳30g，小茴香10g，厚朴10g。7剂，水煎分服，一日1剂。

【按】　脾为生痰之源，脾胃运化失司，酿生痰浊，痰浊中阻，气机升降失常，则生胀满；湿从热化，故见胃脘烧灼感；气火上逆，则泛酸。治病求于本，老师以二陈汤为基础方化裁治之，健脾化痰，以绝生痰之源；连翘取保和汤中之意，清热而散结；浙贝母苦寒，降痰气，开郁结，消胀满；枳壳行气消胀；诸药合用，脾健痰除，气机调畅，胀满自愈。

（王　煜　整理）

胃痞（三）

【案】　患者王某，男，36岁。胃脘胀满不适2月。

【初诊】 2014年12月25日：患者自述近2月来胃脘胀满不适，伴有胸骨后烧灼感，1周前胃镜检查提示：非萎缩性胃炎伴糜烂。纳食欠佳，夜寐可，大便正常。舌淡胖，边有齿痕，苔微腻，舌底静脉曲张，脉沉弦。

【诊断】 胃痞。

【证属】 痰热内阻。

【治法】 健脾和胃，化痰祛湿。

【处方】 温胆汤化裁。

【药物组成】 竹茹10g，枳壳30g，半夏10g，陈皮10g，茯苓15g，炒麦芽15g，石菖蒲15g，香附10g，川芎10g，甘草5g。7剂，水煎分服，一日1剂。

【二诊】 2015年1月4日：自述胃脘胀满不适明显缓解，胸骨后烧灼感亦减，余症同前。舌淡胖，边有齿痕，苔微腻，舌底静脉曲张，脉沉弦。上方加连翘15g。调方如下：

竹茹10g，枳壳30g，半夏10g，陈皮10g，茯苓15g，炒麦芽15g，石菖蒲15g，香附10g，川芎10g，连翘15g，甘草5g。继服7剂，水煎分服，一日1剂。

【三诊】 2015年1月11日：胃脘胀满痊愈，偶有胸骨后烧灼不适，纳食增加。舌淡胖，苔微腻，脉沉弦，舌底静脉曲张好转。上方香附加至15g，加当归10g、浙贝母10g。调方如下：

竹茹10g，枳壳30g，半夏10g，陈皮10g，茯苓15g，炒麦芽15g，石菖蒲15g，香附15g，川芎10g，当归10g，连翘15g，浙贝母10g，甘草5g。继服7剂，水煎分服，一日1剂。

【按】 温胆汤为老师临床所常用，对于痰热内停之胃痞、胃脘痛、口臭、不寐、眩晕、咳嗽等均有较好的疗效，体现了异病同治的原则。本案患者因饮食不节，脾胃虚弱，运化失健，痰湿内生，气机不畅，脾胃升降失职，故见胃脘胀满不适，纳食欠佳。方中半夏、竹茹燥湿化痰，降逆散结；陈皮、枳壳理气化痰；茯苓健脾利湿；炒麦芽健脾化湿和中，兼能疏肝理气；石菖蒲芳香醒脾，化湿和胃；因患者舌下静脉曲张，加香附、川芎以行气活血，甘草和中健脾。诸药合用，使痰湿得去，脾胃健运，气机升降如常，则痞满自消。

（田 苗 整理）

胃痞（四）

【案】 患者孙某，女，58岁。胃胀1月。

【初诊】 2011年2月25日：患者1月前生气后出现胃脘胀满，餐后尤甚，欲嗝不出，矢气少，口苦，心烦，夜寐3~5小时。舌淡胖，有齿痕，苔微腻，脉弦。查胃镜示：萎缩性胃炎。

【诊断】 胃痞。

【证属】 肝郁犯脾。

【治法】 疏肝解郁，健脾和胃。

【处方】 丹栀逍遥丸化裁。

【药物组成】 丹皮10g，栀子5g，柴胡15g，当归15g，白芍10g，白术20g，茯苓10g，枳壳20g，麦芽15g，山楂10g，肉苁蓉15g，甘草5g。7剂，水煎分服，一日1剂。

【二诊】 2011年3月3日：胃脘胀满缓解，大便一日1次，夜寐差，心烦。舌淡胖，有齿痕，苔微腻，脉弦。上方加生姜3片、薄荷5g。调方如下：

丹皮10g，栀子5g，柴胡15g，当归15g，白芍10g，白术20g，茯苓10g，枳壳20g，麦芽15g，山楂10g，肉苁蓉15g，生姜3片，薄荷5g，甘草5g。7剂，水煎分服，一日1剂。

【按】 "见肝之病，知肝传脾，当先实脾"，本案可以从标和本两个方面考虑：其病本为肝郁化热，郁热犯胃；其标为肝病传脾，影响脾之运化，故患者表现为胃胀、口苦、舌淡胖、苔微腻。治病求于本，故老师以丹栀逍遥散化裁治之。临证之时如果不详加辨证，往往会舍本从标，可能会解决一时的问题，但病本不除，仍可复发。中医治病的特点在于辨证论治，既可以"急则治其标，缓则治其本"，又可标本同治，因人、因病而异。二诊老师加生姜、薄荷恢复逍遥散原方，二药在逍遥散中起发散作用，取"肝欲散，急食辛以散之"之意。

（王 煜 整理）

胃痞（五）

【案】 患者陈某，男，37岁。胃脘部痞满1年余。

【初诊】 2018年12月11日：胃脘部痞满，胀满时减，喜温喜按，偶有胃痛，食少不饥，身倦乏力，少气懒言，大便溏薄，日二三行。舌淡胖大，苔白微腻，脉沉弱。

【诊断】 胃满。

【证属】 脾胃虚弱。

【治法】 健脾助运，运脾除痞。

【处方】 运脾汤加减。

【药物组成】 党参15g，白术15g，茯苓10g，佛手15g，麦芽15g，香附10g，石菖蒲15g，甘草5g。7剂，水煎分服，一日1剂。

【二诊】 2018年12月18日：服药后诸症明显减轻，大便渐调，日一二行。舌淡，苔白，脉沉。上方加白术至20g、茯苓至15g、麦芽至20g。调方如下：

党参15g，白术20g，茯苓15g，佛手15g，麦芽20g，香附10g，石菖蒲15g，甘草5g。继服7剂，水煎分服，一日1剂。

【三诊】 2018年12月25日。服药后诸症消除，大便调。舌淡红，苔薄白，脉和缓有力。继服二诊方7剂以善后。

【按】 胃痞是临床常见病、多发病，古代文献称之为"痞""满""痞满""痞塞"等，相当于现代医学之慢性胃炎、消化不良等。《伤寒论》对本病证的理法方药论述颇详，如谓"但满而不痛者，此为痞""心下痞，按之濡"；并指出该病病机是正虚邪陷、升降失调，并拟定了寒热并用、辛开苦降的治疗大法，其所创诸泻心汤乃治痞满之祖方，一直为后世医家所常用。

老师认为胃痞的病位在胃，与肝脾有密切关系。基本病机为脾胃功能失调，升降失司，胃气壅塞。脾胃同居中焦，脾主升清，胃主降浊，共司水谷的纳运和吸收，清升浊降，纳运如常，则胃气调畅。若因表邪内陷入里，饮食不节，痰湿阻滞，情志失调，或脾胃虚弱等各种原因导致脾胃损伤，升降失司，胃气壅塞，即可发生痞满。其基本病机为升降失司，胃气壅塞，但包括虚实两个方面，实即实邪内阻，包括外邪入里、饮食停滞、痰湿阻滞、肝郁气滞等；虚即中虚不运，责之脾胃虚弱。但虚实两端常互为因果，因此临床常虚实共见。因此老师认为虚实互见、寒热错杂是痞证的病机特点。

运脾汤是老师的经验方，以方测证，即可知老师以运脾汤治疗此案患者的疗效。

（康开彪 整理）

腹胀（一）

【案】 患者李某，女，39岁。腹胀1月，加重1周。

【初诊】 2011年9月30日：患者1月前无明显诱因出现腹胀，饭后明显，揉按腹部可缓解。1周前感冒，服发汗药后感冒愈，但腹胀加重，自服附子理中丸、艾附暖宫丸后腹胀不减反增，纳差，小便调，大便干。舌质淡，苔薄白，脉沉细。

【诊断】 腹胀。

【证属】 脾虚湿阻。

【治法】 健脾化湿，行气消胀。

【处方】 厚朴生姜半夏甘草人参汤加味。

【药物组成】 厚朴10g，半夏10g，党参30g，炙甘草10g，附子（先煎半小时）10g，生姜3片。7剂，水煎分服，一日1剂。

【二诊】 2011年10月7日：腹胀改善，食纳差，大便干。上方加小茴香30g、肉苁蓉30g。调方如下：

厚朴10g，半夏10g，党参30g，炙甘草10g，附子（先煎半小时）10g，生姜3片，小茴香30g，肉苁蓉30g。7剂，水煎分服，一日1剂。

【按】 腹胀满为临床常见症状，但有寒热虚实之不同。大便燥结，腑气不通，腹中痞满，疼痛拒按，是阳明胃家实证；便溏下利，腹中胀满，疼痛喜按，是太阴脾家虚证。本案患者虽有大便干，但非大便秘结，腑气不通。舌质淡、苔薄白、脉沉细为虚证之象。老师以厚朴生姜半夏甘草人参汤加味治之，此方在《伤寒论》中治疗发汗后，腹胀满者。其病机为脾气素虚，运化水湿的功能低下，湿留痰生，痰湿中阻，气机被遏。本案患者腹胀1月，饭后明显，揉按腹部可缓解，当为脾胃虚弱，感冒服发汗药后，汗出伤阳，气滞不行，故腹胀加重。自服附子理中丸、艾附暖宫丸后腹胀不减反增，因其尚有痰湿中阻，补则气滞更甚。故需补泻兼施，以厚朴下气燥湿，消满除胀；生姜辛散通阳，健胃以散痰湿；半夏和胃开结，燥湿去痰；党参、甘草健胃助运；附子温阳行气。二诊加小茴香、肉苁蓉加强温中散寒、润肠通便之力。

（王 煜 整理）

腹胀（二）

【案】 患者赵某，女，64 岁。腹胀、便秘半年。

【初诊】 2011 年 1 月 21 日：患者 1 年前行胆囊切除术，半年前出现腹胀，餐后明显，伴嗳气，纳差，口干，口苦，大便 3~4 日 1 行，干结。初服消炎利胆片，大便通畅时腹胀可减轻，后无效。B 超检查示：无异常。舌淡红，苔薄白，脉沉弦。

【诊断】 腹胀。

【证属】 胆胃不和，热结阳明。

【治法】 和解少阳，内泻热结。

【处方】 大柴胡汤化裁。

【药物组成】 柴胡 15g，黄芩 10g，白芍 15g，半夏 15g，枳壳 10g，陈皮 10g，大黄（后下）5g，郁金 30g，金钱草 30g，鸡内金 30g，甘草 10g。7 剂，水煎分服，一日 1 剂。

【二诊】 2011 年 1 月 28 日：腹胀缓解，口干、口苦减轻，大便一日 1~2 行，成形，质软，右胁及后背胀痛。上方加香附 10g，枳壳加至 30g。调方如下：

柴胡 15g，黄芩 10g，白芍 15g，半夏 15g，陈皮 10g，大黄（后下）5g，郁金 30g，金钱草 30g，鸡内金 30g，甘草 10g，香附 10g，枳壳 30g。7 剂，水煎分服，一日 1 剂。

【按】 本案老师以大柴胡汤治之。大柴胡汤为小柴胡汤去人参、甘草，加大黄、枳实、白芍而成，治疗少阳、阳明合病。"少阳之为病，口苦，咽干，目眩也"，"阳明之为病，胃家实是也"。少阳病有禁下、禁汗、禁吐之忌，但在少阳、阳明合病的情况下，就必须和解少阳兼泻阳明，正如《医方集解》所言"少阳固不可下，然兼阳明腑证则当下"。就本案来说，患者虽已行胆囊切除术，而腑气必须保持通畅，故老师以大柴胡汤通利腑气。

（王　煜　整理）

腹痛（一）

【案】 患者车某，男，42岁。下腹部疼痛2年。

【初诊】 2011年1月25日：患者2年前无明显诱因出现下腹部疼痛，时轻时重，似与天气变化有关，天阴时可加重，伴肠鸣，平素怕冷，小便余沥，大便调。舌质淡，苔白腻，脉沉滑。

【诊断】 腹痛。

【证属】 下焦虚寒，湿浊停滞。

【治法】 温经散寒，健脾祛湿。

【处方】 真武汤加味。

【药物组成】 制附片（先煎45分钟）15g，白术30g，茯苓15g，白芍20g，桂枝10g，炙甘草5g，小茴香30g，川牛膝30g，泽泻15g，王不留行15g，车前子5g，生姜1片。7剂，水煎分服，一日1剂。

【二诊】 2011年2月2日：下腹部疼痛明显缓解，肠鸣减轻，小便仍有余沥。舌质淡，苔白腻，脉沉滑。上方去白术，加苍术30g，桂枝加至20g。调方如下：

白芍20g，茯苓15g，制附片（先煎45分钟）15g，小茴香30g，川牛膝30g，泽泻15g，王不留行15g，车前子5g，炙甘草5g，苍术30g，桂枝20g，生姜1片。7剂，水煎分服，一日1剂。

【按】《伤寒论》第273条："太阴之为病，腹满而吐，食不下，自利益甚，时腹自痛……"本案患者少腹痛，肠鸣，怕冷，当为太阴脾病；小便余沥，为湿停下焦；脾阳不足，不能温煦，故见少腹痛；结合小便不利、苔白腻、脉沉滑，辨为下焦虚寒、湿浊停滞之证，治疗当温经散寒、健脾祛湿。本案以真武汤加味治之，方中制附片、小茴香、桂枝、生姜温经散寒；白芍、炙甘草缓急止痛；白术、茯苓健脾；川牛膝、泽泻、王不留行、车前子针对下焦，活血化瘀，清利湿邪。本病以下焦虚寒为主，小便不利次之，治疗当二者兼顾。

（王　煜　整理）

腹痛（二）

【案】 患者杨某，女，48岁。脐周疼痛1周。

【初诊】 2010年8月6日：患者1周前出现脐周疼痛，食冷即腹泻，自服匹维溴铵片（得舒特）无效。舌质淡胖，苔薄白，脉沉细。

【诊断】 腹痛。

【证属】 中焦虚寒，寒凝气滞。

【治法】 温中散寒，行气止痛。

【处方】 附子理中汤加味。

【药物组成】 党参30g，白术15g，干姜15g，桂枝10g，细辛10g，制附片（先煎半小时）10g，小茴香30g，川芎10g，香附10g，仙鹤草30g，甘草10g。7剂，水煎分服，一日1剂。

【二诊】 2010年8月13日：脐周疼痛减轻，无腹泻。舌淡胖，苔薄白，脉沉细。上方加莪术15g、川牛膝10g。调方如下：

党参30g，白术15g，干姜15g，桂枝10g，细辛10g，制附片（先煎半小时）10g，小茴香30g，川芎10g，香附10g，仙鹤草30g，莪术15g，川牛膝10g，甘草10g。7剂，水煎分服，一日1剂。

【按】 本案老师以温中焦之法治疗，我不甚解，抄方之时即思考：如果是我，定以暖肝煎化裁治之。"暖肝煎中杞苓归，沉香乌药肉桂茴，下焦虚寒疝气痛，暖肝温肾此方推。"且足厥阴肝经"入毛中，过阴器，抵小腹，挟胃，属肝，络胆"。脐中疼痛，当属中焦？还是下焦？中焦治在脾胃，下焦治在肝。老师以附子理中汤加味治之而获效，以方测证，当属中焦，此案的治疗重点在于辨病位。细思之，脐周疼痛，食冷即泻，当为中焦虚寒，寒凝气滞。由此可见，临证之时一定要认真体会，仔细辨证。《素问·至真要大论篇》曰："寒淫所胜，平以辛热。"本方中附子大辛大热，以温肾阳；干姜辛热，温中祛寒，扶脾胃之阳；桂枝、细辛、小茴香意在温散寒邪；党参益气健脾，使气旺，阳亦复；白术健脾燥湿；炙甘草、仙鹤草益气和中；香附、川芎辛香行气。诸药合用，药到病除。

（王 煜 整理）

腹痛(三)

【案】 患者袁某,男,67岁。左上腹疼痛2年。

【初诊】 2013年4月23日:患者自述于2年前行胆结石手术,术后自觉腹部疼痛,经检查诊断为粘连性腹膜炎,服中西药效不佳,遂求治于吾师。诊见:左上腹疼痛,头晕,疲乏、气短、口唇发绀。纳差,夜寐欠佳,大便2~3日1行,排便不畅,小便可。舌淡暗,舌根苔薄腻,脉沉细。

【诊断】 腹痛。

【证属】 气虚血瘀。

【治法】 益气活血。

【处方】 补阳还五汤化裁。

【药物组成】 黄芪30g,当归10g,川芎10g,赤芍10g,桃仁10g,红花10g,葛根30g,地龙10g,石菖蒲10g,远志10g,甘草10g。14剂,水煎分服,一日1剂。

【二诊】 2013年5月7日:左上腹疼痛较前缓解,仍纳差,疲乏,夜寐稍好转。舌淡暗,舌根苔薄腻,脉沉细。上方黄芪加至50g,加白术20g、麦芽20g、枳壳15g。调方如下:

黄芪50g,当归10g,川芎10g,赤芍10g,桃仁10g,红花10g,葛根30g,地龙10g,石菖蒲10g,远志10g,甘草10g,白术20g,麦芽20g,枳壳15g。继服14剂,水煎分服,一日1剂。

【三诊】 2013年5月21日:左上腹疼痛明显缓解,纳食增加,夜寐可,仍疲乏、气短,口唇发绀。舌淡暗,苔薄白,脉沉细。上方加桂枝10g。调方如下:

黄芪50g,当归10g,川芎10g,赤芍10g,桃仁10g,红花10g,葛根30g,地龙10g,石菖蒲10g,远志10g,甘草10g,白术20g,麦芽20g,枳壳15g,桂枝10g。继服7剂,水煎分服,一日1剂。

【按】 手术是祛邪的重要手段,而手术祛邪也必伤及正气,刀圭之下,元气、阴血必泄,经络筋脉必伤,血溢脉外成瘀,造成气虚血瘀。本案患者病起于胆结石手术,患者年老体虚,加之手术耗伤气血,一则局部失却气血之濡养,二则气为血之帅,气虚无力行血以致血行不畅,加之局部血脉瘀滞，且病久入络，经络阻塞，形成了本病虚实夹杂的病机，气血虚弱、血脉瘀滞，不荣则痛与不通则痛俱在，而其病机关键在于气血虚弱，故老师运用补阳还五汤益气活血通络，后加健运脾胃之药以益气血生化之源，扶助正气，则病自愈。

（田　苗　整理）

泄泻（一）

【案】　患者吴某，男，40岁。腹泻1年余。

【初诊】　2011年5月17日：患者1年前腹部受凉、进食生冷后出现大便稀溏，大便次数增多，严重时开冰箱冷气吹到腹部即感不适，平素腰部怕凉，手足欠温。舌淡红，苔薄白，脉沉尺弱。

【诊断】　泄泻。

【证属】　脾肾阳虚。

【治法】　温补脾肾。

【处方】　附子汤加味。

【药物组成】　党参30g，茯苓20g，白术15g，白芍15g，附片（先煎1小时）20g，小茴香30g，甘草10g，仙鹤草30g。7剂，水煎分服，一日1剂。

【二诊】　2011年5月27日：服药后腰部怕冷减轻，近1周内无腹泻，舌质淡，苔薄白，脉沉尺弱。上方加细辛10g、当归10g。调方如下：

党参30g，茯苓20g，白术15g，白芍15g，附片（先煎1小时）20g，小茴香30g，甘草10g，仙鹤草30g，细辛10g，当归10g。7剂，水煎分服，一日1剂。

【按】　《素问·玉机真脏论》："脾为孤脏，中央土以灌四傍。"脾虚有寒，寒为阴邪，伤脾阳之气，脾阳一伤，气机升降失司而为泻。患者食凉即腹泻，为脾阳不足也，当服理中剂，此为阳虚不甚者，甚者应当有自利。仲师有云："自利不渴者，属太阴，以其脏有寒故也。当温之，宜服四逆辈。"即为太阴病，当服理中，而四逆汤为少阴病的代表方，为何在太阴病中提到四逆？对此我一直没有满意的答案，遂求助于老师。老师随口说道："补脾不如补肾，以火能生土故也。"在老师短短几个字中，萦绕我多日的问题得以解决。四逆辈当包括四逆汤、通脉四逆汤、白通汤、附子汤等。老师认为泄泻之为病，多责之于脾肾二脏：脾主运化，肾主闭藏，若脾虚失运，津聚成湿，下注肠道而为泻；日久及肾，命门火衰，无以煦土，土不制水，水饮直走大肠亦为泻。正如《医宗必读》中所说"无湿不成泻"，故治泻之法，不离脾肾。本案中老师通过脾肾同调使患者腰部怕冷得以缓解，腹泻得愈，二诊在前方基础上加用细辛、当归，细辛味辛以散寒邪，性温以通阳气，当归亦为温通。

（王 煜 整理）

泄泻（二）

【案】 患者魏某，男，21岁。腹痛、腹泻2月余。

【初诊】 2010年3月27日：患者2月前酒后受凉出现腹痛、腹泻，之后腹部迎风即脐周疼痛，痛必泻，泻下如水样，大便一日3~4次，平素纳差，小便调。舌质淡，苔白微腻，脉沉细。

【诊断】 泄泻。

【证属】 脾阳不足。

【治法】 温中散寒，健脾化湿。

【处方】 理中汤合痛泻要方加减。

【药物组成】 党参15g，黄芪30g，白术15g，桂枝10g，五味子10g，防风10g，香附10g，小茴香15g，干姜5g，白芍10g，椿根皮15g，薏苡仁15g。7剂，水煎分服，一日1剂。

【二诊】 2010年4月5日：患者服药后，迎风仍有脐周疼痛，但痛不必泻，大便一日2~3次，不成形，纳差，小便调。舌质淡，苔白微腻，脉沉细。上方桂枝加至30g、小茴香加至30g。调方如下：

党参15g，黄芪30g，白术15g，桂枝30g，五味子10g，防风10g，香附10g，小茴香30g，干姜5g，白芍10g，椿根皮15g，薏苡仁15g。7剂，水煎分服，一日1剂。

【三诊】 2010年4月12日：患者偶有腹部隐痛，大便一日1~2次，粪质稀薄，小便调。舌质淡，苔薄白，脉沉。上方加茯苓30g、山药30g、仙鹤草

30g。调方如下：

党参 15g，黄芪 30g，白术 15g，桂枝 30g，五味子 10g，防风 10g，香附 10g，小茴香 30g，干姜 5g，白芍 10g，椿根皮 15g，薏苡仁 15g，茯苓 30g，山药 30g，仙鹤草 30g。7 剂，水煎分服，一日 1 剂。

【按】 本案患者酒后受凉伤及脾阳，脾阳不足，不能温煦中焦，中焦寒凝湿滞，故见腹痛；寒凝则气滞，当以泻下为畅，故腹痛即泻；湿浊停滞，肠道不能泌清别浊，故泻下如水样。老师以党参、黄芪温补其气；桂枝、小茴香、干姜以散其寒；白术、薏苡仁化其湿；香附行其气；五味子、白芍酸收，使泻中有收，散中有敛；防风为理脾引经要药，李东垣曰："若补脾胃，非此引用不行。"且防风有祛风胜湿之功，其性升浮，升阳以止泻；椿根皮祛风除湿，因风能胜湿。二诊加强温中散寒之力，腹痛虽除，湿浊未化。三诊加茯苓、山药健脾以利湿，仙鹤草涩肠止泻。诸药合用，温中散寒，祛风除湿，涩肠止泻。

（王 煜 整理）

泄泻（三）

【案】 患者陈某，男，28 岁。腹泻 3 年。

【初诊】 2011 年 9 月 9 日：患者述 2007 年初，进食早餐后出现呕吐，呕吐物多为清水，胃镜检查示：浅表性胃炎。予对症治疗后呕吐止，1 年后出现间断性腹泻，大便一日 3~5 次，粪质稀薄，臭秽不甚，腹泻前有腹痛，肠镜检查正常。舌淡红，苔微腻，脉沉细、尺弱。

【诊断】 泄泻。

【证属】 脾肾阳虚。

【治法】 温补脾肾。

【处方】 附子理中汤化裁。

【药物组成】 黄芪 30g，党参 15g，白术 15g，茯苓 30g，干姜 10g，附片（先煎半小时）10g，焦麦芽 10g，白豆蔻 10g，薏苡仁 30g，仙鹤草 10g。7 剂，水煎分服，一日 1 剂。

【二诊】 2011 年 9 月 16 日：患者腹泻同前，仍一日 3~5 次。老师询问患者每天第一次大便时间，患者答：早晨5~6点。老师复问因起床而大便？还是因大便而起床？患者答：早晨5~6点必须起床解大便。手脚凉，小便调。舌质淡，苔薄白，脉沉细、尺弱。上方去白术换苍术20g、黄芪加至50g、干姜加至20g、附片加至30g，加肉豆蔻30g、吴茱萸15g。调方如下：

黄芪50g，党参15g，苍术20g，茯苓30g，干姜20g，附片（先煎1.5小时）30g，焦麦芽10g，白豆蔻10g，薏苡仁30g，仙鹤草10g，肉豆蔻30g，吴茱萸15g。7剂，水煎分服，一日1剂。

【三诊】 2011年9月23日：患者晨起解大便，无腹痛，肠鸣显著，大便一日3~5次。舌淡红，苔微腻，脉沉细、尺弱。上方去吴茱萸，加五味子20g、山药30g、赤石脂30g，干姜加至30g。调方如下：

黄芪50g，党参15g，苍术20g，茯苓30g，干姜30g，附片（先煎1.5小时）30g，焦麦芽10g，白豆蔻10g，薏苡仁30g，仙鹤草10g，肉豆蔻30g，五味子20g，山药30g，赤石脂30g。7剂，水煎分服，一日1剂。

【四诊】 2011年9月30日：患者大便一日1~2次，晨起而解，但不急迫，嘱上方继服7剂，停药后服四神丸2周。

【按】 本案初诊时老师重点放在大便次数多，粪质稀薄，且不臭秽，故以理中为主，但服药后疗效不显。二诊问及腹泻时间，得知第一次为早晨5~6点，且因解大便而起床，于方中加入肉豆蔻、吴茱萸。三诊腹泻缓而未解，又于方中加入五味子、山药、赤石脂而后获效。理中汤证为中焦有寒，正如程应旄所云："阳之动始于温，温气得而谷精运，谷气升而中气赡，故名曰理中，实以燮理之功，予中焦之阳也。若胃阳虚，则中气失宰，膻中无发宣之用，六腑无酒陈之功，犹如釜薪失焰，故下致清谷，上失滋味，五腑凌夺，诸症所由来也。参、术、炙草所以守中州，干姜辛以温中，必假之以焰釜薪而腾阳气，是以谷气入于阴，长气于阳，上输华益，下摄州都，五脏六腑，皆以受气矣，此理中之旨也。"本案患者不仅中焦有寒，且肾阳亦不足，何以见得？其因有二：一，初诊服附子理中汤疗效不显；二，患者早晨5~6点因解大便而起床。《内经》云："鸡鸣至平旦，天之阴，阴中之阳也。"黎明之前当为阳气萌发，患者肾阳不足，阳气当至不至，阴邪下行而为泄泻。故于附子理中汤中合四神丸，温补脾肾而获效。

（王 煜 整理）

泄泻（四）

【案】 患者丛某，男，28岁。腹痛、腹泻2年。

【初诊】 2010年5月25日：2年前患者出现晨起即解大便、早餐后再次解大便，便中有黏液，便前腹痛，进食辛辣则大便次数增加，大便急迫，但无里急后重，无便下赤白脓血，平素食纳差，小便黄。舌质淡红，苔黄微腻，脉滑。

【诊断】 泄泻。

【证属】 湿热阻滞。

【治法】 清热利湿，调气和血。

【处方】 芍药汤化裁。

【药物组成】 当归15g，白芍15g，木香10g，槟榔10g，黄芩10g，黄连5g，大黄5g，麦芽15g，苍术15g，甘草10g。7剂，水煎分服，一日1剂。

【二诊】 2010年6月1日：服药后水样便2次，仍有黏液。舌质淡红，苔黄微腻，脉滑。上方大黄加至10g、槟榔加至20g，加马齿苋10g（此次调方欲清肠道积滞）。调方如下：

当归15g，白芍15g，木香10g，槟榔20g，黄芩10g，黄连5g，大黄10g，麦芽15g，苍术15g，甘草10g，马齿苋10g。7剂，水煎分服，一日1剂。

【三诊】 2010年6月8日：服药后大便3~4次，有黏液，患者自述大便不爽。舌质淡红，苔黄微腻，脉滑。上方去苍术，麦芽加至30g，加元明粉30g。调方如下：

当归15g，白芍15g，木香10g，槟榔20g，黄芩10g，黄连5g，大黄10g，麦芽30g，甘草10g，马齿苋10g，元明粉30g。3剂，水煎分服，一日1剂。

【四诊】 2010年6月11日：服药后大便10余次。舌质淡，苔白微腻，脉滑。上方去元明粉。调方如下：

当归15g，白芍15g，木香10g，槟榔20g，黄芩10g，黄连5g，大黄10g，麦芽30g，甘草10g，马齿苋10g。7剂，水煎分服，一日1剂。

【五诊】 2010年6月18日：大便1~2次，无黏液。舌质淡，苔白微腻，脉滑。上方去黄芩、黄连、大黄、马齿苋，加砂仁10g、薏米20g、黄芪30g、山药15g、茯苓15g。调方如下：

当归15g，白芍15g，木香10g，槟榔20g，麦芽30g，甘草10g，砂仁10g，薏米20g，黄芪30g，山药15g，茯苓15g。7剂，水煎分服，一日1剂。

后以上方调服2月余，大便正常。

【按】 泄泻中的湿热证型当与痢疾中的湿热痢相鉴别：两者病位在胃肠，病因亦有相似之处，症状都有腹痛、大便次数增多，但痢疾大便次数多而量少，痢下赤白脓血，腹痛伴里急后重明显。而泄泻大便溏薄，粪便清稀，或如水，或完谷不化，而无赤白脓血便，腹痛多伴肠鸣，少有里急后重感。泄泻、痢疾两病在一定条件下，又可相互转化，或先泻后痢，或先痢后泻。一般认为先泻后痢病情加重，先痢后泻病情减轻。本案患者无便下赤白脓血、里急后重，当辨证为湿热泄泻。对于湿热泄泻，老师认为是肠道素有积滞，湿热与积滞相兼为患，治疗当用下法：一下积滞，二下湿热。芍药汤是治疗湿热痢的代表方，但老师认为无论是泄泻，还是痢疾，只要是湿热阻滞肠道，皆可以芍药汤加减治疗。其目的是在清湿热的同时下积滞，先贤云"痢无止法"。老师认为只要是湿热下利（包括泄泻与痢疾）皆无止法，本案中老师以黄连、黄芩清湿热，大黄、芒硝下积滞，其中芒硝用至30g。《珍珠囊》："芒硝其用有三：去实热，一也；涤肠中宿垢，二也；破坚积热块，三也。"湿热积滞除后，老师以砂仁、薏米、黄芪、山药、茯苓等健脾和胃之品善其后，调服2月而愈。

（王 煜 整理）

泄泻（五）

【案】 患者张某，男，65岁。间断性腹泻10余年，加重1月。

【初诊】 2011年7月15日：患者述10余年间无明显诱因腹泻反复发作，不予治疗亦可缓解，发作时大便急迫，有便意即要如厕，严重时不敢外出，1年前服用固肠止泻丸后腹泻发作减少。此次因进食瓜果腹泻再发，大便每日5~8次，完谷不化，无食欲，夜寐差，小便短少。舌暗红，苔白腻，脉沉滑。

【诊断】 泄泻。

【证属】 寒湿阻滞。

【治则】 燥湿健脾，散寒止泻。

【处方】 平胃散化裁。

【药物组成】 苍术30g，厚朴10g，陈皮10g，半夏10g，茯苓10g，石菖蒲10g，麦芽10g。7剂，水煎分服，一日1剂。

【二诊】 2011年7月22日：患者大便一日3~5次，不成形，纳差，小便调，夜寐差。舌暗红，苔白微腻，脉沉滑。上方加细辛10g、干姜10g。调方如下：

苍术30g，厚朴10g，陈皮10g，半夏10g，茯苓10g，石菖蒲10g，麦芽10g，细辛10g，干姜10g。7剂，水煎分服，一日1剂。

【三诊】 2011年7月29日：患者大便一日2~3次，不成形，食欲增强，小便调。舌暗红，苔白微腻，脉沉滑。上方加薏米30g、白豆蔻15g。调方如下：

苍术30g，厚朴10g，陈皮10g，半夏10g，茯苓10g，石菖蒲10g，麦芽10g，细辛10g，干姜10g，薏米30g，白豆蔻15g。7剂，水煎分服，一日1剂。

【按】 湿邪是临床常见的致病因素。有从外而来，称之为外湿，如长夏之际湿气司令，《内经》所云"湿淫所胜""岁土太过，雨湿流行"等，阐述了外湿可影响人体而致病；内生之湿则与体内水液运化、输布、代谢密切相关。脾的转输、肺的宣发、肾的气化、三焦水道的通畅均可影响水液代谢。脾对水液运化转输尤为重要，当各种原因致脾的功能失调时，脾不能正常运化输布津液，津液运行迟缓或停滞，就会形成内湿。内湿、外湿均易伤脾，致脾损而生百病。湿的隐匿性往往使疾病发现较晚。正如《杂病源流犀烛》："湿病之因，内外不同如此，然不论内外，其熏袭乎人，多有不觉，非若风寒暑热之暴伤，人便觉也。"湿的黏滞性，又使疾病难以速去。

对于湿邪的治疗，老师遵循"脾苦湿,急食苦以燥之"。苦燥之剂，根据湿邪寒化、热化之不同，又分为苦温燥湿剂、苦寒燥湿剂。对于寒湿为患者，老师常选用苦温燥湿剂平胃散治之。平胃散用苦温之品，一方面苦能燥湿，一方面能温化寒湿。

（王 煜 整理）

泄泻（六）

【案】 患者张某，男，31岁。发热伴腹泻3天。

【初诊】 2012年2月17日：患者3天前受凉后出现发热，因为夜间发作，未及时就医，但烦热难耐，自食冻梨热不能解，又饮冰镇饮料1瓶后出现腹泻。服感冒药后发热有所减轻，泻下不止，每日10数行，纳差，恶心。舌质淡，苔微腻，脉浮。

【诊断】 泄泻。

【证属】 外感内湿。

【治法】 解表化湿。

【处方】 藿朴夏苓汤化裁。

【方药组成】 藿香15g，半夏10g，厚朴15g，茯苓10g，石菖蒲15g，麦芽15g，砂仁5g，细辛5g，甘草5g。7剂，水煎分服，一日1剂。

【二诊】 2012年2月24日：服药后热退，腹泻止，但腹胀，纳差。舌质淡，苔微腻，脉滑。上方麦芽加至30g，加枳壳10g。调方如下：

藿香15g，半夏10g，厚朴15g，茯苓10g，石菖蒲15g，麦芽30g，砂仁5g，细辛5g，甘草5g，枳壳10g。7剂，水煎分服，一日1剂。

【三诊】 2012年3月2日：胃脘适，纳差。舌质淡，苔薄白，脉沉。上方去藿香、半夏、厚朴、石菖蒲、麦芽、砂仁，细辛加至10g、甘草加至10g，加党参10g、白术10g、佛手15g。调方如下：

党参10g，白术10g，茯苓10g，佛手15g，枳壳10g，细辛10g，甘草10g。7剂，水煎分服，一日1剂。

【按】 患者感受外邪，内伤脾胃，使肺脾两伤，治当解表化湿。老师以藿朴夏苓汤化裁治之。方中藿香味辛，性微温，归脾、胃、肺经，为芳香化湿浊要药，外可以开肌腠，透毛窍，散表邪，内可以化湿浊，快脾胃，辟秽浊，因其辛散而不峻烈、微温而不燥热，故不耗脾气、不劫胃阴；厚朴、半夏、砂仁燥湿和中；石菖蒲、麦芽化湿和胃；茯苓入脾、肺、肾经，性平和缓，渗脾湿于下，可通利小便，给湿以去路；少佐细辛温化寒湿。诸药合用，使外湿从表而解，内湿从中而化，湿去则泄泻止。三诊老师又以健脾和胃之剂善其后。

（王 煜 整理）

泄泻（七）

【案】 患者王某，女，22岁。间断性大便干稀交替3年，加重1月。

【初诊】 2011年2月18日：患者3年前出现间断性大便干稀交替，自己观察后发现每于精神紧张时出现，表现为或腹泻或便秘，不经治疗亦可缓解。近1月来有加重趋势，遂求治于我师，食纳可。舌淡红，苔薄白，脉沉弦。

【诊断】 泄泻。

【证属】 肝郁脾虚，脾虚不运。

【治则】 补运同举，养血解郁。

【处方】 运脾汤加味。

【药物组成】 党参15g，白术15g，茯苓10g，佛手15g，枳壳10g，石菖蒲15g，麦芽20g，桂枝10g，干姜5g，仙鹤草30g，薏苡仁15g，甘草10g。7剂，水煎分服，一日1剂。

【二诊】 2011年2月25日：服药后大便2天1次，略干，食纳可。舌淡红，苔薄白，脉沉弦。上方白术加至30g、枳壳加至15g。调方如下：

党参15g，白术30g，茯苓10g，佛手15g，枳壳15g，石菖蒲15g，麦芽20g，桂枝10g，干姜5g，仙鹤草30g，薏苡仁15g，甘草10g。7剂，水煎分服，一日1剂。

【按】 脾易受肝影响，《金匮要略》有云："见肝之病，知肝传脾，当先实脾"，"恐伤肾，恐则气下"，"肝气虚则恐，实则怒"，肝肾皆可为恐，但紧张应为恐之程度轻者，轻者责之于肝。由于紧张而致气机乘乱，脾不能升清即为泻；脾运失常，肠道失其推动而成便秘。看似紧张为发病之因，实则为脾胃虚弱，脾胃功能正常不易为邪侵。老师以治脾胃为大法，健脾以和胃。脾胃气血旺，不易受肝之邪，此其一也；肝体阴而用阳，它既是藏血之脏，又赖于血的濡养，肝血充盈，肝体得柔，则肝气自疏，脾为后天之本，气血生化之源，气血充盈，肝有所养，不至乘脾土，此其二也。老师在调脾的基础上养肝，在养肝基础上调脾，使肝脾调和，气机调畅，肠道运行正常，则便调。

（王 煜 整理）

泄泻(八)

【案】 患者王某，男，58岁。腹泻反复发作6年。伴小腹胀满。

【初诊】 2012年8月28日：腹泻反复发作，加重1周。伴小腹胀满，手脚凉，腑气不通。舌淡胖，苔薄黄，脉沉细。

【诊断】 泄泻。

【证属】 脾阳不足，湿邪阻滞。

【治则】 温中补虚，健脾止泻。

【处方】 黄芪建中汤化裁。

【药物组成】 黄芪40g，桂枝30g，白芍10g，白术20g，干姜10g，附片（先煎1小时）10g，山药30g，薏苡仁30g，仙鹤草30g，炙甘草10g。7剂，水煎分服，一日1剂。

【二诊】 2012年9月4日：大便成形，一日1次。小腹胀满减轻，现疲乏。苔薄黄。上方加木香、小茴香。调方如下：

黄芪40g，桂枝30g，白芍10g，白术20g，干姜10g，附片（先煎1小时）10g，山药30g，薏苡仁30g，仙鹤草30g，炙甘草10g，木香10g，小茴香10g。7剂，水煎分服，一日1剂。

【按】《素问·太阴阳明论篇》指出："饮食不节，起居不时者，阴受之，……阴受之则入五脏，……下为飧泄。"《素问·脏气法时论篇》曰："脾病者，……虚则腹满肠鸣，飧泄食不化。"本案患者素体脾胃虚弱，胃肠功能减退，不能受纳水谷、运化精微，反聚水成湿，积谷为滞，致脾胃升降失司，清浊不分，混杂而下，遂成泄泻反复发作。脾虚湿盛，湿阻气机，清气不升，浊气不降，致小腹胀满、腑气不通。湿阻气机，气血不能布达四肢，故四末失去温煦而厥冷不温。脾虚运化失司，湿阻不化致苔薄黄。

方中黄芪、炙甘草、仙鹤草、白术补脾益气；桂枝温阳散寒；干姜温胃化饮；白芍养血缓中；山药补脾气、益脾阴，兼固涩止泻；薏苡仁利水渗湿，健脾止泻；附片补火助阳，治肢冷脉微。二诊时患者泄泻痊愈，大便成形，一日1次。小腹胀满减轻，现疲乏。苔薄黄。效不更方，在一诊方基础上加木香10g，以健脾行气，调中导滞，补中有泻；加小茴香10g，以理气和胃，正如《本草汇言》所言小茴香为"温中快气之药也"。

王自立教授认为，慢性泄泻以脾虚为主，当予运脾补虚，辅以祛湿，并根据不同证候，分别施以益气健脾升提，温肾健脾，抑肝扶脾之法，本案患者久泻不止，不可分利太过，以防耗其津气，宜固涩，故用山药补脾气、益脾阴，兼固涩止泻。同时还应注意急性泄泻不可骤用补涩，以免闭留邪气；清热不可过用苦寒，以免损伤脾阳；补虚不可纯用甘温，以免助湿，因此选用黄芪建中汤但去甘、温之饴糖，正如《医学入门·泄泻》中指出："凡泻皆兼湿，初宜分理中焦，渗利下焦，久则升提，必滑脱不禁，然后用药涩之。其间有风胜兼以解表，寒胜兼以温中，滑脱涩住，虚弱补益，食积消导，湿则淡渗，陷则升举，随证变用，又不拘于次序，与痢大同。且补虚不可纯用甘温，太甘则生湿，清热亦不可太苦，苦则伤脾。每兼淡剂利窍为妙。"

（柳树英　整理）

泄泻（九）

【案】　患者苏某，男，34岁。晨起6点大便10年，大便不成形，伴疲乏、腰困1年。

【初诊】　2012年10月26日：晨起6点即大便10年，泻后即安，大便不成形，一日1次，伴疲乏、腰膝酸软1年，睡眠可，平素怕冷、手凉。纳差。舌淡、苔薄白，脉细弱。

【诊断】　泄泻。

【证属】　脾肾阳虚。

【治则】　温补脾肾，固涩止泻。

【处方】　四君子汤合四神丸合通脉四逆汤化裁。

【药物组成】　黄芪30g，党参30g，白术20g，茯苓10g，干姜10g，补骨脂10g，肉豆蔻10g，吴茱萸10g，五味子10g，附片（先煎1小时）10g，炙甘草10g，生姜3片。7剂，水煎分服，一日1剂。

【二诊】　2012年11月16日：大便成形。疲乏、腰膝酸软减轻。因感冒导致咽红疼痛。饮食量明显增加。上方茯苓加量，加桂枝、细辛。调方如下：

黄芪30g，党参30g，白术20g，茯苓20g，干姜10g，补骨脂10g，肉豆蔻10g，吴茱萸10g，五味子10g，附片（先煎1小时）10g，炙甘草10g，生姜3

片，桂枝10g，细辛5g。7剂，水煎分服，一日1剂。

【三诊】 2012年11月27日：晨起6点便意不明显。忌生冷后诸症无复发。口腔溃疡时发1年。上方细辛加量。调方如下：

黄芪30g，党参30g，白术20g，茯苓20g，干姜10g，补骨脂10g，肉豆蔻10g，吴茱萸10g，五味子10g，附片（先煎1小时）10g，炙甘草10g，生姜3片，桂枝10g，细辛10g。7剂，水煎分服，一日1剂。

【四诊】 2012年12月21日：大便可。晨起7点准点习惯排便，大便成形，一日1次无不适。服药起口腔溃疡未发。上方减肉豆蔻、吴茱萸，加枳壳10g。调方如下：

黄芪30g，党参30g，白术20g，茯苓20g，干姜10g，补骨脂10g，五味子10g，附片（先煎1小时）10g，炙甘草10g，生姜3片，桂枝10g，细辛10g，枳壳10g。7剂，水煎分服，一日1剂。

【按】 本案患者长期饮食不节，饥饱失调，使胃肠功能减退，不能受纳水谷，运化精微，反聚水成湿，积谷为滞，致脾胃升降失司，清浊不分，混杂而下，遂成泄泻，正如《景岳全书·泄泻》中曰："泄泻之本，无不由于脾胃。""若饮食失节，起居不时，以致脾胃受伤，则水反为湿，谷反为滞，精华之气不能输化，乃致合污下降而泻痢作矣。"患者素体脾胃虚弱，不能充养肾阳，肾阳受损，命门火衰，阴寒独盛，故于子丑五更之后，当阳气未复，阴气盛极之时，发生泄泻。

方选四君子汤合四神丸合通脉四逆汤化裁。四君子汤温而不燥，补而不峻，益气健脾，重用黄芪增强益气建脾升清之力，阳生阴长，诸虚不足之证自除；四神丸温肾散寒，涩肠止泻；通脉四逆汤治下利清谷，手足逆冷。二诊时患者自述大便成形，疲乏、腰膝酸软减轻。因感冒导致咽红疼痛。饮食量明显增加。茯苓加至20g，增加健脾利湿之功；加桂枝、细辛解表散寒，温阳化气。三诊时患者自述晨起6点便意不明显。忌生冷后诸症无复发。口腔溃疡时发1年。细辛加至10g增加温通之力。四诊时患者自述晨起7点准点习惯排便，大便成形，每日1次无不适。服药起口腔溃疡未发。去肉豆蔻、吴茱萸，加枳壳，增加调气健脾之力以善其后。

（柳树英 整理）

泄泻（十）

【案】 患者陈某，男，65岁。腹泻2月。

【初诊】 2013年9月27日：患者自述近2月来大便稀溏，每日4~5次，进食生冷及受凉后加重，甚则大便如水样，无明显腹痛、腹胀。纳可，夜寐安。舌淡胖，苔微腻，脉沉。

【诊断】 泄泻。

【证属】 脾虚湿盛。

【治法】 健脾祛湿。

【处方】 六神汤化裁 。

【药物组成】 炒山药30g，炒薏苡仁30g，炒白扁豆10g，茯苓15g，陈皮10g，焦麦芽10g，甘草10g。7剂，水煎分服，一日1剂。

【二诊】 2013年10月8日：大便次数减少，日2~3次，性状好转，但仍不成形。舌淡胖，苔微微腻，脉沉。上方加干姜10g。调方如下：

炒山药30g，炒薏苡仁30g，炒白扁豆10g，茯苓15g，陈皮10g，焦麦芽10g，干姜10g，甘草10g。继服7剂，水煎分服，一日1剂。

【按】 泄泻，是指排便次数增多，粪便稀薄，甚至泻出如水样。《素问·阴阳应象大论》云："湿胜则濡泄。"《医宗必读》有"无湿不成泄"之说。湿邪是临床常见的致病因素。有从外而来，称之为外湿，如长夏之际湿气司令，《黄帝内经》所云："湿淫所胜""岁土太过，雨湿流行"等，阐述了外湿可影响人体而致病；内生之湿则与体内水液运化、输布、代谢失常密切相关。脾的转输、肺的宣发、肾的气化、三焦水道通畅均可影响水液代谢。而脾对水液运化转输尤为重要，当各种原因而致脾的功能失调时，脾不能正常运化输布津液，津液运行迟缓或停滞，就会形成内湿。内湿、外湿均易伤脾，致脾损而生百病。老师认为："无湿不成泄"，泄泻之成，多责之于脾肾二脏。脾主运化，肾主闭藏。若脾虚失运，津聚成湿，下注肠道而为泻。日久及肾，命门火衰，无以燠土，土不制水，水饮直走大肠而为泻。故治泻之法，不离脾肾。临床所见，若脾虚饮停者常用苓桂术甘汤，脾虚湿盛者常用平陈汤、六神汤等，肾阳虚者用真武汤，脾肾俱虚者用四神汤等。然临证之时，须结合患者年龄老幼、体质强弱、病程新久，有无兼证，分清寒热虚实，辨证施治，并灵活运用《医宗必读》治泄九法以加强疗效。

（田 苗 整理）

便秘（一）

【案】 患者路某，男，83岁。便秘伴头晕、胃胀5天。

【初诊】 2010年10月29日：患者大便5日不行，伴头晕、胃胀，纳差。曾在外院灌肠及服大黄颗粒后，下少量稀便。心电图示：窦性心律不齐。血压：100/50mmHg。舌质淡，苔白腻，脉结代。

【诊断】 便秘。

【证属】 肠道津亏，气虚不行。

【治法】 润肠通便，补气行滞。

【处方】 自拟方。

【药物组成】 黄芪30g，当归15g，白术30g，枳壳30g，桂枝15g，干姜10g，细辛10g，肉苁蓉30g，大黄（后下）3g，甘草10g。4剂，水煎分服，一日1剂。

【二诊】 2010年11月2日：述服药2剂，大便下，如羊粪状，质硬，后2天大便日1次，大便稀。舌苔微腻，脉沉，无结代。上方去大黄，加半夏10g、陈皮10g，当归加至30g。调方如下：

黄芪30g，当归30g，白术30g，桂枝15g，枳壳30g，干姜10g，细辛10g，肉苁蓉30g，半夏10g，陈皮10g，甘草10g。7剂，水煎分服，一日1剂。

【按】 此患者以便秘为主症，曾灌肠、服用大黄颗粒效果不显。对于老年人的便秘，泻下药一定要慎用。苦寒大下之品，推陈出新之力虽强，但苦寒之剂在清热的同时亦能耗伤津液，取一时之快，肠道津亏更甚，便秘加重。故老师主张治疗老年人、产妇、久秘之人应以润通为主，通过养血生津来润肠通便，以补气、行气之剂推动肠道宿便下行。本案即以润通为主，当归、肉苁蓉润肠通便；黄芪、白术、甘草益气健脾；枳壳宽中行气；加桂枝、细辛、干姜补阳气加强推动之力；佐以少量大黄降胃气。二诊便通之后即去大黄，恐其败胃伤津，津亏则不能"行舟"；当归加至30g，意在补血通便；加半夏、陈皮意在去湿浊，湿滞于中亦可影响气机的升降。清气不升，浊气不降，大便不通，有降才有升，升降出入正常，气机调畅，则能"清阳出上窍，浊阴出下窍"。

（王　煜　整理）

便秘（二）

【案】　患者肖某，男，60岁。便秘2月余。

【初诊】　2013年8月13日：患者述2月多来大便偏干，3~4日1行，排便困难，努则乏力，进食后胃脘胀痛不舒，喜揉喜按，神疲乏力，食少纳呆，夜寐欠佳。胃镜示：慢性萎缩性胃炎伴糜烂。舌淡胖，苔微腻，脉沉细。

【诊断】　便秘。

【证属】　脾虚不运。

【治法】　健脾助运。

【处方】　运脾汤化裁。

【药物组成】　党参30g，白术30g，茯苓10g，佛手15g，炒枳壳30g，石菖蒲10g，炒麦芽15g，肉苁蓉10g，甘草10g，仙鹤草30g。7剂。水煎分服，一日1剂。

【二诊】　2013年8月20日：患者自诉大便干好转，排便渐畅，但胃脘仍胀痛不适，夜寐好转。舌淡胖，苔微腻，脉沉细。上方加砂仁5g。调方如下：

党参30g，白术30g，茯苓10g，佛手15g，炒枳壳30g，石菖蒲10g，炒麦芽15g，肉苁蓉10g，甘草10g，仙鹤草30g，砂仁5g。继服7剂，水煎分服，一日1剂。

【三诊】　2013年8月27日：自诉大便通畅，胃脘胀痛明显缓解，疲乏减轻，纳食增加。舌淡胖，苔薄白，脉沉细。上方继服7剂以巩固疗效。

【按】　《素问·六节藏象论》曰："脾、胃、大肠、小肠……仓廪之本，营之居也，名曰器，能化糟粕，转味而入出者也。"大肠受脾统摄，职司传送糟粕，脾胃虚弱，则大肠传送无力。故临床上对便秘不可一味攻下，而要审证求因，明辨虚实，老师遵"脾以升为健，胃以降为和"之旨认为："脾以运为健，以运为补"，提出"健脾先运脾，运脾必调气"。所拟运脾汤，选药平和，方中以党参、白术、茯苓、甘草四君子汤补脾益气；枳壳、佛手理气、调气以促脾运；石菖蒲芳香醒脾化浊；麦芽健胃消食，并合枳壳、佛手以理气；肉苁蓉润肠通便；仙鹤草脾肾双补，诸药合用，寓理气于补益之中，寓调胃于健胃之间，脾胃健运，大便自通。

（田 苗 整理）

便秘（三）

【案】 樊某，女，40岁。便秘7年余。

【初诊】 2013年5月28日：患者自述近7年来大便秘结，初服麻仁润肠丸、番泻叶等药即可解大便，后服无效，大便4~6日1行，便质干结如羊屎，排出困难，伴有脘腹胀满，食后尤甚，口气重，神疲乏力，纳差，严重时伴有头晕、恶心、出汗，夜寐可，小便调。舌淡胖，苔薄白少津，脉沉细。

【诊断】 便秘。

【证属】 虚实夹杂。

【治法】 健脾助运，润肠通便。

【处方】 自拟运肠润通汤化裁。

【药物组成】 党参10g，白术30g，枳壳45g，当归30g，生地30g，肉苁蓉40g，郁李仁30g，槟榔10g，甘草5g。7剂，水煎分服，一日1剂。

【二诊】 2013年6月5日：自述大便干结较前明显好转，2~3日1行，脘腹胀满有所缓解，余症同前。舌淡胖，苔薄白少津，脉沉细。上方白术加至45g。调方如下：

党参10g，白术45g，枳壳45g，当归30g，生地30g，肉苁蓉40g，郁李仁30g，槟榔10g，甘草5g。继服7剂，水煎分服，一日1剂。

【三诊】 2013年6月12日：自述大便通畅，1~2日1行，食纳增加，脘腹胀满明显缓解，服药期间未见头晕、恶心、出汗等症。舌淡胖，苔薄白，脉沉细。上方党参加至30g。调方如下：

党参30g，白术45g，枳壳45g，当归30g，生地30g，肉苁蓉40g，郁李仁30g，槟榔10g，甘草5g。继服7剂，水煎分服，一日1剂。

【按】 老师认为习惯性便秘多因便秘日久，邪滞不去，日久暗耗气阴；或反复使用泻下之剂，耗伤津气，终至津亏肠腑失于濡润，气虚肠道运行无力形成，而以大便秘结不通为标，气血津液枯槁、肠道运行无力为本，故在治疗时不主张峻攻，倡补而通之，自拟运肠润通汤以补虚运肠为主，俟气复津回，肠腑得以润降，则便秘自愈。方中重用白术、枳壳，二药一补一消，合党参以健脾调气，郁李仁、肉苁蓉润燥滑肠以助通下，槟榔降气消积导滞，当归、生地养血滋阴，润肠通便，一则益阴增液以润肠通便，使腑气通，津液行；二则防诸药耗津伤血，使邪去而正不伤，炙甘草和中调药。诸药合用，攻补兼施，寓攻于守，使补无滞气碍脾、攻无耗气伤津之弊。

（田　苗　整理）

便秘（四）

【案】 患者许某，女，51岁。便秘1年。

【初诊】 2013年7月16日：患者自述1年前行子宫切除术，术后逐渐出现大便秘结，4~5日1行，怕冷，时有胃脘疼痛不适，纳食欠佳，夜寐可。舌淡胖，苔薄白，脉沉。

【诊断】 便秘。

【证属】 脾肾阳虚，肠失温润。

【治法】 健脾助运，温肾润肠。

【处方】 枳术苁蓉丸化裁。

【药物组成】 生白术30g，炒枳壳30g，肉苁蓉30g，炒麦芽15g，甘草5g。7剂，水煎分服，一日1剂。

【二诊】 2013年7月23日：患者自诉大便仍干，排便困难好转。舌淡胖，苔薄白，脉沉。上方加当归30g，生白术加至50g、炒枳壳加至50g。调方如下：

生白术50g，炒枳壳50g，肉苁蓉30g，炒麦芽15g，当归30g，甘草5g。继服7剂，水煎分服，一日1剂。

【三诊】 2013年7月30日：自诉大便干好转，2~3日1行，排便通畅。舌淡胖，苔薄白，脉沉。上方继续加减调服14剂。

【按】 便秘与大肠传导密切相关，正如《素问·灵兰秘典论》说："大肠者，传导之官，变化出焉。"但涉及脾胃及肾。本案患者正值"七七"之年，阳气渐衰，且因手术耗伤气血，阳虚不能蒸化津液以温润肠道，气虚则传导无力，血虚则津枯失润而秘结生。故方中用炒枳壳理气宽中，行滞消胀，以走大肠而行气散结；生白术既能燥湿实脾，又能缓脾生津，健食消谷，且温性较弱，与枳壳同用，使气得周流而津液生；加入质地油润而无燥性的肉苁蓉，甘温补中，因中为阴之守，且甘温润滑，能滋元阴之不足，使三阴精气充足，且入肾经血分，补命门相火，滋润五脏，益髓强筋，亦补肾阳兼润肠通；炒麦芽消食化滞，宽肠下气通便；后加当归，质润以养血润肠通便。

（田　苗　整理）

便秘（五）

【案】 任某，女，17岁。便秘2年余。

【初诊】 2013年6月14日：患者自述近2年来大便秘结不通，常需服泻药，停药则2~3日1行，粪质干结，排便不畅，稍稍多食则胃脘胀满不适，伴有面部痤疮，脱发。舌质淡胖，舌根苔微腻，脉沉细。

【诊断】 便秘。

【证属】 脾虚肺郁。

【治法】 宣肺调气，健脾助运。

【处方】 泻白散合运脾汤化裁。

【药物组成】 桑白皮15g，地骨皮10g，枇杷叶15g，党参30g，白术30g，茯苓15g，佛手15g，枳壳30g，石菖蒲15g，麦芽15g，甘草5g。7剂，水煎分服，一日1剂。嘱患者服药期间忌食辛辣刺激之品。

【二诊】 2013年6月21日：自述便秘较前好转，1~3日1行，纳食增加，面部痤疮亦较前好转。舌质淡胖，苔薄白，脉沉细。上方桑白皮加至20g、白术加至40g、枳壳加至40g、麦芽加至20g。调方如下：

桑白皮20g，地骨皮10g，枇杷叶15g，党参30g，白术40g，茯苓15g，佛手15g，枳壳40g，石菖蒲15g，麦芽20g，甘草5g。继服7剂，水煎分服，一日1剂。

【三诊】 2013年6月28日：大便好转，排便渐畅，1~2日1行，纳食增加，余症同前。舌质淡胖，苔薄白，脉沉细。上方继续加减调服以治疗痤疮为主。

【按】《石室密录》云："大便秘结者，人以为大肠燥甚，谁知是肺气燥乎？肺燥则清肃之气不能下行于大肠，而肾经之水，仅足以自顾，又何能旁流以润溪涧哉？"充分阐明肺燥不行清肃之令可致便秘的理论。《灵枢·经脉》篇曰："肺，手太阴之脉，起于中焦，下络大肠，还循胃口，上膈属肺。"又曰："大肠手阳明之脉……络肺，下膈属大肠。"肺与大肠，一脏一腑，一阴一阳，通过经脉的络属而构成表里关系。肺主宣发，是大肠得以濡润的基础，使大肠不致燥气太过；肺主肃降，有助于大肠传导功能发挥。而大肠传导功能正常，则有助于肺的肃降。肺藏魄，肛门又称"魄门"，《素问·五脏别论篇》："魄门亦为五脏使"，肺主气，为五脏之华盖，其气亦役使魄门，病则主要影响气机升降出入，若致腑气失其顺降之常，魄门开合失度，糟粕不能及时传导排出，滞阻肠腑而成便秘。所以治疗便秘时，在考虑脾胃、肾、肝的同时，更应认识到肺与大肠相表里的重要性，故老师在补气运脾的基础上加桑白皮、地骨皮、枇杷叶开肺气以启上孔，寓有"提壶揭盖之意"。正如《石室秘录》曰："大便不通，全不在润大肠，补肺更妙。不止补肺，而在升肺，盖大肠居于下流……气既下行，沉于海底，非用升提之法，启其上孔，则下孔自然流动。"

（田 苗 整理）

便秘（六）

【案】 患者陆某，男，80岁。大便秘结三四年。

【初诊】 2019年6月11日：大便秘结三四年，二三日1行，质稍干，排出不畅，需努挣方出，便后乏力，面色无华，心悸气短，健忘，口唇色淡，纳食尚可，腹胀。舌红少苔，脉沉细。

【诊断】 便秘。

【证属】 脾虚失运。

【治法】 健脾助运排便。

【处方】 归芍运脾汤加减。

【药物组成】 当归15g，白芍15g，党参15g，生白术30g，佛手10g，枳壳20g，生麦芽15g，生山楂15g，炒山药10g，炙甘草10g。7剂，水煎分服，一日1剂。

【二诊】 2019年6月18日：服药2剂后大便排出渐畅，一二日1行；服药7剂后大便渐日一二行，便质稀，伴口干。舌脉同前。上方减生白术至10g、减生山楂至10g，加佛手至15g。调方如下：

当归15g，白芍15g，党参15g，生白术10g，佛手15g，枳壳20g，生麦芽15g，生山楂10g，炒山药10g，炙甘草10g。继服7剂，水煎分服，一日1剂。

【三诊】 2019年6月25日：药后大便调畅，日1行，余症皆除，效不更方，守二诊方继服7剂以固疗效。

【按】 便秘既是一种独立的病证，也是一个在多种急慢性疾病过程中经常出现的症状。老师认为造成便秘的病因有很多，但其主要病因不外乎外感寒热之邪，内伤饮食情志，以及病后或年老体虚、阴阳气血不足等。虽然便秘的病位在大肠，但其发病与脾、胃、肺、肝、肾等脏腑关系密切。脾主运化，脾虚则运化无力，不能传送糟粕，糟粕内停，致便大肠传导功能失常，而成便秘；胃与肠相连，胃热炽盛，下传大肠，燔灼津液，大肠热盛，燥屎内结，可成便秘；肺与大肠互为表里，肺之燥热可下移大肠，大肠受之则传导失司，而成便秘；肝主疏泄气机，若肝气郁滞，则气滞不行，腑气不能畅通；肾主五液而司二便，若肾阴不足，则肠道失润，若肾阳不足则大肠失于温煦而传送无力，大便不通，均可导致便秘。

运脾汤是老师临床经验方，其主要功效即为运脾健脾助运。方中当归、白芍滋阴养血，润肠通便；党参、生白术、炒山药益气健脾助运；佛手、枳壳行气助运通便；生山楂、生麦芽疏肝行气通便；炙甘草补益中气，生津助运。

本案患者因年高体虚，脾胃虚弱，脾虚失运，气血津液生成不足、输布不畅，以使大便排除不畅所致。故以归芍运脾汤加减化裁治疗，切合病机，药证相符，效如桴鼓。

（康开彪 整理）

便秘（七）

【案】 患者丁某，男，35岁。反复大便干结、不畅15年。

【初诊】 2018年1月9日：患者15年前饮食不慎出现便秘，遂用泻药后大便通畅，此后常出现便秘，间断性使用中西类泻药以对症治疗，症状时轻时重，停药后排便不畅，3~4日大便1次，有时偏干，曾在外院脾胃科行肠镜检查诊断为结肠黑变病。现要求中药调理，神清，精神可，纳食可，大便3~4日1次，大便干结，排便不畅，微感腹胀，口干口苦，睡眠差，多年前行阑尾切除术后出现怕冷，小便正常。舌质淡红，苔白根腻，舌边齿痕，脉沉。

【诊断】 便秘。

【证属】 气虚津亏。

【治法】 补虚运肠通便。

【处方】 枳术通便汤加减。

【药物组成】 炒枳壳30g，生白术30g，郁李仁20g，肉苁蓉20g，生麦芽20g。7剂，水煎分服，一日1剂。

【二诊】 2018年1月16日：患者自述服药后大便通畅，1~2日1次，稍干，排便欠通畅，无腹胀，饮食休息可。舌质淡红，苔薄白根腻边有齿痕，脉弦。上方炒枳壳加至40g、生白术加至40g、郁李仁加至30g、肉苁蓉加至30g、生麦芽加至30g。调方如下：

炒枳壳40g，生白术40g，郁李仁30g，肉苁蓉30g，生麦芽30g。7剂，水煎分服，一日1剂。

【三诊】 2018年1月30日：患者自述服药后大便通畅，1~2日1次，质软，排便通畅，无腹胀，但停药后大便2~3日1次，稍干，排便基本通畅，无明显腹胀。现患者神清精神可，2日未解大便，微感腹胀，饮食休息可。舌质淡红，苔薄白根腻边，有齿痕，脉弦细。效不更方，守前方7剂，水煎分服，一日1剂。

【按】 便秘是临床常见病、多发病，当分虚实辨证。实证当攻下，虚证当补益。若邪滞不去，日久暗耗气阴，或反复使用泻下通便之剂，耗伤气津，终致津亏肠道失于濡润，气虚肠道运行无力，成为习惯性便秘。若再次使用大承气汤等峻下之剂,大便遂得一时之畅快,但必然重伤津气,疗效甚微,无异于饮鸩止渴、雪上加霜。王老认为该患者反复使用泻药,损伤正气,气虚无力推动,此属气虚津亏之虚证便秘,当以益气润肠助运为主,王老自创枳术通便汤加减治疗习惯性便秘,以补虚运肠为主,待气复津回,肠道得以润降,则便秘自愈。该患者反复使用泻药,损伤正气,出现排便不畅,舌质淡红苔薄白齿痕,提示此便秘为气虚无力推动所致,故不宜泻下通便,而应补虚运肠为主,以生白术健脾益气运肠,枳壳理气宽肠助运,白术、枳壳联合为主药,生麦芽健脾和胃、理气通便,肉苁蓉、郁李仁以润肠通便。全方仅5味药,但剂量偏大,药少力专而有效。

（郑　君　整理）

第二节　肝　系

胁痛(一)

【案】　患者强某,女,47岁。间断右胁疼痛3年。

【初诊】　2010年5月28日:患者3年前胆囊术后,间断出现右胁疼痛,疼痛部位固定,每于夜间发作,痛甚时连及胃脘部,每次发作与是否进食脂肪餐无关。曾3次就诊于兰大二院急诊科,被诊断为"胃痉挛",对症治疗后可缓解。B超提示:脂肪肝。现右胁疼痛,两胁胀满,无外伤史。舌淡红,苔微腻,脉沉细。

【诊断】　胁痛。

【证属】　气滞血瘀,瘀血阻络。

【治法】　行气止痛,活血祛瘀。

【处方】　复元活血汤化裁。

【药物组成】　柴胡15g,当归15g,红花15g,桃仁15g,穿山甲10g,香附15g,桂枝10g,白芍10g,大黄1g,甘草10g。7剂,水煎分服,一日1剂。

【二诊】　2010年6月11日:服药后胁痛止,自述停药后行经,平素行经腹痛,此次行经未出现腹痛。舌淡红,苔微腻,脉沉细。上方加砂仁5g。调方如下:

柴胡15g，当归15g，红花15g，桃仁15g，穿山甲10g，香附15g，桂枝10g，白芍10g，大黄1g，甘草10g，砂仁5g。7剂，水煎分服，一日1剂。

【按】"肝足厥阴之脉，起于大趾丛毛之际……入毛中，过阴器，抵小腹，挟胃，属肝，络胆，上贯膈，布胁肋"，胁肋部属肝经循行所过。患者胆囊术后出现右胁疼痛，痛处固定，两胁胀满，夜间尤甚，日久不愈，查B超提示：脂肪肝，亦无外伤史。本案老师辨证为气滞血瘀，瘀血阻络，予复元活血汤化裁治之。本方治疗跌打损伤，瘀血停留胁下，痛不可忍。患者初诊时并未言痛经，服药后不但胁痛止，痛经亦未出现，何也？因患者病本为气滞血瘀，瘀血阻络。右胁疼痛，两胁胀满，痛经为其标耳，本去标自消。

（王　煜　整理）

胁痛（二）

【案】　患者胡某，男，35岁。右胁下痛，伴嗳气、多汗2月。加重1周。

【初诊】　2012年8月14日：右胁下胀痛，走窜不定，嗳气则舒。伴多汗，呃逆，食少，形体消瘦，1月内体重减轻15kg。平素易生气。理化检查正常。舌淡红，苔稍白腻，脉弦。

【诊断】　胁痛。

【证属】　肝郁气滞，兼脾气虚。

【治则】　疏肝理气，通络止痛。

【处方】　理中汤加枳壳、麦芽。

【药物组成】　黄芪15g，党参10g，白术10g，枳壳10g，麦芽5g，细辛5g，干姜5g，甘草10g，仙鹤草15g。7剂，水煎分服，一日1剂。

【二诊】　2012年8月21日：出汗减少，打嗝减轻。上方黄芪、枳壳加量，加附片。调方如下：

黄芪30g，党参10g，白术10g，枳壳15g，麦芽5g，细辛5g，干姜5g，甘草10g，仙鹤草15g，附片(先煎1小时)10g。7剂，水煎分服，一日1剂。

【三诊】　2012年8月28日：打嗝好转，出汗减少。右胁下仍痛。上方白术、枳壳、麦芽加量。调方如下：

黄芪30g，党参10g，白术20g，枳壳20g，麦芽20g，细辛5g，干姜5g，甘草10g，仙鹤草15g，附片（先煎1小时）10g。7剂，水煎分服，一日1剂。

【四诊】 2012年9月4日：右胁下痛大减。耳闷、耳鸣。大便干。上方枳壳、白术加量，加肉苁蓉。调方如下：

黄芪30g，党参10g，白术30g，枳壳30g，麦芽20g，细辛5g，干姜5g，甘草10g，仙鹤草15g，附片（先煎1小时）10g，肉苁蓉30g。7剂，水煎分服，一日1剂。

【按】 胁痛主要责之于肝胆，与脾、胃相关。本案患者多因情志不遂，郁怒伤肝，肝失调达，横乘脾土，损伤脾气，脾失健运，湿壅木郁，肝失疏泄，络脉失养而成。

肝失疏泄，经气郁滞，则胁肋胀满窜痛；太息、嗳气可引气舒展，气郁得散，故胀闷疼痛可减；气郁化火，肝失柔顺之性，则急躁易怒；肝气横逆犯脾，脾气虚弱，不能运化水谷，则食少，消瘦；肝胃不和，胃失和降则嗳气、呃逆；气滞湿阻，则苔稍白腻。

方中黄芪甘、温，归肝、脾、肺经；党参甘、平，归脾、肺经，两药合用益气固表敛汗，则汗出减少；白术甘温补虚，苦温燥湿，归脾、胃二经，既能补气健脾，又能燥湿，助黄芪固表止汗，助党参健脾理气；枳壳性苦、辛，微温，入脾、胃经，有宽上敞中的作用，故打嗝减轻；麦芽性平，味甘，能消食化滞，疏肝和胃；细辛、干姜温经止痛；仙鹤草性味苦、涩、平，归肺、肝、脾经，调补气血。二、三、四诊方中增加白术、枳壳、麦芽的用量，意在加强健脾理气、行气化滞的作用，则胁痛大减。

（柳树英 整理）

胁痛（三）

【案】 患者欧某，女，70岁。外伤致右胸胁部疼痛3天。

【初诊】 2014年11月27日：患者自述3天前锻炼身体时不慎碰伤右侧胸胁部，疼痛不适，活动后加重，甚则牵及右侧背部。食纳可，夜寐差，大便可。舌淡，苔薄白，脉沉弦。

【诊断】 胁痛。

【证属】 气滞血瘀。

【治法】 活血祛瘀，疏肝通络。

【处方】 复元活血汤化裁。

【药物组成】 柴胡15g，桃仁10g，红花10g，穿山甲①（研末，黄酒冲服）5g，当归10g，天花粉10g，甘草10g，酒大黄3g，香附10g，郁金10g，生姜3片。7剂，水煎分服，一日1剂。

【二诊】 2014年12月5日：疼痛较前好转，但劳累后仍疼痛。舌淡，苔薄白，脉沉弦。上方香附加至15g、生姜加至5片。调方如下：

柴胡15g，桃仁10g，红花10g，穿山甲（研末，黄酒冲服）5g，当归10g，天花粉10g，甘草10g，酒大黄3g，香附15g，郁金10g，生姜5片。继服7剂，水煎分服，一日1剂。

【按】 复元活血汤出自《医学发明》，原书用于治疗"治从高坠下，恶血留于胁下，及疼痛不可忍者"。方中以酒大黄荡涤凝瘀败血，导瘀下行，推陈致新；柴胡疏肝行气，并可引诸药入肝经；当归、桃仁、红花活血祛瘀、消肿止痛；穿山甲破瘀通络、消肿散结，以黄酒冲服以增强活血通络之力；天花粉"续绝伤"（《神农本草经》）、"消仆损瘀血"（《日华子本草》），既能入血分以消瘀散结，又可清热润燥；加香附、郁金一则加强行气之力，使气行则血行；二则引诸药入肝经。诸药合用，使瘀去新生，气行络通，胁痛自平。

（田 苗 整理）

第三节 肺 系

感冒（一）

【案】 患者武某，女，46岁。鼻塞、流涕3天。

【初诊】 2014年1月10日：患者自述平素易感冒，3天前受凉后出现鼻塞、流涕，自服感冒药未见明显好转。诊见：鼻塞、流清涕，咽部微疼，泛酸，胃脘疼痛不适。纳差，夜寐欠佳，大便偏干，2~3日1行。舌淡红，苔薄腻，脉浮数。

【诊断】 感冒。

---

①穿山甲现已禁用

【证属】 外感夹湿。

【治法】 解表透邪，健脾祛湿。

【处方】 清气饮子化裁。

【药物组成】 藿香15g，金银花10g，紫苏5g，半夏10g，陈皮10g，石菖蒲15g，麦芽15g，甘草5g。7剂，水煎分服，一日1剂。

【二诊】 2014年1月17日：鼻塞、流涕除，仍有泛酸，胃脘疼痛。继以健脾祛湿之剂调理。

【按】 外感夹湿，顾名思义，即为在感触风寒或风热表邪的同时兼夹湿邪为患，临床极为常见。多因脾胃虚弱，运化失健，水湿停聚，酿生痰浊，复感外邪，内外相合为患；或为风寒湿或风湿热同时侵犯机体为患。湿为阴邪，因其性黏滞，致病多缠绵难愈，难以速去，且易从阳化热、从阴化寒。故临证之时，不宜单用解表或过用苦寒清热燥湿及辛燥祛湿之剂，而宜用轻清宣散之剂使表邪外解，芳香化湿和中之剂使湿从内外分消，健脾祛湿化痰之剂以杜绝痰湿内生之源，则湿去邪解而不伤正。故对于此证，老师常以验方清气饮子化裁而获效。基本方药物组成为：藿香、金银花、蝉蜕、紫苏、半夏、陈皮、茯苓、甘草。方中既有辛温解表、化湿和中之藿香、紫苏，又有甘寒清热、疏风解表之金银花、蝉蜕，合燥湿化痰之二陈汤，共奏解表、化湿、和中之功。其中藿香是老师解表化湿的常用药，老师认为藿香轻灵，芳香醒脾，对外有表邪，内有湿滞不重者尤为适宜，正如《本草正义》所言："藿香芳香而不嫌其猛烈，温煦而不偏于燥烈，能除去阴霾湿邪，而助脾胃正气，为湿困脾阳，倦怠无力，饮食不好，舌苔浊垢者最捷之药。"

（田 苗 整理）

感冒(二)

【案】 患者代某，女，39岁。受凉后头痛伴全身酸痛3天。

【初诊】 2018年5月3日：患者体瘦，平素怕冷，手足冰冷。3天前天气变冷受凉后出现鼻塞、流清涕、怕冷，无发热汗出，无头身疼痛，无咳嗽咯痰，无恶心呕吐，自行口服防风感冒颗粒2天后上述症状无缓解。现症：头痛，部位以枕后部及太阳穴附近为主，伴鼻塞、流清涕，全身酸痛不适，项背强痛，恶寒，遇风则头身疼痛加重，无发热，无明显汗出，纳少疲乏，手足冰凉，二便调。舌质淡红，苔薄白，脉浮缓。

【诊断】 感冒。

【证属】 卫阳虚。

【治法】 补气固表，敛营合卫。

【处方】 桂枝加葛根汤加减。

【药物组成】 葛根30g，桂枝20g，生白芍20g，生姜3片，大枣9枚，炙甘草10g。3剂，水煎分服，一日1剂。王老特别嘱咐服药方法：服药后食少许热粥并盖被卧床休息。

【二诊】 2018年5月6日：患者自述服中药半剂即有少量汗出，自觉全身酸痛、项背强痛减轻，服1剂后鼻塞症状缓解，头痛、全身酸痛、项背强痛明显减轻，再服2剂后头痛、鼻塞、全身酸痛、项背强痛等症状完全缓解，食欲改善，可正常进食，疲乏明显减轻。仍有少量清涕，自觉鼻涕冰凉，手足冰凉，余无特殊不适。舌质淡红，苔薄白，脉沉缓。效不更方，上方加辽细辛10g，生姜加至5片。调方如下：

葛根30g，桂枝20g，生白芍20g，生姜5片，大枣9枚，炙甘草10g，辽细辛10g。7剂，水煎分服，一日1剂。1周后电话询问全身酸痛、项背痛、头痛、鼻塞流涕、怕冷等症状消失，病情痊愈。

【按】 该患者诱因为天气突变，平素体瘦身弱、腠理疏松，风寒之邪乘虚而入，症状为头痛、全身酸痛、项背疼痛，恶风，脉浮缓，自觉项背部强痛不舒，此为太阳经脉的运输不利，为太阳病明证，《伤寒论》14条云："太阳病，项背强几几，反汗出恶风者，桂枝加葛根汤主之。"该患者虽无汗出，但平素体寒、体瘦、手足冰冷，脉浮缓，考虑虚人外感，故仍适合桂枝加葛根汤，以桂枝汤解肌祛风，加葛根既可解肌祛风辅助桂枝汤解表，又能疏通太阳经脉的凝滞不通，主治项背强几几。《伤寒论》12条云："太阳中风，阳浮而阴弱，阳浮者，热自发，阴弱者，汗自出，啬啬恶寒，淅淅恶风，翕翕发热，鼻鸣干呕者，桂枝汤主之 。" 病机为外邪侵袭，腠理疏松，邪正交争，卫失外固，营阴外越所致，为桂枝汤主证，治当解肌祛风，调和营卫。

（郑　君　整理）

咳嗽（一）

【案】 患者刘某，女，28岁。咳嗽5天。

【初诊】 2010年3月26日：患者5天前受凉后出现咳嗽，痰少不易咳出，怕冷，手足欠温，平素冬天及后背发凉时易出现咳嗽，纳食可，二便调。舌淡胖，有齿痕，苔微腻，脉沉细。

【诊断】 咳嗽。

【证属】 风寒袭肺。

【治法】 温散风寒，宣肺止咳。

【处方】 桂枝加厚朴杏子汤加减。

【药物组成】 厚朴10g，杏仁10g，桂枝10g，制附片（先煎半小时）10g，生白芍10g，炙甘草10g，款冬花10g，枇杷叶15g，生姜3片。7剂，水煎分服，一日1剂。

【二诊】 2010年4月2日：服药后咳嗽止，无痰，仍感背凉。舌淡胖，有齿痕，苔微腻，脉沉。上方去款冬花、枇杷叶。调方如下：

厚朴10g，杏仁10g，桂枝10g，制附片（先煎半小时）10g，生白芍10g，炙甘草10g，生姜3片。7剂，水煎分服，一日1剂。

【按】 桂枝加厚朴杏子汤出自《伤寒论》，分别见于第18条、43条。18条"若喘家作，桂枝汤加厚朴、杏子佳"。43条"太阳病，下之微喘者，表未解故也，桂枝加厚朴杏子汤主之"。18条是患者素有喘证，又新发太阳中风，新感诱发素喘，当以桂枝汤解表，厚朴、杏仁下气定喘；43条是太阳表证未解，误用下法，使邪气入里，肺气不利，治当解表平喘，桂枝加厚朴杏子汤主之。二者虽然病因不同，但均有太阳表证及肺气不利之喘，故所治相同。

老师临证之时，凡表虚而有微咳者，即用桂枝加厚朴杏子汤，不必囿于喘者。老师认为咳亦为肺气不利，桂枝加厚朴杏子汤可解表利肺，故咳喘自平，但咳而苔腻，痰甚者，不可用。因为苔腻、痰甚为痰湿阻肺，当以治痰为先，痰去咳自平。根据痰之颜色不同，老师常以萎贝二陈汤、杏苏二陈汤化裁治之，每获良效。

本案患者冬天及后背发凉时易出现咳嗽，为阳气虚之特征。因冬天寒气当令，素体阳虚之人，无力抗邪，形寒饮冷则伤肺，肺伤则咳，此其一也；背为阳，督脉所过，阳气虚不能御寒，易受寒侵，故出现咳嗽等症，此其二也。阳虚之人复感外邪，寒邪伤肺，即见咳嗽；表阳不足，即怕冷、四肢不温。治当温散风寒，宣肺止咳。老师以附子温补元阳以治其本，以桂枝汤解表以散风寒之邪，但方中未用大枣，恐其滋腻化生痰浊，厚朴、杏仁利肺气而咳喘自平，佐以款冬花、枇杷叶以宣肺降气止咳。二诊咳嗽止，故去款冬花、枇杷叶。仍背凉，继以附子温元阳，桂枝汤解表邪，使诸症得愈。

（王　煜　整理）

咳嗽（二）

【案】　患者陈某，男，50岁。咳嗽、咯痰3天。

【初诊】　2010年9月7日：患者3天前受凉后出现咳嗽、咯痰，初起为白色黏痰，患者自服止咳糖浆后，咳嗽未减轻，痰成黄色，不易咯出，口干。舌质淡红，苔黄腻，脉滑数。

【诊断】　咳嗽。

【证属】　痰热壅肺。

【治法】　清热化痰，宣肺止咳。

【处方】　蒌贝二陈汤化裁。

【药物组成】　瓜蒌30g，浙贝母30g，半夏10g，陈皮10g，茯苓10g，生麦芽15g，紫菀10g，枇杷叶15g，黄芩10g，甘草10g。3剂，水煎分服，一日1剂。

【二诊】　2010年9月10日：咳嗽减轻，咯黄黏痰，易咯出，无口干。舌淡红，苔黄腻，脉滑。上方加胆南星10g、枳实10g。调方如下：

瓜蒌30g，浙贝母30g，半夏10g，陈皮10g，茯苓10g，生麦芽15g，紫菀10g，枇杷叶15g，黄芩10g，甘草10g，胆南星10g，枳实10g。7剂，水煎分服，一日1剂。

【三诊】　2010年9月17日：咳嗽明显减轻，咯痰减少，痰色白中带黄，舌淡红，苔黄微腻。上方去胆南星、黄芩、紫菀、枇杷叶。调方如下：

瓜蒌30g，浙贝母30g，半夏10g，陈皮10g，茯苓10g，生麦芽15g，甘草 10g，枳实 10g。7剂，水煎分服，一日 1剂。

【按】 二陈汤是治痰的基础方，同四君子汤补气、四物汤补血为基础方一样。所谓二陈，是指半夏、陈皮要储存一年以上。因为二者性燥烈，只有久放之后，方可去其燥烈之性，才能行气祛痰而不伤正。二陈汤出自《太平惠民和剂局方》，主治湿痰咳嗽。李中梓曰："肥人多湿，湿挟热而生痰，火载气而逆上。半夏之辛，利二便而去湿。陈皮之辛，通三焦而理气。茯苓佐半夏，共成燥湿之功。甘草佐陈皮，同致调和之力。"

老师在临证之时常以二陈汤作为治疗痰湿的基础方。若见痰热咳嗽，常在二陈汤的基础上加大量瓜蒌、浙贝母，称之为蒌贝二陈汤，使温燥之剂变为清热之剂，而燥湿化痰之功不变；若见痰湿咳嗽偏于寒者，常在二陈汤的基础上加杏仁、苏子，称之为杏苏二陈汤。纵观本案患者初起感寒而发，但误治之后，由寒变热，出现黄痰、黄腻苔、滑数脉，一派痰热壅肺之象，故治以清热化痰，宣肺止咳。方以蒌贝二陈汤加紫菀、枇杷叶、黄芩、生麦芽。其中瓜蒌、浙贝母、黄芩清泄肺热，二陈汤燥湿化痰，生麦芽健脾和胃，紫菀化痰止咳，枇杷叶清肺化痰、下气止咳。二诊咳嗽虽有减轻，但仍有黄痰、苔黄腻。此为肺热未清，湿热中阻，故加胆南星清化热痰，加枳实行气消痰、化湿除满，使中焦脾胃得健，脾无化湿生痰之虞。三诊诸症大减，去胆南星、黄芩、紫菀、枇杷叶。只以蒌贝二陈汤收功。

（王　煜　整理）

咳嗽（三）

【案】 患者罗某，女，36岁。咳嗽、痰中带血 1天。

【初诊】 2010年6月22日：患者 1天前出现咳嗽、痰中带血，血色鲜红。胸部 CT示：未见明显异常。大便干。舌质淡，舌体胖大，苔薄白，脉沉弦。

【诊断】 咳嗽。

【证属】 木火刑金。

【治法】 清肝泻火。

【处方】 丹栀逍遥散加味。

【药物组成】 丹皮 10g, 栀子 5g, 柴胡 10g, 当归 15g, 白芍 15g, 白术 10g, 茯苓 10g, 枳壳 15g, 肉苁蓉 15g, 甘草 10g。3 剂, 水煎分服, 一日 1 剂。

【二诊】 2010 年 6 月 26 日: 患者服药后咳嗽减轻, 咳痰减少, 痰中带有血丝, 大便略干。舌质淡, 舌体胖大, 苔薄白, 脉沉弦。上方白术加至 30g。调方如下:

丹皮 10g, 栀子 5g, 柴胡 10g, 当归 15g, 白芍 15g, 白术 30g, 茯苓 10g, 枳壳 15g, 肉苁蓉 15g, 甘草 10g。7 剂, 水煎分服, 一日 1 剂。

【按】 患者咳嗽、痰中带血、脉沉弦。沉主里, 弦主肝。此案为木火刑金, 灼伤肺络。肝脉贯膈上肺, 肝气升发太过, 气火上逆, 循经犯肺, 便成肝火犯肺证, 气火循经犯肺, 肺受火灼, 清肃之令不行, 气机上逆, 则为咳嗽。火灼肺络, 络伤血溢, 则痰中带血。治当清肝泻火, 在泻肝火的同时还应当养肝血。因肝得血而能养, 肝血足, 则肝阳不能妄动, 故老师以当归、白芍养肝。而此案肝火已成, 老师以丹皮、栀子泻肝火。木火不光可以刑金, 同时可以克脾, 老师以白术、茯苓健脾; 以枳壳、肉苁蓉通便, 给热邪以出路。

（王 煜 整理）

咳嗽（四）

【案】 患者刘某, 女, 33 岁。咳嗽 1 周。

【初诊】 2014 年 10 月 21 日: 患者自述 2 周前感冒后出现发热、鼻塞流涕、咽痛, 自服感冒药及消炎药后鼻塞流涕已愈, 偶有低热, 但仍有咽痛。1 周前咳嗽明显, 诊见: 咳嗽无痰, 咽痛, 咽红, 扁桃体 I° 肿大。纳可, 夜寐欠佳, 大便调。舌淡红, 体胖, 苔薄白, 脉细。

【诊断】 咳嗽。

【证属】 阴虚肺热。

【治法】 养阴清热, 润肺止咳。

【处方】 养阴清肺汤化裁。

【药物组成】 玄参 10g, 生地 10g, 麦冬 10g, 丹皮 10g, 白芍 15g, 浙贝 10g, 青果 10g, 僵蚕 10g, 桔梗 10g, 甘草 10g。7 剂, 水煎分服, 一日 1 剂。

【二诊】 2014年10月28日：咳嗽明显好转，咽红、咽痛减轻。舌淡红，体胖，苔薄白，脉细。上方去桔梗，玄参加至15g，加王不留行10g、玉竹10g。调方如下：

玄参15g，生地10g，麦冬10g，玉竹10g，丹皮10g，白芍15g，浙贝10g，青果10g，僵蚕10g，王不留行10g，甘草10g。继服7剂，水煎分服，一日1剂。

【三诊】 2014年11月5日：上述症状基本痊愈，偶有干咳。舌淡红，苔薄白，脉细。嘱患者继服养阴清肺丸1周以巩固疗效。

【按】 养阴清肺汤出自《重楼玉钥》，主治素体阴虚蕴热，复感燥气疫毒所致的白喉。现临床白喉已不多见，但对于上呼吸道感染后或慢性咽炎患者出现的咽痛、干咳等症状，辨证属于阴虚肺热者，老师常用养阴清肺汤加减化裁而取效。

（田 苗 整理）

咳嗽（五）

【案】 患者徐某，男，29岁。干咳少痰，伴咽干、口干、早泄1年余。

【初诊】 2019年10月22日：干咳，咳声短促，痰少黏白，口干咽燥，手足心热，夜寐盗汗，伴早泄、盗汗，大便质干，二三日1行。舌质红，舌体瘦，苔少花剥，脉细数。

【诊断】 咳嗽。

【证属】 肺肾亏耗。

【治法】 滋阴润肺，固精止遗。

【处方】 沙参麦冬汤加减。

【药物组成】 北沙参30g，玉竹15g，麦冬10g，山药30g，山萸肉30g，五味子15g，甘草5g，仙鹤草30g。7剂，水煎分服，一日1剂。

【二诊】 2019年10月29日：药后咳嗽次数减少，痰少易咯，口干咽燥明显减轻，大便稍调，余同前。上方山药加至50g、山萸肉加至40g、五味子加至30g。调方如下：

北沙参30g，玉竹15g，麦冬10g，山药50g，山萸肉40g，五味子30g，甘草5g，仙鹤草30g。继服7剂。水煎分服，一日1剂。

【三诊】 2019年11月19日：药后咳嗽、口干咽燥、手足心热等症除，大便调，偶有盗汗，早泄稍有改善。舌淡红，苔薄白，脉和缓有力，余同前。上方加金樱子15g。调方如下：

北沙参30g，玉竹15g，麦冬10g，山药50g，山萸肉40g，五味子30g，金樱子15g，甘草5g，仙鹤草30g。继服7剂，水煎分服，一日1剂。

【四诊】 2019年11月26日。药后盗汗除，早泄明显改显，守方继服7剂以固疗效。

【按】 咳嗽是临床常见病。《内经》对咳嗽的成因、症状及证候分类、证候转归及治疗等问题已做了较系统的论述，阐述了气候变化、六气影响及肺可以致咳嗽，如《素问·宣明五气》说："五气所病……肺为咳。"《素问·咳论》更是一篇论述咳嗽的专篇，指出"五脏六腑皆令人咳，非独肺也。"说明咳嗽的病变脏腑不限于肺，凡脏腑功能失调影响及肺，皆可为咳嗽病证相关的病变脏腑。但是其他脏腑所致咳嗽皆须通过肺脏，肺为咳嗽的主脏。

本案患者以干咳、咳声短促、痰少黏白、口干咽燥、舌红少苔、脉细数为主证，尚伴有盗汗、早泄等症，故属肺肾阴虚之证。故在患者首诊时老师即以《温病条辨》之沙参麦冬汤加多味收敛固涩药治之。

方中沙参麦冬清养肺胃、生津润燥止咳；山药、山萸肉、五味子、仙鹤草收敛固涩、止咳、止泻；甘草调和诸药。上药共奏养阴润肺，涩精止咳之效。一诊药后早泄无缓解，老师认为病重药轻，故加重山药、山萸肉、五味子的用量；三诊时继加收敛药金樱子以加强收敛固涩止泄之效。老师辨证精当，用药切中病机，故收效甚捷。

（康开彪 整理）

咳嗽（六）

【案】 患者杨某，女，78岁。咳嗽伴气喘3年。

【初诊】 2018年9月4日：患者3年前受寒后出现咳嗽气短，活动则气喘，曾行胸片提示肺不张，间断口服西药及中药(具体用药不详)效果欠佳。现患者神清，精神差，咳嗽，咯痰不利，气短，夜间平卧时咳喘加重，影响休息，大便不畅，1~2日1次，小便正常，纳少，疲乏。舌质淡红，苔薄白微腻，脉沉。

【诊断】　咳嗽。

【证属】　痰湿蕴肺。

【治法】　降气化痰。

【处方】　泻白散合二陈汤加减。

【药物组成】　桑白皮15g，地骨皮15g，半夏10g，生姜3片，陈皮10g，茯苓10g，苏子10g，白芥子10g，炒麦芽15g，炙甘草10g。7剂，水煎分服，一日1剂。

【二诊】　2018年9月18日：患者自述仍咳嗽，痰多、咯痰利，咽痒，见白色泡沫样黏痰，咳嗽时伴汗出、气喘，夜间平卧时咳喘加重，影响休息，纳食可，但稍食多则咳喘加重，伴胃胀胃痛，喜饮温水，二便通畅。舌质淡红，苔薄白腻，脉沉细。上方炒麦芽加至20g，加炒枳壳15g、浙贝母10g、桔梗15g。调方如下：

桑白皮15g，地骨皮15g，半夏10g，生姜3片，陈皮10g，茯苓10g，苏子10g，白芥子10g，炒麦芽20g，炒枳壳15g，浙贝母10g，桔梗15g，炙甘草10g。7剂，水煎分服，一日1剂。

【三诊】　2018年9月25日：患者自述仍咳嗽，气喘明显减轻，排痰通利，咯出少量白色稀痰，无咽痒咽痛，进食可，夜间平卧时咳喘明显减轻，可正常休息，无胃痛胃胀，二便通畅。舌质淡红，苔薄白根腻，脉沉细。效不更方，守前方继服7剂，水煎分服，一日1剂。咳喘基本缓解。

【按】　咳嗽为呼吸系统临床常见病症之一。在中医学里，咳嗽既是一个独立的疾病，又是其他疾病的一个症状。一般认为与肺相关，因为肺主气司呼吸，主宣发肃降。咳嗽既可以由肺脏本身疾病引起，又可因外邪犯肺，或脏腑功能失调，内邪干肺，肺气上逆而致。《素问·咳论篇》中曰："五脏六腑皆令人咳，非独肺也。"说明咳嗽的发生虽主要关于肺，但与五脏六腑功能的正常与否关系密切。中医一般将咳嗽分为外感和内伤两类，外感咳嗽多是由于风、寒、热、燥等外邪犯肺，肺气不利所致。内伤咳嗽的病理因素主要为痰和火，而痰有寒痰和热痰的区别，而火也有虚实之分。所以临床上一般将咳嗽分为风寒袭肺、风热犯肺、风燥伤肺、痰湿阻肺、痰热郁肺、肝火犯肺、肺阴亏耗等7个证型，根据不同的证型采取散寒、清热、化痰、疏肝、滋阴的方法来治疗。

王老分析该患者因外感风寒伤肺，肺气不利而作咳喘；又因年老体弱，正气不足，不能及时驱邪外出而反复不愈，病程缠绵3年之久。外邪干肺，肺气不利，宣降失司则咳嗽作喘；肺为水之上源，肺气不利，水液运行受阻则停滞为水湿痰饮，在肺部则为痰液；痰液随气上逆则反过来影响肺气宣降，发为咳嗽。故王老认为该患者病位在肺，病机是肺气不利、宣降失常、水液停滞，表现为咳喘，治当宣肺降气、化痰降逆，选用宣肺理气的泻白散合燥湿化痰的二陈汤加减，排痰不利时咳喘明显，故增加苏子以降气化痰、止咳平喘；白芥子以利气化痰通络；湿阻中焦则运化失司而纳少纳呆，故以炒麦芽以消食化湿和胃。

（郑　君　整理）

咳嗽（七）

【案】　患者屈某，女，36岁。咳嗽、气喘1月余。

【初诊】　2019年6月25日：患者1月前感冒，自行对症治疗后鼻塞、发热、头痛症状缓解，但间断性咳嗽至今，时轻时重，天凉则加重，伴少量稀痰，色白，无咽干咽痛，无恶寒发热，饮食可，夜间咳嗽影响休息，伴喘息气短，既往有哮喘病史，二便通畅，手凉。舌质淡红，苔薄白，脉沉细。

【诊断】　咳嗽。

【证属】　外感风寒。

【治法】　解表散寒，宣肺止咳。

【处方】　桂枝加厚朴杏子汤加减。

【药物组成】　厚朴10g，杏仁10g，桂枝10g，炒白芍10g，生姜10g，炙甘草10g，细辛5g，陈皮10g，炒麦芽15g。颗粒剂6剂，每日1剂，每日2次，饭后1小时开水冲开、温服。

【二诊】　2019年7月2日：患者自述服药后咳嗽明显减轻，伴少量白色稀痰，余无特殊不适，二便通畅，手凉。舌质淡红，苔薄白，脉沉细。

效不更方，守前方6剂，水煎分服，一日1剂。

【按】　咳嗽是由于感受外邪、饮食不当、情志失调而致肺气上逆，失于宣降，或久病气虚，肾失摄纳，以呼吸困难，甚则张口抬肩、鼻翼煽动、不能平卧等为主要临床表现的一种常见病证。严重者可发生喘脱。喘作为一个症状，可以出现在多种急、慢性疾病过程中，当喘成为这些疾病某一阶段的主症时，即为喘病。西医学中的喘息性支气管炎、肺气肿、心源性哮喘、肺源性心脏病等出现以喘促为主要临床表现时，可参考本病证辨证施护。

《伤寒论》18条"若喘家作，桂枝加厚朴、杏子佳"，介绍的是太阳中风兼证之一的桂枝加厚朴杏子汤证，指平素有哮喘病史的患者新感风寒后气喘发作或气喘加剧。临床治喘有两个常用方，一个是麻杏石甘汤，用于邪热壅肺作喘；一个是桂枝加厚朴杏子汤，用于风寒袭肺作喘。王老指出该患者本有肺气不利，肌表容易受邪，外感诱发喘病，是典型的宿疾新感，王老分析该患者怕冷、遇寒咳嗽加重、有喘发迹象，提示寒证，故适合桂枝加厚朴杏子汤，方证相应，故临床疗效显著。

（郑　君　整理）

喘证（一）

【案】　患者成某，女，27岁。过敏性哮喘伴便秘多年。

【初诊】　2012年10月23日：过敏性哮喘伴便秘、脱发多年，加重1月。平素怕冷畏风，闻刺激性气味如鸡粪、甲醛及剧烈运动等气喘加重，便秘但大便不干。舌淡红，苔薄白，略燥，脉细。支气管舒张试验阳性。

【诊断】　喘证。

【证属】　气虚不固。

【治则】　补肺益肾，调和营卫。

【处方】　桂枝汤化裁。

【药物组成】　黄芪30g，桂枝10g，白芍20g，附片（先煎1小时）10g，凤眼草30g，白芥子10g，炙甘草10g，生姜3片，大枣6枚，肉苁蓉30g。7剂，水煎分服，一日1剂。

【二诊】　2012年11月9日：气短减轻，仍便秘，排便无力感。上方加山萸肉。调方如下：

黄芪30g，桂枝10g，白芍20g，附片（先煎1小时）10g，凤眼草30g，白芥子10g，炙甘草10g，生姜3片，大枣6枚，肉苁蓉30g，山萸肉15g。7剂，水煎分服，一日1剂。

【三诊】 2012年11月23日：患者自述气短大减，呼吸顺畅。仍便秘；月经前期。上方加白术、枳壳、川牛膝。调方如下：

黄芪30g，桂枝10g，白芍20g，附片（先煎1小时）10g，凤眼草30g，白芥子10g，炙甘草10g，生姜3片，大枣6枚，肉苁蓉30g，山萸肉15g，白术20g，枳壳20g，川牛膝30g。7剂，水煎分服，一日1剂。

【四诊】 2012年12月6日：大便不畅，经色暗红。上方白术、枳壳、黄芪加量，加巴戟天、菟丝子。调方如下：

黄芪60g，桂枝10g，白芍20g，附片（先煎1小时）10g，凤眼草30g，白芥子10g，炙甘草10g，生姜3片，大枣6枚，肉苁蓉30g，山萸肉15g，白术40g，枳壳50g，川牛膝30g，巴戟天10g，菟丝子30g。7剂，水煎分服，一日1剂。

【五诊】 2012年12月14日：大便通畅。经色正常，上方桂枝加至15g。调方如下：

黄芪60g，桂枝15g，白芍20g，附片（先煎1小时）10g，凤眼草30g，白芥子10g，炙甘草10g，生姜3片，大枣6枚，肉苁蓉30g，山萸肉15g，白术40g，枳壳50g，川牛膝30g，巴戟天10g，菟丝子30g，7剂，水煎分服，一日1剂。

【按】 患者因外感风寒，失于表散，邪蕴于肺，壅阻肺气，气不布津，聚液生痰，正如《临证指南医案·哮》说："宿哮……沉痼之病……寒入背腧，内合肺系，宿邪阻气阻痰。"如吸入风媒花粉、烟尘、异味气体等，影响肺气的宣发，以致津液凝痰。患者哮喘多年，反复发作，寒痰伤及脾肾之阳，则可从实转虚。于是，肺虚不能主气，气不布津，痰浊内蕴，并因肺不主皮毛，卫外不固，易受外邪的侵袭而诱发；脾虚不能转输水津上归于肺，反而积湿生痰；肾虚精气亏乏，摄纳失常，则阳虚水泛为痰。因肺、脾、肾虚，所生之痰上贮于肺，影响肺之宣发肃降功能，肺气因而上逆，发为哮喘。本案患者为本虚标实之病，标实为痰浊，本虚为肺脾肾虚，本虚与标实互为因果，相互影响，故反复发作，难以速愈和根治。

方选桂枝汤化裁，《济生方·喘》中曰："将理失宜，六淫所伤，七情所感，或因坠堕惊恐，涉水跌仆，饱食过伤，动作用力，遂使脏气不和，荣卫失其常度，不能随阴阳出入以成息，促迫于肺，不得宣通而为喘也。"方中黄芪固表补中，佐以大枣；桂枝治卫升阳，佐以生姜；芍药入营理血，诸药营卫兼理，且表营卫里胃肠兼理。方中白芥子搜皮里膜外之痰，《本草经疏》中曰："白芥子……辛温入肺而发散，故有温中除冷……豁痰利气之功。"朱丹溪云："痰在胁下及皮里膜外，非白芥子莫能达。"风眼草活血祛风，《纲目拾遗》记载风眼草能"活血祛风""治一切风痹"。肉苁蓉补肾阳，益精血，润肠道。全方共奏补肺益肾，调和营卫，豁痰利气，活血祛风之功。二诊时患者述气短减轻，仍便秘，排便无力感，故加山茱萸，《医学入门》："山茱萸本涩剂也，何以能通发邪？盖诸病皆系下部虚寒，用之补养肝肾，以益其源，则五脏安利，闭者通而利者止，非若他药轻飘疏通之谓也。"三诊时患者自述气短大减，呼吸顺畅。仍便秘。加白术补运兼施，枳壳调气运脾，因患者正处于月经前期，故加川牛膝引血下行。四诊时患者自述呼吸顺畅，大便不畅，经色暗红。白术加至40g、枳壳加至50g、黄芪加至60g，增加运脾调气、益气之功；加巴戟天、菟丝子补肾助阳。五诊时患者自述大便通畅，经色正常，桂枝加至15g温通助阳，以善其后。

（柳树英　整理）

喘证（二）

【案】　患者王某，女，63岁。喘咳3月余。

【初诊】　2019年3月12日：患者因感冒致喘3月余，动则喘甚，胸部胀痛，伴咳嗽阵作，尤以夜间为甚，痰多黏稠色黄，咯吐不爽，面红身热，口渴喜冷饮，胸中烦热，大便质干，二三日1行，尿赤。舌质红，苔黄腻，脉滑数。

【诊断】　喘证。

【证属】　肺热气逆。

【治法】　清泻肺热，止咳平喘。

【处方】　泻白散加减。

【药物组成】　桑白皮15g，地骨皮15g，杏仁10g，桔梗10g，陈皮10g，半夏10g，蜂房15g，石菖蒲10g，麦芽15g，五味子10g，生甘草5g。7剂，水煎分服，一日1剂。

【二诊】　2019年3月19日：服药后喘咳除，痰多易咯，大便渐调，一二日1行。舌淡红，苔薄白，脉细。上方五味子加至15g。调方如下：

桑白皮 15g，地骨皮 15g，杏仁 10g，桔梗 10g，陈皮 10g，半夏 10g，蜂房 15g，石菖蒲 10g，麦芽 15g，五味子 15g，生甘草 5g。继服 7 剂，水煎分服，一日 1 剂。

【按】 喘证是一种常见病证，相当于现代医学之喘息性支气管炎。《内经》对喘证有较多论述。如《灵枢·五阅五使》曰："故肺病者，喘息鼻张。"《灵枢·本脏》曰："肺高则上气肩息咳。"提示喘病以肺为主病之脏，并以呼吸急促、鼻煽、张口抬肩为特征。《灵枢·五邪》指出："邪在肺，则病皮肤痛，寒热，上气喘，汗出，喘动肩背。"《素问·举痛论篇》又说："劳则喘息汗出。"指出喘病病因既有外感，也有内伤，病机亦有虚实之别。此外，《素问·痹论篇》云："心痹者，脉不通，烦则心下鼓，暴上气而喘。"《素问·经脉别论篇》云："有所坠恐，喘出于肝。"提示喘虽以肺为主，亦涉及他脏。金元以后，诸多医家充实了内伤诸因致喘的证治。如《丹溪心法·喘》说："六淫七情之所感伤，饱食动作，脏气不和，呼吸之息，不得宣畅而为喘急。亦有脾肾俱虚体弱之人，皆能发喘。"认识到六淫、七情、饮食所伤，体质虚弱皆为喘证的病因。明代张景岳把喘证归纳为虚实两证。《景岳全书·喘促》说："实喘者有邪，邪气实也；虚喘者无邪，元气虚也。"指出了喘证的辨证纲领。清代《临证指南医案·喘》说："在肺为实，在肾为虚。"《类证治裁·喘症》则明确指出"喘由外感者治肺，由内伤者治肾"的治疗原则。

老师认为引发喘证的病因有很多，其中较为常见的有外邪侵袭、饮食不当、情志失调、劳欲久病等。其病机不外虚实两端，实者为邪气壅肺，宣降不利；虚者为肺不主气，肾不纳气。因此其基本病机是肺气升降出纳失常。因此实喘的病位主要在肺，虚喘的病位在肺、肾，但与肝、脾、心有关。在临床实践中喘症病情错杂者，每可下虚上实、虚实夹杂并见。

泻白散出自《小儿药证直诀》，具有清泻肺热、止咳平喘之效，用治肺热喘咳证。方中桑白皮甘寒性降，专入肺经，清泻肺热，平喘止咳，故以为君。地骨皮甘寒入肺，可助君药清降肺中伏火，为臣药。君臣相合，清泻肺热，以使金清气肃。炙甘草、粳米养胃和中以扶肺气，共为佐使。四药合用，共奏清肺泄热、止咳平喘之功。老师以泻白散辨证加减治疗此案患者，药证相符，故取效甚捷。

（康开彪　整理）

第四节　心　系

不寐（一）

【案】　患者施某，男，36岁。间断性入睡困难1年，加重1月。

【初诊】　2011年7月25日：患者平时工作压力大，易失眠，入睡困难，早醒。1月前因进食不慎出现胃脘胀满，餐后尤甚，纳差，夜间口干，夜寐差，严重时彻夜不眠，自服安神补心丸无效，服舒乐安定可夜寐5~6小时，患者不愿长期服用，遂求治中医。舌质淡，苔薄白，脉沉弦。

【诊断】　不寐。

【证属】　脾胃不和。

【治法】　运脾和胃。

【处方】　香砂运脾汤加味。

【药物组成】　党参15g，黄芪15g，白术10g，甘草10g，仙鹤草15g，莪术15g，砂仁10g，香附15g，佛手15g，麦芽10g，茯苓10g，枳壳15g，石菖蒲10g。7剂，水煎分服，一日1剂。

【二诊】　2011年8月2日：胃胀减轻，食纳增加，夜间有睡意，舒乐安定减至半片，可夜寐6~7小时，时有烦躁，舌脉同前。上方加生地黄10g、百合30g。调方如下：

党参15g，黄芪15g，白术10g，甘草10g，仙鹤草15g，莪术15g，砂仁10g，香附15g，佛手15g，麦芽10g，茯苓10g，枳壳15g，石菖蒲10g，生地黄10g，百合30g。7剂，水煎分服，一日1剂。

【三诊】　2011年8月25日：晚餐后略感胃胀，食纳可，大便调，二诊后患者已停舒乐安定，可夜寐6~7小时，偶然有夜间醒来情况，但可复眠。上方继服7剂。

【按】　本患者既往工作繁忙，压力大，夜寐差，此次因进食不慎伤及脾胃，失眠加重。老师针对此患者从和胃的角度治疗不寐，《内经》云："阳明者，胃脉也，胃者，六腑之海，其气亦下行。阳明逆，不得从其道？故不得卧也。《下经》曰：胃不和，则卧不安，此之谓也。"从本案来看，和胃之意，实为降胃气，因为胃气以降为和。胃不和，胃气上逆，气机逆乱，扰动神明，故不眠，治疗使胃气和降，夜寐自安。

（王 煜 整理）

不寐（二）

【案】 患者杨某，女，48岁。失眠、多梦、烦躁1月。

【初诊】 2010年12月24日：患者无明显诱因于1月前出现入睡困难，烦躁，心悸，寐而多梦且易醒，醒后难以复眠，食纳可，二便调。舌红绛，少苔，脉细数。既往有糖尿病病史3年，目前服用二甲双胍，血糖控制基本平稳。

【诊断】 不寐。

【证属】 肝血不足，虚阳上扰。

【治法】 养血安神，清热除烦。

【处方】 酸枣仁汤合百合地黄汤加减。

【药物组成】 酸枣仁（捣碎先煎）30g，知母15g，五味子15g，生地黄15g，百合30g，远志10g，石菖蒲15g，仙鹤草15g，川芎15g，甘草5g。7剂，水煎分服，一日1剂。

【二诊】 2010年12月31日：患者仍入睡困难，但入睡后可睡至早晨6点左右，烦躁减轻，无心悸。舌红绛，少苔，脉细数。上方加当归20g、白芍10g。调方如下：

酸枣仁（捣碎先煎）30g，知母15g，五味子15g，生地黄15g，百合30g，远志10g，石菖蒲15g，仙鹤草15g，川芎15g，甘草5g，当归20g，白芍10g。7剂，水煎分服，一日1剂。

【按】 "虚劳虚烦不得眠，酸枣仁汤主之"，肝血不足，血虚肝旺，虚阳上扰，故而不眠。老师以酸枣仁汤治之。尤怡："魂不藏，故不得眠。酸枣仁补肝敛气，宜以为君，而魂既不归，容必有浊痰燥火乘间而袭其舍者，烦之所由作也，故以知母、甘草清热滋燥；茯苓、川芎行气除痰，皆所以求肝之治，而宅其魂也。"老师尚在本方中加入生地黄、百合以养血除烦；石菖蒲安神定志；五味子酸敛，使魂归于肝，二诊加归芍加强养肝血之力。

（王 煜 整理）

不寐(三)

【案】 患者赵某，男，57岁。失眠40余年，加重1年。

【初诊】 2012年5月8日：患者因胃病前来就诊。查胃镜示：反流性食管炎。老师在询问病情时，得知患者上高中期间即出现失眠，曾多方医治未获显效，后间断服用安定片，睡眠时间可维持在4~6小时，近1年每晚夜寐1~2小时，白天略感头晕，纳差，泛酸，胸骨后有烧灼感。舌质红，苔微腻，脉弦滑。

【诊断】 不寐。

【证属】 胆胃不和，痰热内扰。

【治法】 清胆和胃，化痰除热。

【处方】 温胆汤加味。

【药物组成】 竹茹10g，枳壳30g，半夏10g，陈皮10g，茯苓10g，石菖蒲15g，远志10g，五味子10g，麦芽10g，细辛10g，甘草10g。7剂，水煎分服，一日1剂。

【二诊】 2012年5月22日：服药后可夜寐2~5小时，泛酸、胸骨后烧灼感减轻，但感咽部烧灼。舌质红，苔黄腻，脉弦滑。上方麦芽增至30g，加王不留行10g、桂枝5g。调方如下：

竹茹10g，枳壳30g，半夏10g，陈皮10g，茯苓10g，石菖蒲15g，远志10g，五味子10g，麦芽30g，细辛10g，甘草10g，王不留行10g，桂枝5g。7剂，水煎分服，一日1剂。

【三诊】 2012年5月29日：夜寐3~5小时，咽部烧灼缓解。舌质红，苔黄微腻，脉弦。上方加砂仁10g。调方如下：

竹茹10g，枳壳30g，半夏10g，陈皮10g，茯苓10g，石菖蒲15g，远志10g，五味子10g，麦芽30g，细辛10g，甘草10g，王不留行10g，桂枝5g，砂仁10g。7剂，水煎分服，一日1剂。

【按】 患者因反流性食管炎就诊，老师问得失眠40余年，根据舌脉辨为胆胃不和，痰热内扰。给予温胆汤加味治疗，不但反流性食管炎症状得到缓解，失眠症状亦大为改善。温胆汤为老师治疗不寐常用方剂，凡不寐兼苔黄腻者老师即用之，疗效显著。罗谦甫曰："胆为中正之官，清静之府，喜宁谵，恶烦扰；喜柔和，恶壅郁。盖东方木德，少阳温和之气也。若病后，或久病而宿有痰饮未消，胸膈之余热未尽，必致伤少阳之和气，以故虚烦惊悸者，中正之官，以熇蒸而不宁也。热呕吐苦者，清静之府，以郁炙而不谵也。痰气上逆者，木家夹热而上升者也。方以二陈治一切痰饮，加竹茹以清热，加生姜以止呕，加枳实以破逆，相济相须，虽不治胆而胆自和，盖所谓胆之痰热去故也。命名温者，乃谓温和之温，非谓温凉之温也。若谓胆家真畏寒而怯而温之，不但方中无温胆之品，且更有凉胃之药也。"老师在应用本方时以枳壳易枳实，因"宽中下气枳壳缓而枳实速也"。老师认为枳实破气，易伤人体正气，故多以枳壳替代，方中还加入远志、石菖蒲，这两味药也是老师治疗失眠的常用药对，远志可以交通心神，石菖蒲可以化湿和胃、宁心安神，二药合用安神之力较强。佐细辛有温化痰湿的作用。

（王　煜　整理）

不寐（四）

【案】 患者张某，女，48岁。失眠，心烦，易怒2年。

【初诊】 2010年6月26日：患者自述2年前出现失眠，心烦，易怒，每晚睡眠时间不足2小时，且入寐困难，多梦。病发后每晚睡前服安定片，已由开始1片增至2片，在外院被诊断为更年期综合征，治疗后效果不理想，遂求治老师。症见：心烦不寐，头目眩晕，常伴心悸，五心烦热，手心汗出多，口干咽燥，便秘。舌红，少苔，脉细数。

【诊断】 不寐。

【证属】 肾水不足，心火亢盛。

【治法】 滋肾水，清心火。

【处方】 黄连阿胶鸡子黄汤加味。

【药物组成】 黄连10g，阿胶（烊化）10g，白芍15g，黄芩10g，鸡子黄（冲）2枚，甘草10g，生姜3片，大枣5枚，龙骨（先煎）30g，牡蛎（先煎）30g。3剂，水煎分服，一日1剂。并嘱患者停服西药。

【二诊】 2010年7月3日：患者服药后每晚已能睡5~6小时，且夜梦减少。舌红，少苔，脉细数。上方加酸枣仁30g。调方如下：

　　黄连 10g，阿胶(烊化)10g，白芍 15g，黄芩 10g，鸡子黄(冲)2枚，甘草 10g，生姜 3 片，大枣 5 枚，龙骨(先煎)30g，牡蛎(先煎)30g，酸枣仁(捣碎先煎)30g。3 剂，水煎分服，一日 1 剂。

　　2 周后睡眠恢复正常，伴随症状均已消失。

　　【按】　患者为更年期女性，其在此阶段出现月经紊乱、烘热汗出、潮热面红、心烦易怒、失眠多梦等多种症状，为更年期综合征的表现。中医认为是天癸将绝而导致肾气亏虚、阴阳失衡所引起的病理变化。肾为先天之本，经水之源。妇女 50 岁左右肾气渐衰，天癸将绝，冲任亏虚，从而产生肾气亏虚，阴阳失衡等一系列病理变化。正如《素问·上古天真论篇》中说："女子七岁肾气盛，齿更发长，二七而天癸至，任脉通，太冲脉盛，月事以时下……任脉虚，太冲脉衰少，天癸竭，地道不通，故形坏无子也。"由于肾阴亏虚，水不涵木，水不制火，而致心肝之火旺于上，而出现更年期诸症，属本虚标实之证，其本为肾阴亏虚，其标为心肝火旺。因此，治以滋补肾阴为主，降心肝之火为辅，最终达到阴阳平衡。本病诊断为不寐，病位在心肾，肾精不足，清窍失养，故见头晕目眩。肾开窍于二阴，肾阴为一身阴气之源，真阴一亏，则肠道失润，而见便秘。手少阴心经支脉从心系上夹于咽部，心经有热则口燥咽干；阴液耗伤，虚火内生，虚热迫津液外泄，而见手心汗出；虚热内蒸，阴虚火旺，故见五心烦热、舌红少津、脉细数；心火亢盛，则心悸、不寐。黄连阿胶汤主治少阴热化证。其病机属阴虚火旺，与本病之病机相同。黄连意在清独亢之心火以除烦热，黄芩与之相配，苦寒直折心火，并使阿胶滋而不腻；阿胶(烊化)服用，以血肉有情之品填补真阴，资肾水；鸡子黄养心血、安心神，佐黄连、黄芩，于降心火中补心血；芍药佐阿胶，于补阴中敛阴气，水升火降，水火既济，心肾相交，心烦、不得眠诸症自除；加龙骨、牡蛎意在安神潜阳，使阳入于阴而入寐，并能固涩敛汗；加酸枣仁养心安神。用黄连阿胶汤治疗本病，对症下药，患者睡眠随即转好，取得了满意的效果。

（王　煜　整理）

不寐（五）

【案】 患者李某，女，36岁。失眠3年。

【初诊】 2011年5月12日：患者平素易怒，3年前出现睡眠时易醒，醒后难眠，渐至入睡困难。夜寐差时，第二天烦躁、易怒，严重时晨起恶心，食纳可。月经先后不定期，经量少，色红。舌质淡红，苔薄白，脉弦细。

【诊断】 不寐。

【证属】 肝郁脾虚，郁热扰心。

【治则】 疏肝解郁，清心除烦。

【处方】 丹栀逍遥散。

【药物组成】 丹皮10g，栀子10g，柴胡10g，当归20g，白芍20g，茯苓15g，白术10g，薄荷5g，生姜3片，甘草5g。7剂，水煎分服，一日1剂。

【二诊】 2011年5月21日：服药后睡眠明显改善，烦躁减轻，食纳可。舌质淡红，苔薄白，脉弦细。上方加酸枣仁30g、远志10g。调方如下：

丹皮10g，栀子10g，柴胡10g，当归20g，白芍20g，茯苓15g，白术10g，薄荷5g，生姜3片，甘草5g，酸枣仁（捣碎先煎）30g，远志10g。7剂，水煎分服，一日1剂。

【按】 "心藏脉，脉舍神"，"肝藏血，血舍魂"，"人卧则血归于肝"。心与肝是母子关系，神与魂都属意识思维活动。情志不遂，肝郁血虚，魂不得藏，神失所养，则失眠、烦躁。本案患者肝郁血虚，脾失健运，郁而生热，烦而不能寐，其病本在肝，老师以逍遥散化裁治之。逍遥散老师临床应用非常广泛。张秉成曰："夫肝属木，乃生气所寓，为藏血之地，其性刚介，而喜条达，必须水以涵之，土以培之，然后得遂其生长之意。若七情内伤，或六淫外来，犯之则木郁而病变多。方中以当归、白芍之养血，以涵其肝，苓、术、甘草之补土，以培其本，柴胡、薄荷、煨生姜俱凉辛散气升之物，以顺肝之性，而使之不郁。"

（王 煜 整理）

不寐(六)

【案】 患者王某，女，46岁。失眠反复发作1年，加重1月。

【初诊】 2013年6月7日：失眠反复发作1年，加重1月，入睡困难。伴咽痛，腰、膝凉。舌淡，舌体胖，苔薄白，脉细。

【诊断】 不寐。

【证属】 脾虚不运，血不养心。

【治则】 健脾助运，养心安神。

【处方】 四君子汤合桂枝附子汤化裁。

【药物组成】 党参10g，白术10g，茯苓10g，陈皮10g，桂枝5g，川牛膝10g，附片5g。7剂，水煎分服，一日1剂。

【二诊】 2013年6月14日：腰、膝凉痊愈。入睡困难较前减轻，现胃脘不舒，食谷不化。疲乏无力。舌淡，舌体胖，苔薄白。脉细。上方党参加量，加枳壳10g。调方如下：

党参15g，白术10g，茯苓10g，陈皮10g，桂枝5g，川牛膝10g，附片5g，枳壳10g。7剂，水煎分服，一日1剂。

【三诊】 2013年6月28日：入睡困难、疲乏无力大减，因出差劳累致胃脘不舒反复。舌淡，舌体胖，苔薄白。上方党参、茯苓、枳壳加量。调方如下：

党参30g，白术10g，茯苓20g，陈皮10g，桂枝5g，川牛膝10g，附片5g，枳壳15g。7剂，水煎分服，一日1剂。

【按】 失眠的主要病位在心，由于心神失养或不安，神不守舍而失眠，但与肝、胆、脾、胃、肾的阴阳气血失调相关。本案患者多因脾失运化，气血生化乏源，营血亏虚，不能奉养心神，神不守舍而致失眠，入睡困难，正如《素问·逆调论篇》："'胃不和则卧不安'，此之谓也。"《景岳全书·不寐》所说："无邪而不寐者，必营气之不足也，营主血，血虚则无以养心，心虚则神不守舍。"心之气血亏虚，病久及肾，肾主骨，腰为肾之府，肾阳虚衰，不能温养腰府及骨骼，故腰膝凉。阳虚不能蒸腾、气化水液，则见舌淡、舌体胖、苔薄白。气虚则四肢肌肉失养，周身倦怠乏力。

方中党参、白术、茯苓、陈皮健脾益气，二诊、三诊方中增加党参用量，加枳壳并且增加用量以健脾助运，气血充则心有所养，心神归于舍则入睡困难大减，气血充能濡养四肢肌肉，则疲乏无力大减。桂枝、附子温经通脉，助阳化气，散寒止痛；川牛膝通利关节；《名医别录》中提出"白术利腰脐间血"，《本草秘录》中释为："白术，味甘，气温，可开可降，阳中阴也，无毒。入心、脾、肾、胃之经。去湿消食，益气强阴，尤利腰脐之气。"因此方中白术既健脾、益气，又能利腰脐之气，可谓精妙。

（柳树英　整理）

不寐（七）

【案】　患者张某，女，32岁。睡眠差10余年。

【初诊】　2013年2月26日：睡眠差10余年，入睡困难，夜寐易醒，醒后难以再睡，伴口腔溃疡、心悸、身热。职业：做生意。舌淡，苔白，脉细。

【诊断】　不寐。

【证属】　心脾两虚。

【治则】　补益心脾，养心安神。

【处方】　归脾汤加味。

【药物组成】　黄芪10g，党参10g，白术10g，茯苓10g，当归15g，龙眼肉10g，酸枣仁30g，木香5g，五味子15g，炙甘草10g，生姜3片，大枣3枚。7剂，水煎分服，一日1剂。

【二诊】　2013年3月8日：睡眠差好转，脸颊痤疮、色斑。舌淡红，苔白。上方黄芪加量，加桑白皮、地骨皮。调方如下：

黄芪20g，党参10g，白术10g，茯苓10g，当归15g，龙眼肉10g，酸枣仁30g，木香5g，五味子15g，炙甘草10g，生姜3片，大枣3枚，桑白皮10g，地骨皮10g。7剂，水煎分服，一日1剂。

【按】　《难经》最早提出"不寐"病名，《难经·四十六难》中认为"血气衰，肌肉不滑，荣卫之道涩，故昼日不能精，夜不得寐也。"《景岳全书·不寐》中认为"……心有事亦不寐者，以心气之被伐也。"本案患者因生意事多繁杂，思虑太过，损伤心脾，心血暗耗，神不守舍，脾虚生化乏源，营血亏虚，不能奉养心神，即《类证治裁·不寐》曰："思虑伤脾，脾血亏损，经年不寐。"脾虚生化乏源，心血不足，心失所养，则心悸不宁；脾虚湿遏热伏，郁蒸于内，故身热；血少脉道失充则脉细。方选归脾汤加味治疗，正如《丹溪心法》中曰："思虑过度，病在心脾。治之以归脾汤，须兼理心脾，神宁意定，其证自除也。"

方中党参、白术、黄芪、炙甘草益气健脾；当归补血；远志、酸枣仁、茯苓、龙眼肉补心益脾、安神定志；木香行气健脾，使全方补而不滞。加五味子养心宁神；加生姜、大枣健脾和营，即《景岳全书·不寐》中"寐本乎阴，神其主也，神安则寐，神不安则不寐。其所以不安者，……广由营气之不足耳"以及"无邪而不寐者……宜以养营气为主治……培养气血，血气复则诸症自退，若兼顾而杂治之，则十曝一寒，病必难愈，渐至元神俱竭而不可救者有矣"。二诊时患者睡眠差好转，脸颊痤疮、色斑，舌淡红、苔白。黄芪加至20g，加桑白皮、地骨皮。桑白皮、地骨皮伍用出自钱乙《小儿药证直诀》泻白散；张景岳《景岳全书》中用以治肺火，大肠火，喘急之症；吴谦《医宗金鉴》："[集注]季楚重曰：经云：肺苦气上逆。上逆则上焦郁热，气郁生涎，火郁生热，因而制节不行，壅甚为喘满肿嗽。白者肺之色，泻白泻肺气之有余也。"王自立教授此处应用桑白皮、地骨皮因患者脸颊起痤疮、色斑，以肺主皮毛故也，而非止咳平喘之意。桑白皮味甘、辛，性寒，入肺经，善走肺中气分，能清肺热、泻肺火；地骨皮味甘、淡，性寒，入肺、肾经，既走里又走表，为表里上下皆治之药，走里即走血分，故能清肺中伏火，清热凉血。桑白皮以清气分之邪为主，地骨皮以清血分之邪为要，二药相伍，一气一血，气血双清，其效更著。

（柳树英 整理）

不寐（八）

【案】 患者陈某，女，27岁。间断失眠6年，加重1周。

【初诊】 2010年1月5日：患者6年前无明显诱因出现入睡困难，间断发作，2009年7月连续1周彻夜未眠，在老师处治愈。近1周再次出现夜不能寐，白天可睡1~2小时，多梦，醒后梦境清晰，发热、汗出、烦躁、易怒，口苦，食纳差。舌质红，苔黄微腻，脉弦滑。

【诊断】 不寐。

【证属】 肝胆湿热，邪热扰心。

【治法】 清利肝胆，安神定志。

【处方】 龙胆泻肝汤加味。

【药物组成】 龙胆草10g，黄芩10g，栀子5g，柴胡15g，泽泻15g，当归10g，生地15g，百合30g，五味子15g，石菖蒲10g，仙鹤草15g，生龙骨(先煎)30g。7剂，水煎分服，一日1剂。

【二诊】 2010年1月19日：服药后睡眠改善，停药后夜不能寐。舌质红，苔薄白，脉沉细。上方加远志10g。调方如下：

龙胆草10g，黄芩10g，栀子5g，柴胡15g，泽泻15g，当归10g，生地15g，百合30g，五味子15g，石菖蒲10g，仙鹤草15g，生龙骨(先煎)30g，远志10g。7剂，水煎分服，一日1剂。

【三诊】 2010年1月26日：服药后可入眠，但睡不实，白天不能多睡，否则夜间失眠。舌质红，苔薄白，脉沉细。上方加黄连5g，石菖蒲加至15g。调方如下：

龙胆草10g，黄芩10g，栀子5g，柴胡15g，泽泻15g，当归10g，生地15g，百合30g，五味子15g，石菖蒲15g，仙鹤草15g，生龙骨(先煎)30g，远志10g，黄连5g。7剂，水煎分服，一日1剂。

随访1年无彻夜不眠。

【按】 《普济本事方》云："平人肝不受邪，故卧则魂归于肝，神静而得寐，今肝有邪，魂不得归，是以卧则魂扬若离体也。"恼怒伤肝，肝失条达，气郁化火，上扰心神则不寐。其治在肝，老师以龙胆泻肝汤化裁治之。方中龙胆草泻火除湿，黄芩清少阳之热，栀子泻三焦之火，泽泻清利小便，给湿热以去路。因龙胆草、黄芩、栀子皆苦寒之品，而肝为藏血之脏，若肝经实火再合苦寒之品，易伤阴血，故用生地黄、当归滋阴养血以柔肝，老师谓之"剿抚兼施"。肝性喜条达而恶抑郁，用柴胡疏畅肝胆之气，并能引诸药归于肝经；百合与生地相配清心除烦；五味子收敛神气，宁心安神；甘草缓急，又和药调中。二诊加远志交通心肾。三诊加黄连清心降火，石菖蒲宁心安神。经治使肝火得清，肝气得舒，阴液得滋，魂藏于肝，神安于心，则寐得以宁。

（王 煜 整理）

不寐（九）

【案】 患者吴某，女，53岁。失眠、心悸半年。

【初诊】 2012年8月17日：患者半年前无明显诱因出现脐下悸动，上至胸则烦躁、心悸，夜不能寐；上至头则眩晕、耳鸣，反复发作。查：心电图、B超正常。食纳差，二便调。舌淡红，苔微微腻，脉沉滑。

【诊断】 不寐。

【证属】 心脾阳虚，水气上逆。

【治法】 温阳利水，降逆平冲。

【处方】 苓桂术甘汤加味。

【药物组成】 茯苓15g，桂枝10g，白术10g，甘草5g，小茴香15g，生姜5片。7剂，水煎分服，一日1剂。

【二诊】 2012年8月28日：服药后脐下悸动消失，夜寐仍差。舌淡红，苔微微腻。上方加白芍15g、龙骨30g、牡蛎30g、大枣3枚，生姜减至3片。调方如下：

茯苓15g，桂枝10g，白术10g，生姜3片，小茴香15g，甘草5g，白芍15g，龙骨（先煎）30g，牡蛎（先煎）30g，大枣3枚。7剂，水煎分服，一日1剂。

【三诊】 2012年9月7日：夜寐差，烦躁。舌淡红，苔微微腻。上方去小茴香，白芍增至30g，加山萸肉30g、附片5g。调方如下：

茯苓15g，桂枝10g，白术10g，生姜3片，甘草5g，白芍30g，龙骨（先煎）30g，牡蛎（先煎）30g，大枣3枚，山萸肉30g，附片5g。7剂，水煎分服，一日1剂。

【按】 "伤寒若吐若下后，心下逆满，气上冲胸，起则头眩，脉沉紧，发汗则动经，身为振振摇着，茯苓桂枝白术甘草汤主之。"吐下、过汗均可引起中上焦阳气受损，或未经汗、吐、下亦有素体心脾阳虚者。本案患者素体心脾阳虚，心阳虚不能顾护于上，脾阳虚不能顾护于中，下焦寒水之气上冲，欲冲未冲之时，则脐下悸，上冲于心，则悸而烦，烦而不眠，上冲于脑，使清阳之气不能上养清窍，则头晕、耳鸣。方中桂枝、甘草补心阳之虚，且桂枝又善降冲逆之气，茯苓、白术健脾利水，生姜辛散，小茴香温阳利水。二诊脐下悸无，夜寐仍差，加龙骨、牡蛎安神宁志。

（王　煜　整理）

不寐（十）

【案】　患者葛某，女，53岁。夜寐差伴上腹部胀满不适1年余。

【初诊】　2013年9月3日：患者自述1年多来夜寐差，入睡困难，多梦，曾多次服用舒乐安定、中药等均未获效。诊见：夜寐差，入睡困难，多梦，疲乏，上腹部胀满不适，口干黏，口气重，手脚麻木，纳差，大便黏，1~2日1行。舌淡红体胖，苔白腻少津，脉沉微滑。

【诊断】　不寐（失眠）。

【证属】　脾虚湿阻。

【治法】　健脾祛湿，和胃安神。

【处方】　藿朴夏苓汤合平陈汤加减。

【药物组成】　藿香15g，厚朴10g，半夏10g，陈皮10g，茯苓10g，苍术15g，炒麦芽15g，毛细辛5g，甘草5g。7剂，水煎分服，一日1剂。

【二诊】　2013年9月10日：患者自述上腹部胀满不适缓解，手脚麻减轻，夜寐好转，余症同前。舌苔较前好转，脉同前。上方炒麦芽加至20g、毛细辛加至10g，加石菖蒲15g。调方如下：

藿香15g，厚朴10g，半夏10g，陈皮10g，茯苓10g，苍术15g，炒麦芽20g，毛细辛10g，石菖蒲15g，甘草5g。继服7剂，水煎分服，一日1剂。

【三诊】　2013年9月17日：自述上腹部胀满不适明显缓解，口干、口黏较前减轻，晨起口气稍重，夜寐明显好转，纳食增加，大便可。舌淡胖，苔微腻，脉沉。上方厚朴加至15g、苍术加至20g、炒麦芽加至30g。调方如下：

藿香15g，厚朴15g，半夏10g，陈皮10g，茯苓10g，苍术20g，炒麦芽30g，毛细辛10g，石菖蒲15g，甘草5g。继服7剂，水煎分服，一日1剂。

【按】 "胃不和则卧不安"见于《素问·逆调论篇》,"不得卧而息有音者,是阳明之逆也。足三阳者下行,今逆而上行,故息有音也。阳明者,胃脉也,胃者六腑之海,其气亦下行。阳明逆,不得从其道,故不得卧也。《下经》曰:胃不和则卧不安,此之谓也。"原为阐述胃阳明气逆有喘而不能安卧时所引用的《下经》里的一句经文,后世医家延伸其涵义,认为不仅"逆气不得卧而息有音者"属之,凡因脾胃不和,痰湿、食滞内扰,出现胃气不和,以致寐寝不安者均属之。本型不寐的治疗,当宗《灵枢·邪客》以通其道,而去其邪的治疗原则,以针刺配合半夏秫米汤为主治疗。胃不和导致卧不安的机理主要为:①脾胃位居于中州,是人体气机出入升降的中枢,胃以通为用,以降为顺,若其不调,影响营卫之气的运行,以致卫气不能入阴,故目不瞑。②营卫二气来源于水谷,为脾胃运化受纳所得之水谷精微,若胃和脾健,化源充足,则神得所养而安寐。③脾胃经与心经相通。足太阴脉注心中,从心中循手少阴脉行也。当脾胃运化功能正常,其所化生气血才能充盈血脉,使心有所主。正如李东垣所云:"心主荣,夫饮食入胃,阳气上行,津液与气入于心。"若脾胃虚弱,气血生化乏源,阴血不足,心神失其所养则夜寐不安。正如《灵枢·营卫生会》曰:"其清者为营,浊者为卫……气血盛,其肌肉滑,气道通,营卫之行不失其常,故昼精而夜瞑。"故治疗当以调和脾胃为主,胃和则阴阳升降有序,寤寐有常;胃和则神有所藏,神藏则寐寤自晓,和胃安神,神安瞑寐乃知;胃和则营卫化生有源,营卫和调,人始安寐。本案患者虽以失眠为主症,但其病机本质为患者素体脾虚,运化失常,湿浊中阻,气机升降失常,故其治疗当以化湿为先,健脾为主,正所谓治湿不治脾,非其治也。故以苍术、厚朴、半夏、陈皮、茯苓、麦芽诸药健脾燥湿、理气化湿,藿香芳香化湿,细辛温中以助湿邪之化,使湿去脾健以复其运化之职,故诸症自愈。

(田 苗 整理)

不寐(十一)

【案】 患者苗某,男,55岁。少寐多梦近半年。

【初诊】 2019年11月1日:少寐多梦易醒近半年,似睡非睡,丑时以前无法入睡，伴神疲食少，心悸健忘，四肢倦怠，面色少华，大便稀薄，一日一二行，小便清长。舌质淡，舌体胖大，苔薄白，脉细无力。

【诊断】 不寐。

【证属】 心脾阳虚。

【治法】 温补心脾。

【处方】 黄芪桂枝五物汤加减。

【药物组成】 黄芪10g，桂枝15g，白芍15g，细辛5g，茯苓10g，麦芽15g，枳壳10g，甘草5g，五味子10g，生姜3片。7剂，水煎分服，一日1剂。

【二诊】 2019年11月8日：药后睡眠渐佳，梦减少。舌淡胖，苔白根腻，脉细。上方黄芪加至15g、白芍加至20g、茯苓加至15g、五味子加至15g。调方如下：

黄芪15g，桂枝15g，白芍20g，细辛5g，茯苓15g，麦芽15g，枳壳10g，甘草5g，五味子15g，生姜3片。继服7剂，水煎分服，一日1剂。

【三诊】 2019年11月15日：药后睡眠渐佳，无梦，神疲肢倦除，纳食增，大便渐调，小便可。舌淡红，苔薄白根微腻。上方黄芪加至20g、麦芽加至20g，白芍减至15g。调方如下：

黄芪20g，桂枝15g，白芍15g，细辛5g，茯苓15g，麦芽20g，枳壳10g，甘草5g，五味子15g，生姜3片。继服7剂，水煎分服，一日1剂。

【四诊】 2019年11月22日。药后诸症除，守三诊方继服7剂以固疗效。

【按】 老师认为不寐病位在心，但与肝、胆、脾、胃、肾关系密切，而造成不寐的原因不外乎内外之因，但内伤病因引起者居多，或为情志不畅所致，或为饮食不当所致，或为气血亏虚所致，表现为虚实两端。虚者因心脾两虚、心虚胆怯、阴虚火旺，致心神失养所致；实者因心火炽盛、肝郁化火、痰热内扰、瘀血阻滞，致心神受扰所致。

本案患者临床表现以不寐为主，且同时伴见心悸健忘、神疲食少、四肢倦怠、面色少华、大便稀薄、小便清长、舌质淡、舌体胖大、脉细无力等心脾阳虚之象。故老师治以温补心脾之阳，方用黄芪桂枝五物汤加减化裁。

黄芪桂枝五物汤出自《金匮要略》，由黄芪、桂枝、芍药、生姜、大枣等药物组成，具有益气温经，和血通痹之功。老师以此方化裁，方中黄芪补气；桂枝温补心脾之阳；芍药和血敛阴助眠；生姜温助脾阳。同时辅以细辛温通心阳；茯苓健脾助眠；五味子酸敛益眠；麦芽、枳壳健胃导滞，和胃以助眠。诸药共用，温助心脾之阳，阳复神安。

（康开彪 整理）

心悸（一）

【案】 患者柴某，男，33岁。间断性心慌5年，加重3天。

【初诊】 2012年4月19日：患者自诉于5年前无明显诱因出现胸闷、气短、心慌，遇劳即发，心电图示：频发性房早。因其是中医院校毕业，曾自服炙甘草汤，炙甘草用至60g，大枣30枚，心慌可缓解。此次于1周前因劳累出现心慌、气短，继服炙甘草汤，前2剂有效果，后4剂无效，遂到我师处诊治。患者平时易疲乏，睡眠差，入睡困难，食纳可，二便调。舌体淡胖，苔薄白，脉缓。

【诊断】 心悸。

【证属】 营卫不和，心神不宁。

【治则】 调和营卫，安神定悸。

【处方】 桂枝加龙骨牡蛎汤加味。

【药物组成】 黄芪50g，桂枝10g，白芍10g，附片（先煎半小时）10g，龙骨（先煎）30g，牡蛎（先煎）30g，炙甘草20g，生姜3片，大枣3枚。7剂，水煎分服，一日1剂。

【二诊】 2012年8月16日：患者自诉服1剂后心慌、气短症状即消失。今日因夜寐差来就诊。舌质红，苔薄白，脉沉细。上方加山萸肉30g、女贞子15g、白术10g。调方如下：

黄芪50g，桂枝10g，白芍10g，附片（先煎半小时）10g，龙骨（先煎）30g，牡蛎（先煎）30g，炙甘草20g，生姜3片，大枣3枚，山萸肉30g，女贞子15g，白术10g。7剂，水煎分服，一日1剂。

随访至今未复发。

【按】 心律不齐属中医"心悸""怔忡"的范围。心动悸，脉结代，临床一般都会想到用炙甘草汤，"伤寒脉结代，心动悸，炙甘草汤主之"。炙甘草汤仲景主要用于治疗气阴两虚，血脉损伤者。其能益气养血，滋阴复脉，重于阴而兼于阳。而老师认为，本案患者阴阳两虚，偏于心肾阳虚为主；本方能兼顾心肾，重于阳而兼顾阴。故老师以桂枝加龙骨牡蛎汤化裁治之。桂枝加龙骨牡蛎汤出自《金匮要略·血痹虚劳病脉证并治第六》："夫失精家少腹弦急，阴头寒，目眩，发落，脉极虚芤迟，为清谷亡血，失精，脉得诸芤动微紧，男子失精，女子梦交，桂枝加龙骨牡蛎汤主之。"本方具有调和营卫、摄阴补阳、安神固涩的作用。桂枝、炙甘草、生姜等辛甘化阳；白芍、大枣酸甘化阴；加入龙骨、牡蛎镇惊安神、潜镇固涩；附片温肾阳，阴阳调和，脉气得通，则动悸可愈。

（王　煜　整理）

心悸（二）

【案】　患者马某，女，60岁。心悸10年。

【初诊】　2011年3月18日：患者述夜间4~5点心前区不适10年，伴出汗，发作时心率40次/min，下午3~4点由脚下向上有凉气上行。外院诊断：病窦综合征，建议患者放置起搏器。但患者恐惧，遂求治于中医。舌淡胖，苔薄白，脉迟。

【诊断】　心悸。

【证属】　肾阳不足，心阳不振。

【治法】　温补心肾，固护阳气。

【处方】　附子汤化裁。

【药物组成】　附片（先煎半小时）10g，黄芪30g，白术15g，桂枝30g，白芍15g，甘草10g，生姜5g。3剂，水煎分服，一日1剂。

【二诊】　2011年3月22日：仍心悸，下午3~4点由脚下有凉气向上行走未改善。舌淡胖，苔薄白，脉迟。上方加党参30g、干姜10g，附片加至20g。调方如下：

附片（先煎1小时）20g，黄芪30g，白术15g，桂枝30g，白芍15g，甘草10g，生姜5g，党参30g，干姜10g。7剂，水煎分服，一日1剂。

【三诊】　2011年3月29日：现心率55~62次/min。脚凉缓解，血压高。舌淡胖，苔薄白，脉沉。上方白芍增至20g，桂枝减至15g、黄芪减至15g，加生龙骨 15g、生牡蛎 15g。调方如下：

附片 20g（先煎 1 小时），黄芪 15g，白术 15g，桂枝 15g，白芍 20g，甘草 10g，生姜 5g，党参 30g，干姜 10g，生龙骨（先煎）15g，生牡蛎（先煎）15g。7 剂，水煎分服，一日 1 剂。

【四诊】 2011 年 4 月 19 日：心率 55~62 次/mm，舌淡胖，苔薄白，脉沉。上方黄芪增至 30g。调方如下：

附片（先煎 1 小时）20g，黄芪 30g，桂枝 15g，白芍 20g，甘草 10g，生姜 5g，白术 15g，党参 30g，干姜 10g，生龙骨（先煎）15g，生牡蛎（先煎）15g。7 剂，水煎分服，一日 1 剂。

【按】《伤寒明理论·悸》篇云："其气虚者，由阳气内弱，心下空虚，正气内动而悸。"患者患病日久，阳气衰弱，不能温养心脉，心阳不振，鼓动无力，则心率低下而悸动不安。夜间阳气不足，阴寒较盛，故每于夜间发作，发作时伴有汗出，更伤心阳，则心率 40 次/min；"日中至黄昏，天之阳，阳中之阴也"，下午 3~4 点为阳气渐退，阴气渐出之时，此时患者感脚下有凉气向上蔓延，此为肾阳虚也。患者心肾阳虚，悸动日久不愈，老师以黄芪、白术补中气，桂枝甘草汤温通心阳，如柯琴云："桂枝本营分药，得甘草，则补中气而养血，从甘也。故此方以桂枝为君，独任甘草为佐，以补阳气、生心液。甘温相得，斯气血和而悸自平。"白芍敛汗而防心阳脱，附子助肾阳；二诊加入党参、干姜，加大附子用量加强温阳补中之力。三诊加龙骨、牡蛎。龙骨属阳，入心肝肾三经，以藏心神、藏肝魂、藏肾精与志，用之以安神；牡蛎属阴，入肾经，潜阳补阴，重镇安神，二药合用安神定志，悸烦可止。

（王　煜　整理）

心悸（三）

【案】 患者张某，男，35 岁。心慌气短 3 年。

【初诊】 2018 年 5 月 19 日：患者 3 年前无诱因出现心慌、气短，一般发生在上午 6~7 点、下午 7~8 点及晚上 11~12 点，发作时用手按压心前区则心慌心悸暂缓，曾行心电图检查，结果示：窦性心动过速；生化全项、心脏彩超、全腹彩超均未见异常。曾有血压轻度升高，口服硝苯地平缓释片后血压恢复正常，时感心慌、气短，要求中药调理。现患者神清，精神稍差，纳食可，睡眠差，少眠多梦，大便每日2~3次，时干时稀，小便正常，心慌多汗，疲乏气短，自觉头痛头晕，头皮麻木，怕冷。舌质暗红，苔薄白，根薄白腻，脉沉。

【诊断】 心悸。

【证属】 心阳不足，惊悸不安。

【治法】 温通心阳，安神定志。

【处方】 桂枝加龙骨牡蛎汤加减。

【药物组成】 桂枝15g，生白芍15g，生姜5片，大枣12枚，炙甘草10g，生龙骨（先煎）30g，生牡蛎（先煎）30g，五味子15g。7剂，水煎分服，一日1剂。

【二诊】 2018年5月26日：患者自述服药后心悸、心慌及气短症状明显减轻，睡眠改善，出汗减少，疲乏减轻。舌质淡红，苔薄白边有齿痕，脉沉。效不更方，原方14剂，水煎分服，一日1剂。

【按】 心悸的病位主要在心，由于心神失养，心神动摇而悸动不安。但其发病还与脾、肾、肺、肝四脏功能失调相关。如脾不生血，心血不足，心神失养则心悸。脾失健运，痰湿内生，扰动心神，心神不安而发病。肾阴不足，不能上制心火，或肾阳亏虚，心阳失于温煦，均可发为心悸。肺气亏虚，不能助心以主治节，心脉运行不畅则心悸不安。肝气郁滞，气滞血瘀，或气郁化火，致使心脉不畅，心神受扰，都可引发心悸。

心悸可由心之本脏自病引起，也可由其他脏病及于心而成，多为虚实夹杂之证。虚证主要是气、血、阴、阳亏损，心神失养；实证主要有气滞、血瘀、痰浊、水饮扰动心神，心神不宁。虚者治以补气血，调阴阳，并以养心安神之品，使心神得养则安；实者，或行气化瘀，或化痰逐饮，或清热泻火，并配以重镇安神之品，使邪去正安，心神得宁。

王老认为该患者心电图提示窦性心动过速，心脏彩超未见异常，行相关生化检查、全腹彩超均未见异常，提示该患者无器质性病变，属于功能性疾病。该患者疲乏、动则多汗，舌质暗红、苔薄白、脉沉，提示阳气虚；少眠多梦，心慌气短，提示病位在心，表现为心阳气虚，因故心脏失去阳气的庇护，空虚无主，故见心中悸动不安而又喜按，借以安定心悸之苦。王老认为以温补心阳、安神定志为治则，故选桂枝辛甘以补心阳，甘草甘温以滋心液，桂枝甘草合之为桂枝甘草汤，辛甘合化为阳，以补阳为主，阳生阴化以奉养于心。心阳得充则悸动自安。然患者病程已达3年之久，久病耗气，故以生姜、大枣调和脾胃、长养胃气，以益气养血、补养心阳；牛龙骨、生牡蛎以镇惊安神以对症辅助治疗，五味子以宁心安神、生津敛汗。诸药合用共奏温补心阳、安神定志之功效，临床治疗心阳虚之心悸怔忡，相当于西医的窦性心动过速每获良效，值得临床推广应用。

（郑　君　整理）

心悸（四）

【案】　患者李某，男，52岁。心悸气短、下肢浮肿半年。

【初诊】　2019年7月21日：心慌气短，胸闷，面色黧黑，口唇紫暗，双下肢浮肿延至膝上。舌淡胖，苔白润，脉沉无力、结代。

【诊断】　心悸。

【证属】　肾阳亏虚，水湿内聚，上凌于心。

【治法】　温肾助阳，化气行水。

【处方】　真武汤化裁。

【药物组成】　制附片（先煎半小时）10g，茯苓15g，炒白术20g，白芍10g，生姜15g，川芎10g，丹参15g。7剂，水煎分服，一日1剂。

【二诊】　2019年7月28日：服药后患者自诉心慌气短缓解，双下肢浮肿减轻，但仍未完全消退，稍觉疲乏，二便尚可。舌淡胖，苔白润，脉沉无力、结代。上方加黄芪20g。调方如下：

制附片（先煎半小时）10g，茯苓15g，炒白术20g，白芍10g，生姜15g，川芎10g，丹参15g，黄芪20g。7剂，水煎分服，一日1剂。

【按】　《伤寒论·辨少阴病脉证并治第十一》中第316条条文："少阴病，二三日不已，至四五日，腹痛，小便不利，四肢沉重疼痛，自下利者，此为有水气。其人或咳，或小便不利，或下利，或呕者，真武汤主之。"本方以附子为君药，温肾助阳，化气行水，兼暖脾土，以温运水湿；臣以茯苓、白术、茯苓利水渗湿定心悸，白术健脾燥湿；佐以生姜、白芍，生姜温中健脾、燥湿制水，既助附子温阳散寒，又合苓、术宣散水湿，白芍活血脉、利小便以行水气，防止附子燥热伤阴。诸药合用，以达到温脾肾、助阳气、利小便、祛水邪的作用。方中加黄芪补中气、升清阳、利水湿。

老师认为本案患者心悸属中医肾阳亏虚、水湿内聚、上凌于心证，而治重在温肾助阳。肾阳充盛，津液蒸腾，水液正化，则无凌心之虑、水肿之患。先贤云："欲温心阳，先助肾阳。"故本例以温补肾阳为主，肾阳充沛，自当离照当空，则阴霾自散。张景岳云"天之大宝，只此一丸红日；人之大宝，只此一息真阳"，正此之谓也。

（罗向霞　整理）

胸痹心痛病（一）

【案】　患者韩某，男，60岁，发作性胸闷、心前区疼痛1年，加重半月。

【初诊】　2014年11月4日：患者有吸烟史多年，发作性胸闷、心前区疼痛一年，加重半月。近日在我院行冠状动脉造影提示：冠状动脉三支病变。西医诊断为冠状动脉粥样硬化性心脏病，不稳定型心绞痛。建议患者行冠状动脉旁路移植术，但患者因手术风险高而拒绝，予冠心病二级预防治疗，症状仍反复发作，欲求中药治疗。目下症见：胸闷，心前区疼痛，气短，活动及受凉后发作，夜间亦发作，伴有疲乏无力、冷汗自出、少寐，观其面色晦暗，触其四末发凉。舌质淡暗，舌体瘀点，舌苔薄白，脉象沉缓而涩。

【诊断】　胸痹心痛病。

【证属】　心阳不足，阴寒凝滞，瘀血阻络。

【治法】　温通心阳，活血通络。

【处方】　桂枝去芍药加附子汤主之。

【药物组成】　桂枝10g，制附片（先煎30分钟）10g，丹参15g，川芎15g，大枣6枚，生姜5片，细辛10g，炙甘草10g。7剂，水煎分服，一日1剂。

【二诊】　2014年11月11日：患者自诉心前区疼痛发作次数明显减少，夜间疼痛发作程度减轻，汗出减少，可休息5~6小时，仍有疲乏无力，观其面色暗，触其四末发凉。舌质淡暗，舌体瘀点，舌苔薄白，脉象沉缓而涩。辨证同前，效不更方，在原方基础上制附片加至15g，加黄芪30g。调方如下：

桂枝10g，制附片（先煎60分钟）15g，丹参15g，川芎15g，大枣6枚，生姜5片，细辛10g，炙甘草10g，黄芪30g。7剂，水煎分服，一日1剂。

【按】 本案据脉、证、因而治，阳不足者，阴必乘之。阳虚阴寒，寒则瘀滞，心阳不振，一则心脉瘀阻，不通则痛；二则心脉瘀阻，心失所养，不荣则痛。治疗以温通心阳、活血通络。王老师用桂枝去芍药加附子汤主之。方中桂枝、生姜、炙甘草纯辛甘助阳，以振心阳；炙甘草、大枣合用补益心气、荣养心脏。陈修园曰："……若脉不见促而见微，身复恶寒者，为阳虚已极，桂枝去芍药方中加附子汤主之，恐桂、姜之力微，必助之附子而后可。"丹参活血祛瘀、安神宁心，《本草纲目》记载丹参"活血，通心包络"。川芎活血行气，祛瘀止痛，为血中之气药，《日华子本草》记载川芎"治一切风，一切气，一切劳损，一切血补五劳，壮筋骨，调众脉……"王老师治疗中切中要害，阳气得通，心脉则通，心脉得通，则滞消瘀散。王老师认为阳气对人体的重要性，犹如天体与太阳的关系，不可或缺。"凡万物之生由乎阳，万物之死亦由乎阳，非阳能死万物，阳来则生，阳去则死。"《素问·六节藏象论》云："心者，生之本，神之变也……为阳中之太阳，通于夏气。"阳气主动，阴气主静，心脏不息的搏动，"上下贯通，如环无端"，"流行不止，环周不休"，均须赖以心阳的作用为基础。王老师常言："阳不足者，阴必乘之。"当阳气虚的时候，就容易生痰、生饮、生水，日久积而成瘀。所以痰、水、饮、瘀这些阴邪，都是趁人体阳气虚的时候，气化机能低下，水液代谢容易失调，或者生痰，或者生饮，或者生水，心阳虚导致了痰浊内生，阻滞气机，痹阻胸阳，不通则痛，发为胸痹。故二诊时注重温心阳、益心气。所谓治病必求其本。

（杨阿妮　整理）

胸痹心痛病（二）

【案】 患者赵某，男，62岁，反复胸闷、心前区憋闷、头晕半年。

【初诊】 2014年11月7日：患者有高血压病史5年，长期口服苯磺酸氨氯地平治疗。平素喜食肉类。胸闷、心前区憋闷，头晕、晨起恶心、痰多，脘闷不适，大便黏滞不爽，感四肢酸困沉重，体胖。舌质暗，苔白厚腻，脉沉滑。

【诊断】 胸痹心痛病。

【证属】 痰浊阻滞中焦，气机不宣，胸阳痹阻不畅。

【治法】 清宣气机，利湿化浊。

【处方】 王老自拟藿朴化浊汤加味。

【药物组成】 藿香10g，厚朴15g，法半夏10g，茯苓15g，石菖蒲15g，生麦芽20g，生薏苡仁30g，瓜蒌15g，生甘草5g。7剂，水煎分服，一日1剂。

【二诊】 2014年11月14日：患者自诉胸闷缓解，心前区憋闷减轻，晨起易发作，无恶心，痰量减少，四肢困重减轻。舌质暗，苔白腻，脉沉滑。上方厚朴加至20g、生麦芽加至30g，加细辛5g、紫苏5g。调方如下：

藿香10g，厚朴20g，法半夏10g，茯苓15g，石菖蒲15g，生麦芽30g，生薏苡仁30g，瓜蒌15g，生甘草5g，细辛5g，紫苏5g。7剂，水煎分服，一日1剂。

【按】 本方为王老之经验方，王老指出本方所治病证多因患者感受外邪、饮食不调、情志不畅、工作压力大、生活欠规律，而运动量不足等因素致使患者中焦脾胃运化功能失常，脾失健运则"脾气散精"失调，津液不能输布"以灌四傍"，导致湿浊内生，湿性黏滞易阻滞气机，中焦气机升降失常，枢机不利则上焦之气不行，肺气宣发肃降失常，肺主行水乃"水之上源"，上焦气机不畅则水液不化，津气失于如雾之布散，积于胸中而成痰浊之邪，邪犯心肺出现头晕、头重如裹、胸闷、心痛、脘腹胀满等诸症，痰湿内生，又为百病之因，正如《丹溪心法》所言"痰之为物，随气升降，无处不到"。李东垣在《脾胃论》中亦强调"内伤脾胃，百病由生"，历代诸医家多认为痰湿为病症状复杂多变。痰随气升，引动肝风，风痰上扰清窍则头晕，头重如裹；痰浊中阻，气因痰阻则胸闷、恶心呕吐、纳呆、脘闷；湿浊阻遏肠道，则肠道气机受阻，分消不利，可见大便黏腻不爽。临床痰湿为病症状百变，然生痰之源在脾，病因始于中焦，痰随气升，无处不到，周身皆可因痰阻气机出现不适症状，所谓"因痰致病"，因此，不论症状如何多变，然其关键病机乃"脾失健运，痰湿内阻"。

在临床应用中，只要抓住主症、舌、脉，应用效果明显。方中藿香芳化宣通，化湿醒脾，疏散湿邪；厚朴、半夏燥湿化痰，茯苓渗湿利水于下，使水道通畅，湿邪有去路；石菖蒲化湿开胃，开窍豁痰；患者湿浊阻滞中焦，气机不利，予生麦芽加强消导之力，可使中焦痰浊宿食得以消导；因湿性黏滞，用生甘草可兼祛胃中之积滞热毒；加瓜蒌以开胸散结。二诊因湿性重浊，加大藿香、厚朴用量，加细辛温里阳以助湿化，紫苏行气以助湿行。

（杨阿妮　整理）

第五节　脑　系

眩晕（一）

【案】　患者程某，女，65岁。头晕、恶心半月。

【初诊】　2010年3月30日：患者半月前感冒后出现头晕、恶心、咳嗽，夜间明显，痰不易咯出，疲乏、欲寐，恶寒、脚凉，既往有颈椎病病史。舌淡胖，有齿痕，苔薄白，脉沉细。

【诊断】　眩晕。

【证属】　寒饮上犯。

【治法】　温阳化饮。

【处方】　苓桂术甘汤加味。

【药物组成】　茯苓15g，桂枝10g，白术10g，附片（先煎半小时）10g，川芎15g，葛根10g，麦芽15g，炙甘草10g。7剂，水煎分服，一日1剂。

【二诊】　2010年4月11日：服药后头晕、恶心均有缓解，仍有咳嗽，夜间明显，无咯痰，疲乏，欲寐，恶寒，脚凉。舌淡胖，有齿痕，苔薄白，脉沉细。上方加干姜10g。调方如下：

茯苓15g，桂枝10g，白术10g，附片（先煎半小时）10g，川芎15g，葛根10g，麦芽15g，炙甘草10g，干姜10g。7剂，水煎分服，一日1剂。

【三诊】　2010年4月18日：患者头晕、恶心明显缓解，无咳嗽、咯痰，疲乏、欲寐、恶寒、脚凉均有缓解。舌淡胖，有齿痕，苔薄白，脉沉细。上方去葛根、川芎。调方如下：

茯苓 15g，桂枝 10g，白术 10g，附片（先煎半小时）10g，麦芽 15g，炙甘草 10g，干姜 10g。7剂，水煎分服，一日 1 剂。

【按】 老师应用苓桂术甘汤的频率非常高。苓桂术甘汤主治痰饮病。头眩、痰饮的形成主要是由于阳气不足，不能蒸水化气，水聚而为痰饮。阳气不足有脾阳不足与肾阳不足之分，苓桂术甘汤主要治疗脾阳不足。阳气不足，化生痰饮，上扰清窍，故而头晕。痰饮中稀者为饮，稠者为痰。饮是由于阳虚所致，其本在肺，其根在肾，老师在苓桂术甘汤的基础上合用四逆汤，肺、脾、肾三脏同治。方中尚加葛根、川芎可起到舒经活络的作用，使经脉通畅，气血运行正常，有助于眩晕的治疗。

（王 煜 整理）

眩晕（二）

【案】 患者顾某，女，67岁。头晕半年。

【初诊】 2010年11月16日：半年前出现头晕，无目眩，偶有头痛，夜寐差，入睡困难，多梦，烦躁，大便干，有高血压病史，血压控制不佳。舌淡胖，苔薄白，关脉弦、尺弱。

【诊断】 眩晕。

【证属】 肝阳上亢。

【治法】 平肝潜阳。

【处方】 建瓴汤化裁。

【药物组成】 山药 15g，生地黄 30g，白芍 15g，生龙骨 30g，生牡蛎 30g，代赭石 15g，桑寄生 15g，川牛膝 30g，酸枣仁 30g，夜交藤 30g，百合 30g，肉苁蓉 15g，枳壳 15g。7剂，水煎分服，一日 1 剂。

【按】 本案老师以建瓴汤化裁。建瓴汤见于张锡纯的《医学衷中参西录》，主治肝阳上亢引起的头痛、眩晕、耳鸣目胀、心悸健忘、烦躁不宁、失眠多梦、脉弦硬而长等。"建"音謇，通津倒水、泼水之意；"瓴"一指盛水之瓶，一指瓦沟，比喻服用本方后，其镇肝熄风之效，犹如一瓶水从高屋自上向下倒出。本方用滋养阴液、柔肝熄风之品，辅以定镇潜阳、养血安神之药，既能平肝潜阳，又能宁心安神，使肝阳得平、内风熄除、心神安宁，诸症自解。本方与镇肝熄风汤均治疗肝阳上亢之头目眩晕，但镇肝熄风汤镇潜清降之力较建瓴汤强，而建瓴汤兼能宁心安神。

（王　煜　整理）

眩晕（三）

【案】　患者关某，女，41岁。间歇性头晕、头痛10年。

【初诊】　2010年5月26日：10年前患者无明显诱因出现间歇性头晕、头痛，发作时先头晕，不能睁眼，视物旋转，伴有恶心、呕吐，同时出现疼痛从颈部开始，上行至头顶，检查无阳性体征，颈部、颅脑核磁检查均无异常。夏天易发作，行经、生气后易发作，月经周期正常，经期长，色黑，有血块，喜热饮，大便干，4~5天1次，夜寐差，多梦，手脚冰。舌质淡，苔微腻，脉细。

【诊断】　头痛。

【证属】　厥阴寒凝。

【治法】　暖肝散寒。

【处方】　吴茱萸汤化裁。

【药物组成】　吴茱萸15g，党参15g，炙甘草10g，生姜5片，白术30g，枳壳30g，川芎15g，葛根30g，细辛10g，附片（先煎半小时）10g，川牛膝30g，肉苁蓉30g，元明粉2g。7剂，水煎分服，一日1剂。

【二诊】　2010年6月23日：服药后未出现头晕、头痛，喜热饮，大便干，3日1行，夜寐差，多梦，手脚冰。舌质淡，苔微腻，脉细。上方吴茱萸减至10g，去元明粉，加当归30g。调方如下：

吴茱萸10g，党参15g，炙甘草10g，生姜5片，白术30g，枳壳30g，川芎15g，葛根30g，细辛10g，附片（先煎半小时）10g，川牛膝30g，肉苁蓉30g，当归30g。7剂，水煎分服，一日1剂。

【按】　《灵枢》言："肝足厥阴之脉，起于大趾丛毛之际，上循足跗上廉，去内踝一寸，上踝八寸，交出太阴之后，上腘内廉，循股阴，入毛中，过阴器，抵小腹，挟胃，属肝，络胆，上贯膈，布胁肋，循喉咙之后，上入颃颡，连目系，上出额，与督脉会于巅。"患者寒凝肝脉，浊阴上逆，清阳不展，故头晕、头痛；肝经寒，少阴阳虚，脾胃虚寒，运化无力，久而成寒积，故便秘。老师以吴茱萸汤温经散寒而定眩止痛，以附片、细辛温少阴之寒，川芎、葛根疏利太阳经脉，白术、当归、肉苁蓉、枳壳合用润肠、行气、通便。

（王 煜 整理）

眩晕（四）

【案】 患者范某，男，57岁。头晕、定向异常、行走不稳1月。

【初诊】 2009年10月16日：患者1月前出现头晕，伴定向异常、行走不稳，疲乏，纳差，二便调。其职业为汽车司机，目前开车时未出现定向异常，查头颅CT未见明显异常。患者欲行中医治疗，老师告知患者及家属，应住院系统检查治疗，患者承诺开中药处方后去专科就诊。舌质淡，舌体胖，苔薄白，脉沉细。

【诊断】 头晕。

【证属】 气虚血瘀。

【治法】 益气，活血，化瘀。

【处方】 补阳还五汤化裁。

【药物组成】 黄芪45g，当归15g，川芎10g，赤芍10g，桃仁10g，红花10g，地龙15g，葛根30g，杜仲15g，桑寄生30g，牛膝30g，甘草5g。7剂，水煎分服，一日1剂。

7个月后，患者因餐后胃胀，于2010年5月21日前来就诊，遂询问当时就诊后的情况。患者述上次就诊后，服药7剂症状有所减轻，自行服药28剂，头晕缓解，定向正常，目前仍从事汽车驾驶员工作。

【按】 补阳还五汤出自《医林改错》，书中记载本方可治疗半身不遂，口眼歪斜，语言謇涩，口角流涎，大便干燥，小便频数，遗尿不禁等。本案患者只有头晕，定向异常，行走不稳，老师依据症状、舌脉辨为气虚血瘀证。一般认为瘀血是指体内血液停滞所形成的病理产物，是继发病因之一。瘀血包括离经之血积存体内，以及血运不畅或停聚瘀积之血。瘀血的形成主要有两个方面:一是由于内外伤或其他原因引起出血，离经之血积存体内，形成瘀血;二是种种原因导致人体气虚、气滞、血寒、血热，使血行不畅、凝滞而导致瘀血。气行则血行，气虚或气滞，可致无力行血或血行不畅，形成瘀血。若气虚不能摄血导致出血，未能及时消散，亦可导致瘀血。老师对瘀血的理解较为宽泛，他认为只要血液运行缓慢，且有临床表现者均可诊断血瘀证，依据气虚还是气滞的情况，进一步明确诊断。本案老师重用黄芪大补元气，使气旺则血行，祛瘀而不伤正，当归、川芎、赤芍、桃仁、红花活血祛瘀，地龙通经活络，葛根疏利经脉，杜仲、桑寄生、牛膝温阳活血，甘草和诸药。

（王 煜 整理）

头痛（一）

【案】 患者哈某，女，58岁。头痛1月。

【初诊】 2011年10月25日:患者1月前出现头痛，耳鸣，便秘，易怒，有高血压病史，血压控制尚可。舌淡胖，有齿痕，苔薄白，寸脉大。

【诊断】 头痛。

【证属】 气虚血瘀。

【治法】 益气活血。

【处方】 补阳还五汤化裁。

【药物组成】 黄芪30g，当归10g，桃仁10g，红花10g，赤芍10g，川芎10g，葛根30g，桑寄生30g，附子(先煎)5g，甘草10g。7剂，水煎分服，一日1剂。

【二诊】 2011年11月4日:头痛减轻，便秘缓解，耳鸣同前。舌淡胖，有齿痕，苔薄白，寸脉浮。上方加龙骨30g、牡蛎30g、桂枝10g。调方如下:

黄芪30g，当归10g，桃仁10g，红花10g，赤芍10g，川芎10g，葛根30g，桑寄生30g，附子(先煎)5g，甘草10g，龙骨30g，牡蛎30g，桂枝10g。7剂，水煎分服，一日1剂。

【三诊】 2011年11月15日:近1周未出现头痛，耳鸣同前。舌淡胖，有齿痕，苔薄白，脉沉。上方黄芪加至40g，加山萸肉30g。调方如下：

黄芪40g，当归10g，桃仁10g，红花10g，赤芍10g，川芎10g，葛根30g，桑寄生30g，附子（先煎）5g，甘草10g，龙骨30g，牡蛎30g，桂枝10g，山萸肉30g。7剂，水煎分服，一日1剂。

【按】 头痛一病，历代医书多有论述。《素问·风论篇》有"脑风""首风"之名，言头痛病因是由风侵犯所致。《素问·五脏生成篇》提出"是以头痛巅疾，下虚上实"之说。《证治准绳》说："医书多分头痛、头风为两门，然一病也，但有新久去留之分耳。浅而近者名头痛，其痛卒然而至，易于解散速安也。深而远者为壮风，其痛作止不常，愈后遇触复发也。皆当验其邪所以来而治之。"头为诸阳之会、清阳之府、髓海所在，凡五脏精华之血、六腑清阳之气，皆上注于头，故脏腑经络发生变化均可直接或间接地影响头部而发生头痛。头痛日久，瘀血阻络，络脉不通，瘀血停滞，则头痛反复不已，故老师以补阳还五汤化裁治之。

（王　煜　整理）

头痛（二）

【案】 患者刘某，女，32岁。头痛8年。

【初诊】 2012年4月27日：患者8年前出现头痛，平素可耐受，行经时头痛剧烈，欲吐，伴头晕。舌质淡，苔薄白，脉沉细。

【诊断】 头痛。

【证属】 厥阴证。

【治法】 温中补虚，散寒止痛。

【处方】 吴茱萸汤加味。

【药物组成】 吴茱萸10g，党参30g，生姜6片，大枣3枚，葛根15g，细辛10g，炙甘草10g，麦芽10g。7剂，水煎分服，一日1剂。

【二诊】 2012年5月18日：头痛缓解，无呕吐，项部不适。舌质淡，苔薄白，脉沉细。上方葛根增至30g，加桂枝10g、白芍10g。调方如下：

吴茱萸10g，党参30g，生姜6片，大枣3枚，葛根30g，细辛10g，炙甘草10g，麦芽10g，桂枝10g，白芍10g。7剂，水煎分服，一日1剂。

【按】 吴茱萸汤在《伤寒论》中凡见有三：第243条"食谷欲呕，属阳明也，吴茱萸汤主之。得汤反剧者，属上焦也"。309条"少阴病，吐利，手足逆冷，烦躁欲死者，吴茱萸汤主之"。378条"干呕，吐涎沫，头痛者，吴茱萸汤主之"。此方主治阳明、少阴、厥阴经病证。歌曰："阳明寒呕少阴利，厥阴头痛亦能康。"老师常以本方治疗妇女行经时头痛伴恶心，或利或不利皆可。柯琴曰："少阴吐利，手足厥冷，烦躁欲死者，此方主之。按少阴病，吐利，烦躁四逆者死，此何复出治方？要知欲死是不死之机，四逆是兼胫臂言，手足只指手掌言，稍甚微甚之别矣。……少阴之生气注于肝，阴盛水寒，则肝气不舒而木郁，故烦躁；肝血不荣于四末，故厥冷；水欲出地而不得出，则中土不宁，故吐利耳。病本在肾，而病机在肝，不得相生之机，故欲死。势必温补少阴之少火，以开厥阴之出路，生死关头非用气味之雄者，不足以当绝处逢生之任也。吴茱萸辛苦大热，禀东方之气色，入通于肝，肝温则木得遂其生矣。苦以温肾，则水不寒，辛以散邪，则土不扰佐入参固元气而安神明，助姜、枣调营卫以补四末。此拨乱反正之剂与麻黄附子之拔帜先登，附子真武之固守社稷者，鼎足而立也。若命门火衰，不能腐熟水谷，故食谷欲呕。若干呕，吐涎沫而头痛，是脾肾虚寒，阴寒上乘阳位也。用此方鼓动先天之少火，而后天之土自生，培植下焦真阳，而上焦之寒自散，开少阴之关，而三阴得位者，此方是欤。"

（王 煜 整理）

头痛（三）

【案】 患者张某，女，43岁，淋雨后致太阳穴、前额闷痛10年。

【初诊】 2012年11月16日：患者自觉头部疼痛10年，现遇风太阳穴、前额闷痛加重。舌淡红，苔薄黄，脉浮弱。

【诊断】 头痛。

【证属】 营卫不和。

【治则】 调和营卫。

【处方】 桂枝汤加味。

【药物组成】 桂枝10g，白芍10g，甘草10g，生姜3片，大枣3枚，川芎

10g，细辛10g。7剂，水煎分服，一日1剂。

【二诊】 2012年11月23日：头痛减轻，现自觉头部发热、手脚心热。舌淡红，苔薄黄，脉浮弱。上方白芍加量，加麦芽。调方如下：

桂枝10g，白芍20g，甘草10g，生姜3片，大枣3枚，川芎10g，细辛10g，麦芽10g。7剂，水煎分服，一日1剂。

【三诊】 2012年11月30日，头痛痊愈。现食凉后胃胀，手脚心仍热。上方白芍减量，麦芽加量，加枳壳、厚朴、黄芪，去大枣。调方如下：

桂枝10g，白芍10g，甘草10g，生姜3片，川芎10g，细辛10g，麦芽20g，枳壳15g，厚朴15g，黄芪10g。7剂，水煎分服，一日1剂。

【按】《伤寒论》第13条："太阳病，头痛，发热，汗出，恶风，桂枝汤主之。"本条指出桂枝汤的适应证——太阳病。用方要点：头痛，发热，汗出，恶风。王自立教授认为本条中不言脉象，似提示太阳中风证的辨证，在于重要临床表现的组合，而不拘于一个症状或脉象，正如柯韵伯说："此条是桂枝本证，辨证为主，合此证即用此汤，不必问其为伤寒、中风、杂病也。"而且王自立教授与第1条"脉浮，头项强痛，而恶寒"及第2条"发热汗出，恶风脉缓"相参，认为本案患者因淋雨而致头痛、恶风，遇风头痛加重，脉浮弱，患者虽然无汗，但仍反映腠理不固、风寒外袭、营卫不调、卫强营弱的桂枝汤证特点，应用桂枝汤调和营卫，体现了王自立教授遵于法而不拘泥于法的辨证治病特点。

方中桂枝散寒解肌为君；芍药敛阴和营为臣；生姜助桂枝解肌祛邪，大枣助白芍和营，并为佐药；甘草益气和中，调和诸药为使。全方共奏解肌，调和营卫之功。川芎可行血中之气，祛血中之风，上行头目，为外感头痛要药，加细辛助川芎发散风寒，通络止痛。患者二诊自述头痛减轻，自觉头部发热、手脚心热，苔薄黄。白芍加至20g，取桂枝加芍药汤之意，温脾和中，倍芍药以柔肝缓急止痛；加麦芽10g健脾开胃、行气止痛。三诊时患者自述头痛痊愈，现食凉后胃胀，手脚心仍热。上方麦芽加至20g，加枳壳15g、厚朴15g、黄芪10g，增加益气固表、行气止痛、降逆除满的作用，另外白芍降至10g，去大枣，以防滋腻碍胃。

（柳树英 整理）

头痛（四）

【案】 患者王某，女，35岁。头持续掣痛加重半年。

【初诊】 2012年11月9日，患者头掣痛持续加重半年。曾患头部牛皮癣，治愈后开始出现头痛微热。烦渴欲饮，在自我控制情况下每日能饮一暖瓶半水。大、小便正常。舌红，少苔有裂纹，脉濡缓。

【诊断】 头痛。

【证属】 水湿阻络证。

【治则】 温阳化气，利水渗湿。

【处方】 五苓散加味。

【药物组成】 茯苓15g，白术15g，桂枝10g，泽泻15g，猪苓10g，细辛10g，生姜3片，大枣5枚。7剂，水煎分服，一日1剂。

【二诊】 2012年11月20日：患者自觉头痛但不沉重。小便量较前增加，大便干。汗多，脚凉似站在冰上。每日喝水较前减少2杯。舌红少苔，脉濡缓。上方减桂枝，加川芎、麦芽、女贞子、附片，白术减量。调方如下：

茯苓15g，白术10g，泽泻15g，猪苓10g，细辛10g，生姜3片，大枣5枚，川芎15g，麦芽10g，女贞子10g，附片（先煎半小时）5g。7剂，水煎分服，一日1剂。

【三诊】 2012年12月11日：头重、急躁减轻，头仍痛，伴头晕、恶心。舌红少苔，脉缓。上方加枳壳、吴茱萸。调方如下：

茯苓15g，白术10g，泽泻15g，猪苓10g，细辛10g，生姜3片，大枣5枚，川芎15g，麦芽10g，女贞子10g，附片（先煎半小时）5g，枳壳15g，吴茱萸10g。7剂，水煎分服，一日1剂。

【四诊】 2014年9月16日：患者述头痛痊愈、饮水正常1年多，近日头痛复发，伴眼睛困。舌红少苔，有裂纹。上方附片加量，吴茱萸、细辛减量，加川牛膝。调方如下：

茯苓15g，白术10g，泽泻15g，猪苓10g，细辛5g，生姜3片，大枣5枚，川芎15g，麦芽10g，女贞子10g，附片（先煎1小时）10g，枳壳15g，吴茱萸5g，川牛膝15g。7剂，水煎分服，一日1剂。

【五诊】 2014年9月23日：患者述因感冒导致头痛加重，伴眼睛干涩，嗅觉、味觉减退。上方减麦芽、枳壳，加山萸肉、当归。调方如下：

茯苓15g，白术10g，泽泻15g，猪苓10g，细辛5g，生姜3片，大枣5枚，川芎15g，女贞子10g，附片（先煎1小时）10g，吴茱萸5g，川牛膝15g，山萸肉30g，当归15g。7剂，水煎分服，一日1剂。

【六诊】 2014年9月30日：患者自觉头闷痛减轻，近日感冒导致口干不欲饮，眼睛干涩未减轻。易急躁，怕热。多梦易睡。舌麻。舌红少苔，裂纹。上方减附片，女贞子加量，加五味子。调方如下：

茯苓15g，白术10g，泽泻15g，猪苓10g，细辛5g，生姜3片，大枣5枚，川芎15g，女贞子15g，吴茱萸5g，川牛膝15g，山萸肉30g，当归15g，五味子15g。7剂，水煎分服，一日1剂。

【按】《伤寒论·辨太阳病脉证并治》中曰："太阳病，发汗后，大汗出，胃中干，烦躁不得眠，欲得饮水者，少少与饮之，令胃气和则愈。若脉浮，小便不利，微热消渴者，五苓散主之。"本案患者头痛虽然非因"太阳病，发汗后，大汗出"导致，而因头部患牛皮癣，虽经治疗痊愈，但后遗头痛一证，王自立教授认为该证与仲景为太阳蓄水证所设之五苓散证中"烦躁，欲得饮水，微热消渴"症状相合，因此用五苓散加味治之。

患者因水蓄不化，郁遏阳气，气血不畅，正如《素问·方盛衰论篇》中曰："气上不下，头痛巅疾。"气不化津，津液不得上承于口，濡润口舌，故舌红少苔有裂纹，渴欲饮水；治以利水渗湿为主，兼以温阳化气之法。方中重用泽泻为君，以其甘淡，直达肾与膀胱，利水渗湿。臣以茯苓、猪苓之淡渗，增强君药利水渗湿之力。佐以白术、茯苓健脾以运化水湿。《素问·灵兰秘典论篇》谓："膀胱者，州都之官，津液藏焉，气化则能出矣。"膀胱的气化有赖于阳气的蒸腾，故方中又佐桂枝温阳化气以助利水，使水湿从小便而去。用细辛助桂枝辛温发散，使水湿从汗而解，生姜、大枣健脾以运化水湿。二诊时患者自觉头痛但不沉重。每日喝水较前减少2杯，小便量较前增加，大便干，汗多，故去桂枝以减轻发散之力，加川芎祛风止痛，加麦芽健脾除湿，故减白术用量；因湿阻，阳气不能温煦四末，故脚凉似站在冰上，用附片温阳散寒兼止痛。仍舌红少苔，故用女贞子，女贞子《本草正》中载其养阴气，平阴火，解烦热，止虚汗，消渴。三诊时患者头重、急躁减轻，头仍痛，伴头晕、恶心，舌红少苔。加枳壳、吴茱萸理气宽中，和胃化湿，散寒止痛。四诊时患者述头痛痊愈、饮水正常 1 年多，近日头痛复发，伴眼睛困，舌红少苔有裂纹。附片加至 10g 以增加温阳止痛之功，随之减少细辛用量；吴茱萸减至 5g，加川牛膝利水下行。五诊时患者述因感冒导致头痛加重，伴眼睛干涩，嗅觉、味觉减退。上方去麦芽、枳壳，加山萸肉、当归补益肝肾以明目。六诊时患者自觉头闷痛减轻，仍眼睛干涩，因感冒导致口干不欲饮，易急躁，怕热，多梦，舌麻，舌红少苔裂纹。去附片，女贞子加至 15g，配五味子益气养阴生津，兼补肾宁心。此案最为精妙之处在于五苓散临床多遵仲景之旨用于治疗蓄水等渴不欲饮证，而王自立教授另辟蹊径用于治疗水湿阻络之头痛伴烦渴欲饮之证。

（柳树英　整理）

头痛（五）

【案】　患者王某，男，50 岁。头胀痛多年。

【初诊】　2012 年 11 月 13 日：患者头胀痛多年，酒后易复发，伴胸闷；刚入睡后憋气致苏醒，濒死感，清醒状态下不发生。不打呼噜。纳食可。大便可。痔疮病史。本次发作后右侧头顶部闷痛。西医检查无异常，头部核磁、心脏造影、动态心电图、呼吸监测无异常。舌淡，苔白厚腻，脉弦滑。

【诊断】　头痛。

【证属】　痰瘀痹阻。

【治则】　理气化痰，和胃利胆。

【处方】　温胆汤加味。

【药物组成】　竹茹 10g，枳壳 30g，半夏 10g，陈皮 10g，茯苓 10g，石菖蒲 20g，远志 10g，麦芽 30g，甘草 10g，仙鹤草 15g。7 剂，水煎分服，一日 1 剂。

【二诊】　2012 年 11 月 23 日：头胀痛减轻。刚入睡后憋气致苏醒，服用丹参滴丸症状减轻。脚心热。舌淡，苔白厚腻。上方加党参、白术、细辛，仙鹤草加量。调方如下：

竹茹 10g，枳壳 30g，半夏 10g，陈皮 10g，茯苓 10g，石菖蒲 20g，远志 10g，麦芽 30g，甘草 10g，仙鹤草 30g，党参 10g，白术 20g，细辛 10g。7 剂，

水煎分服，一日1剂。

【三诊】 2012年12月21日：患者近日血压增高，服降压药物治疗。脚心热。大便干，每日2次。舌淡，齿痕舌，苔白厚腻。上方白术、枳壳加量。调方如下：

竹茹10g，枳壳40g，半夏10g，陈皮10g，茯苓10g，石菖蒲20g，远志10g，麦芽30g，甘草10g，仙鹤草30g，党参10g，白术40g，细辛10g。7剂，水煎分服，一日1剂。

【按】 丹溪言"头痛多主于痰"。本案患者多因素体胆气不足，复由情志不遂，胆失疏泄，气郁生痰，痰瘀痹阻，气血不畅，致脑失清阳、精血之充，脉络失养而发为头痛，辛酒醇酿易助湿生痰而诱发加重；湿浊中阻，症见胸闷；胆为清净之府，性喜宁谧而恶烦扰，胆为痰扰，失其宁谧，夜多惊悸不安、濒死感。方选温胆汤加味治疗，方中半夏辛温，燥湿化痰，和胃，为君药。臣以竹茹，取其甘而微寒，清热化痰，除烦，与半夏相伍，一温一凉，化痰和胃；陈皮辛苦温，理气行滞，燥湿化痰；枳壳辛苦微寒，降气导滞，消痰除痞。陈皮与枳壳相合，亦为一温一凉，理气化痰之力增。佐以茯苓、麦芽、仙鹤草健脾渗湿，以杜生痰之源；则痰郁得解，脉络得养而头痛、胸闷减轻；石菖蒲、远志宁心安神；甘草为使，调和诸药，同时可解半夏之毒性。二诊时患者头胀痛减轻，刚入睡后憋气致苏醒，服用丹参滴丸心悸减轻，脚心热，舌淡苔白厚腻。加党参10g、白术20g、细辛10g，仙鹤草加至30g，加强补气作用，但不能太过滋腻，因此党参仅用10g。三诊时患者自述近日血压增高，服降压药物治疗（具体药物不详），脚心热，大便干，每日2次。舌淡，齿痕舌，苔白厚腻。白术、枳壳加量，以通大便，下气。如是则诸症自愈。尤为精妙之处在于王自立教授认为本案患者脚心热非阴虚导致，而为痰湿化热引起，应用温胆汤加味湿热得化而解。

（柳树英 整理）

头痛（六）

【案】 患者杜某，男，32岁。头痛20余年。

【初诊】 2013年7月4日：患者自述偏头痛20余年，两侧交替疼痛，以天气炎热、进食辛辣刺激、饮酒后加重，大便干、排便困难、饮食过饱及大便不通后头痛明显加重，自服龙胆泻肝丸后头痛稍有缓解。纳可，夜寐欠佳。舌尖红，苔薄白，脉沉弦。

【诊断】 头痛（偏头痛）。

【证属】 阳明腑实。

【治法】 泻热通便，兼以行气活血。

【处方】 调胃承气汤加减。

【药物组成】 大黄（后下）5g，甘草10g，川芎10g。7剂，泡服，一日1剂。

【二诊】 2013年7月11日：患者自述头痛明显缓解，大便好转、但黏滞不爽。舌尖红，苔薄白，脉沉。上方川芎加至20g，加葛根10g。调方如下：

大黄（后下）5g，甘草10g，川芎20g，葛根10g。继服7剂，泡服，一日1剂。

【三诊】 2013年7月18日：患者自述服药期间头痛1次，疼痛时局部出汗、眼干、鼻干。舌尖红，苔薄白，脉沉。上方去葛根，加菊花15g、桑叶10g。调方如下：

大黄（后下）5g，甘草10g，川芎20g，菊花15g，桑叶10g。继服7剂。泡服，一日1剂。

【按】《内经》曰："六腑者，传化物而不藏，故满而不能实也。"实者，腑实也，腑实则气阻。《伤寒论》曰："伤寒不大便六七日，头痛有热者，与承气汤。"《普济方》："阳明头痛，在经白虎汤主之，入腹调胃承气汤下之。"本案患者以头痛兼大便不通为主症，燥屎内结，腑气不通，浊气上攻，辨证属阳明头痛，治疗重在通其腑气，降其浊逆。且头痛日久，瘀血阻络，故加川芎，一则引药上行、二则行气活血，故取良效。

（田 苗 整理）

脑 鸣

【案】 患者罗某，男，56岁。夜间左半侧头响20天。

【初诊】 2010年7月13日：患者20天前感冒后出现夜间左半侧持续头

响，口干苦，夜寐差，纳差，二便调。舌质淡红，苔薄白微腻，脉弱。

【诊断】　脑鸣。

【证属】　少阳火郁。

【治法】　和解少阳。

【处方】　小柴胡汤化裁。

【药物组成】　柴胡15g，半夏10g，黄芩10g，党参10g，杏仁10g，白芥子10g，甘草10g，生姜3片，大枣3枚。7剂，水煎分服，一日1剂。

【二诊】　2010年7月27日：头响间断出现，频率降低。舌质淡，苔薄白，脉弱。上方加五味子10g。调方如下：

柴胡15g，半夏10g，黄芩10g，党参10g，杏仁10g，白芥子10g，甘草10g，生姜3片，大枣3枚，五味子10g。7剂，水煎分服，一日1剂。

【按】　患者夜间左半侧头响，口干苦，老师从少阳胆经论治，予小柴胡汤化裁。此案的病机当为少阳风火挟痰上攻。老师用杏仁、白芥子祛痰；小柴胡汤解少阳之邪。"足少阳胆经之脉，起于目锐眦，上抵头角。"少阳胆经有邪，头为之苦满，且少阳胆经郁而为热，火性上炎，故见口干苦，遂以小柴胡汤为主治之。方中柴胡疏木，使半表之邪得从外宣；黄芩清火，使半里之邪得从内彻；半夏能开结痰，豁浊气以还清；党参补虚，滋肺金以融木；甘草和之，更加姜枣助少阳生发之气。

（王　煜　整理）

第六节　肾　系

水肿（一）

【案】　患者耿某，女，66岁。双下肢浮肿1月。

【初诊】　2011年3月15日：患者1月前无明显诱因出现双下肢浮肿，早轻晚重，活动后加重，疲乏，多汗，尿频、尿急，腰困，查尿常规、肝肾功正常。舌质淡，苔薄黄，微腻，脉沉细。

【诊断】　水肿。

【证属】　气虚水停。

【治则】 补气行水。

【处方】 补中益气汤加味。

【药物组成】 黄芪15g，党参10g，白术15g，陈皮10g，当归10g，升麻5g，柴胡5g，川牛膝30g，车前草30g，麦芽15g，附片(先煎)5g，甘草5g。7剂，水煎分服，一日1剂。

【二诊】 2011年3月22日：双下肢浮肿减轻，无尿频、尿急，腰困明显缓解。上方白术加至20g，加枳壳10g、桂枝10g。调方如下：

黄芪15g，党参10g，白术20g，陈皮10g，当归10g，升麻5g，柴胡5g，川牛膝30g，车前草30g，麦芽15g，附片(先煎)5g，甘草5g，枳壳10g，桂枝10g。7剂，水煎分服，一日1剂。

【按】 水肿可由多种原因引起，水不自行，赖气以动，故水肿是全身气化功能障碍的一种表现，涉及脏腑亦多。若外邪侵袭，饮食起居失常，或劳倦内伤，均可导致肺不通调，脾失传输，肾失开合，终至膀胱气化无权，三焦水道不畅，水液停聚，泛滥肌肤而成水肿。本案老师以补中益气汤治之，病机为中气不足，运化失司，水湿停聚不行，横溢肌肤。老师在补中气、健中焦的同时，给予少许温阳之品，使阴得阳助而行。

（王 煜 整理）

水肿（二）

【案】 患者薛某，女，50岁。双下肢浮肿半年，咳嗽、咯痰3天。

【初诊】 2010年7月1日：患者半年前出现双下肢浮肿，3天前出现咳嗽，咯青痰，膝关节以下冰凉，双足尤甚，便秘。舌质淡胖，苔白腻，脉沉细。

【诊断】 水肿。

【证属】 水湿内停，外寒袭表。

【治法】 解表散寒，祛湿利水。

【处方】 麻黄附子细辛汤加味。

【药物组成】 麻黄10g，附子(先煎半小时)10g，细辛10g，苍术15g，厚朴10g，茯苓15g，泽泻10g，川牛膝30g，生姜5片。7剂，水煎分服，一日1

剂。

【二诊】 2010年7月9日：服药后咳嗽愈，双下肢浮肿减轻，停药后复肿，查尿常规示：正常。便秘。舌质暗，苔燥。上方去麻黄，加桂枝10g、枳壳30g、肉苁蓉30g。调方如下：

附子(先煎半小时)10g、细辛10g，苍术15g，厚朴10g，茯苓15g，泽泻10g，川牛膝30g，生姜5片，桂枝10g，枳壳30g，肉苁蓉30g。7剂，水煎分服，一日1剂。

【三诊】 2010年7月16日：双下肢仍浮肿，复查尿常规示：正常。上方去厚朴，加杏仁10g、白术30g、冬瓜皮15g、猪苓15g。调方如下：

附子(先煎半小时)10g、细辛10g，苍术15g，茯苓15g，泽泻10g，川牛膝30g，生姜5片，桂枝10g，枳壳30g，肉苁蓉30g，杏仁10g，白术30g，冬瓜皮15g，猪苓15g。7剂，水煎分服，一日1剂。

【按】 对于水肿兼有表证者，老师表里同治，用麻黄附子细辛汤加味治之。方中以麻黄、细辛发散解表，使太阳之气外达以散表邪，气外达则小便利矣，可起到"提壶揭盖"的作用，既治表邪又可利尿消肿；以苍术、厚朴燥；以茯苓、泽泻利水。一诊后表证除，水肿亦有所消退，停药后复肿。二诊老师去解表之麻黄，专治双下肢浮肿及便秘，加桂枝10g，加强气化功能，勿使水液停聚。三诊老师加强利水之力，这里有一个问题，即"利小便，实大便"，患者本来大便秘结，通利小便则大便更加干结，故老师以生白术、肉苁蓉、杏仁缓脾生津，补肾润肠，使利小便不实大便，润肠而不碍消肿。

（王 煜 整理）

遗精（一）

【案】 患者王某，男，27岁。遗精3年。

【初诊】 2011年2月1日：患者未婚，3年前出现遗精，每周1~2次，劳累后次数明显增多，自服金锁固精丸无效。平素白天出汗多，活动、进餐时尤为明显，疲乏，夜寐差。舌质淡，苔微微腻，寸脉弱，尺脉沉。

【诊断】 遗精。

【证属】　阳虚不固。

【治法】　温阳涩精。

【处方】　桂枝加龙骨牡蛎汤加味。

【药物组成】　桂枝15g，白芍30g，附片（先煎半小时）10g，龙骨30g，牡蛎30g，葛根15g，麦芽10g，黄芪15g，山茱萸10g，生姜10g，大枣12枚，甘草10g。7剂，水煎分服，一日1剂。

【二诊】　2011年2月11日：近10天遗精1次，汗出减少，疲乏，纳差，二便调。舌脉同前。上方山萸肉加至20g，加五味子15g。调方如下：

桂枝15g，白芍30g，附片（先煎半小时）10g，龙骨30g，牡蛎30g，葛根15g，麦芽10g，黄芪15g，山茱萸20g，生姜10g，大枣12枚，甘草10g，五味子15g。7剂，水煎分服，一日1剂。

【三诊】　2011年3月22日：从首诊到三诊约50天内遗精3次，每次均无梦而遗，疲乏改善，汗出较前减少，夜寐可，二便调。舌脉同前。上方黄芪加至30g、山萸肉加至30g。调方如下：

桂枝15g，白芍30g，附片（先煎半小时）10g，龙骨30g，牡蛎30g，葛根15g，麦芽10g，黄芪30g，山茱萸30g，生姜10g，大枣12枚，甘草10g，五味子15g。7剂，水煎分服，一日1剂。

【按】　本案老师以桂枝加龙骨牡蛎汤化裁治之，其中桂枝用量15g、白芍用量30g，意在取其酸收作用。阳气不足，不能敛汗，则汗液外泄，同时肾气不足，不能固精，而出现遗精。患者病本当为阳虚不固，治以温阳涩精。桂枝与芍药之比为1：2，意在以敛为主，而桂枝汤中桂枝与芍药之比为1：1，意在微微汗出以散其邪。桂枝加龙骨牡蛎汤在《金匮要略》中主治女子梦交、男子遗精，其法为调补心肾、固摄肾精。《金匮要略广注》云："桂枝汤乃伤寒解肌发表之剂，今用治虚劳，则桂枝、生姜固卫以行阳，芍药、甘草、大枣和脾以养阴，又为阴阳兼理之方矣。失精梦交，神魂不定，精气虚脱也。《经》云'涩可去脱，龙骨牡蛎之属。盖龙骨属阳入心肝肾三经，以心藏神，肝藏魂，肾藏精与志，用之所以安神魂而定志；牡蛎属阴，入肾经，壮水之主以制阳光，则相火自熄，此益阳养阴之主方也。'"

（王　煜　整理）

遗精（二）

【案】 患者任某，男，29岁。遗精2年。

【初诊】 2012年5月18日：患者自述2年前无明显诱因出现遗精，3~4天1次，有梦无梦均遗精。半年前结婚，同房后仍遗精，头晕，纳差，小便黄，大便干。舌质红，苔薄腻，脉弦滑。

【诊断】 遗精。

【证属】 肝胆湿热。

【治法】 清利湿热。

【处方】 龙胆泻肝汤化裁。

【药物组成】 龙胆草10g，柴胡15g，当归15g，白芍20g，黄芩10g，生地10g，丹皮10g，甘草10g，莲须15g，分心木6个。7剂，水煎分服，一日1剂。

【二诊】 2012年5月25日：近1周遗精1次，头晕减轻，纳差，小便黄，大便干。舌质红，苔薄腻，脉弦滑。上方加车前子10g、通草10g。调方如下：

龙胆草10g，柴胡15g，当归15g，白芍20g，黄芩10g，生地10g，丹皮10g，莲须15g，车前子10g，通草10g，甘草10g，分心木6个。7剂，水煎分服，一日1剂。

【三诊】 2012年6月5日：遗精次数减少，头脑较前清楚，小便黄，大便调。舌体胖大，有齿痕，苔薄白。加仙鹤草30g、金樱子15g，分心木减至4个。调方如下：

龙胆草10g，柴胡15g，当归15g，白芍20g，黄芩10g，生地10g，丹皮10g，莲须15g，甘草10g，车前子10g，通草10g，仙鹤草30g，金樱子15g，分心木4个。7剂，水煎分服，一日1剂。

【四诊】 2012年6月19日：近2周未遗精，头晕缓解，小便黄，大便调。舌体胖大，齿痕，苔薄白。金樱子增至30g、生地增至20g、白芍增至30g。调方如下：

龙胆草10g，柴胡15g，当归15g，白芍30g，黄芩10g，生地20g，丹皮10g，莲须15g，甘草10g，车前子10g，通草10g，仙鹤草30g，金樱子30g，分心木4个。7剂，水煎分服，一日1剂。

【按】 遗精有有梦而遗、无梦而遗之不同。无梦而遗，谓无所感于心而自遗，则为心肾虚弱不固也。梦而后遗，谓有所感于心，相火煽而强迫之，则为二火之强不固也。或过欲之人，日惯精滑；或清气不足，下陷不固；或久旷之人，精盛溢泻；或醇酒厚味，火强不固，皆为是病也。辨遗精当分虚实：虚证以心肾及脾胃为主；实证以相火妄动、湿热下注为主。本案老师辨证为肝胆湿热下注，治以龙胆泻肝汤化裁。本方出自《医方集解》，书中云："龙胆泻肝汤治肝胆实火湿热，胁痛耳聋，胆溢口苦，筋痿阴汗，阴肿阴痛，白浊溲血。"吴谦又云："胁痛口苦，耳聋耳肿，乃胆经之为病也。筋痿阴湿，热痒阴肿，白浊溲血，乃肝经之为病也。故用龙胆草泻肝胆之火，以柴胡为肝使，以甘草缓肝急，佐以芩、通、泽、车前辈大利前阴，使诸湿热有所从出也。然皆泻肝之品，若使病尽去，恐肝亦伤矣，故又加当归、生地补血以养肝。盖肝为藏血之脏，补血即所以补肝也。而妙在泻肝之剂，反作补肝之药，寓有战胜抚绥之义矣。"论中所言筋痿即阳痿，龙胆泻肝汤不但能治疗遗精，而且对湿热下注型阳痿亦能治疗。方中老师在清利湿热的同时加入了固涩之品，如分心木，味苦涩，性平，无毒，入脾、肾二经，可固肾涩精，与莲须、金樱子、仙鹤草等合用，加强固精止遗之力。

（王 煜 整理）

遗精（三）

【案】 患者苏某，男，28岁，遗精3年余。

【初诊】 2019年6月4日：患者为上海人，因手淫致遗精3年余，特慕名求诊于老师。患者现遗精，伴或不伴性梦，每周2~3次，夜间频繁勃起，腰酸腿困，耳鸣，疲乏，春、秋、冬季脚凉甚，四末不温，唇周痤疮，眠差，入睡困难，易醒多梦，多汗，纳差，脱发，鼻塞，大便日3行，质稀，夜尿频，色黄。舌淡胖大，有齿痕，苔薄白水滑，脉滑。自述服用鹿角胶之温补固涩之药遗精加重，服用寒凉之药则腹泻。

【诊断】 遗精。

【证属】 湿热阻滞。

【治法】 清利湿热。

【处方】 三仁汤加减。

【药物组成】 杏仁10g，薏苡仁20g，白豆蔻5g，厚朴10g，竹叶5g，半夏10g，通草3g，焦麦芽15g，苍术5g，生甘草3g。7剂，水煎分服，一日1剂。

【二诊】 2019年6月11日：药后一周内未见遗精，睡眠渐佳，多梦，大便溏稀，日三四行。舌淡红，有齿痕，苔薄白水滑，脉滑。上方加薏苡仁至30g，加山药30g、茯苓20g。调方如下：

杏仁10g，薏苡仁30g，白豆蔻5g，厚朴10g，竹叶5g，半夏10g，通草3g，焦麦芽15g，苍术5g，生甘草3g，山药30g，茯苓20g。继服7剂，水煎分服，一日1剂。

【三诊】 2019年6月21日：近10日内共遗精1次，唇周痤疮向愈，纳食增，眠渐安，出汗减，大便偶可成形，但日二三行，小便调，余同前。舌淡胖大，齿痕明显，苔白，脉滑。上方减焦麦芽至10g，加苍术至15g。调方如下：

杏仁10g，薏苡仁30g，白豆蔻5g，厚朴10g，竹叶5g，半夏10g，通草3g，焦麦芽10g，苍术15g，生甘草3g，山药30g，茯苓20g。继服7剂，水煎分服，一日1剂。

【四诊】 2019年7月2日：诸症皆除，守方调治，以固疗效。上方加山药至50g，另加芡实30g。调方如下：

杏仁10g，薏苡仁30g，白豆蔻5g，厚朴10g，竹叶5g，半夏10g，通草3g，焦麦芽10g，苍术15g，生甘草3g，山药50g，茯苓20g，芡实30g。继服7剂，水煎分服，一日1剂。

【按】 遗精是男科常见病、多发病。老师认为其发病多由于房事不节、先天不足、用心过度、思欲不遂、饮食不节、湿热侵袭等相关。遗精的病位主要在肾和心，并与脾、肝密切相关。正如《素问·六节藏象论篇》所载："肾者主蛰，封藏之本，精之处也。"《景岳全书·遗精》也指出："精之藏制虽在肾，而精之主宰则在心，故精之蓄泄无非听命于心。"进一步强调遗精的病位。其发病机制不外虚实两端，实者为君相火旺或湿热痰火下注，扰动精室；虚者为劳伤心脾，气不摄精，或为肾精亏虚，精关不固。

三仁汤出自《温病条辨》卷一，具有清热利湿，宜畅湿浊之效，原治湿温初起，头痛恶寒，身重疼痛，舌白不渴，脉弦细而濡，面色淡黄，胸闷不饥，午后身热，状若阴虚，病难速已。加减调治此案患者切合病机，故疗效满意。

（康开彪　整理）

遗 尿

【案】 患者马某，女，16岁。遗尿12年。

【初诊】 2011年5月24日：患儿自小即有遗尿情况，当时家长认为小孩遗尿是正常现象，未予治疗，4岁以后患儿还有遗尿，曾就诊于儿童专科进行治疗，但疗效不明显，症状时轻时重，晚睡时少喝水可不出现遗尿，不要睡得太沉也可夜间自行解小便而无遗尿，现因患儿要住校，恐生尴尬，遂来我师处就诊，平素怕冷，四肢欠温，夜寐可，大便调。舌淡，苔白，脉沉。

【诊断】 遗尿。

【证属】 肾阳不足，膀胱虚寒。

【治法】 温肾祛寒，缩尿止遗。

【处方】 桂附地黄丸化裁。

【药物组成】 山药15g，山萸肉15g，熟地黄10g，茯苓10g，丹皮10g，小茴香30g，桂枝10g，附片（先煎半小时）10g，五味子15g，益智仁15g。7剂，水煎分服，一日1剂。

【按】 遗尿多见于肾阳不足，膀胱虚寒，不能约束水液所致，治当温肾祛寒，缩尿止遗。老师以桂附地黄丸化裁治之。柯琴曰："命门之火，乃水中之阳。夫水体本静而川流不息者，气之功，火之用也，非指有形者言也。然火少则生气，火壮则食气，故火不可亢，亦不可衰。所云火生土者，即肾家之少火，游行其间，以息相吹耳。若命门火衰矣，少火几于熄矣。欲暖脾胃之阳，必先温命门之火。命门有火，则肾气有生气矣。此肾气丸纳桂、附于滋阴剂中，是藏心于渊，美厥灵根也。命门有火，则肾有生气矣。故不曰温肾，而名肾气，斯知肾以气为主，肾得气而土自生也。且形不足者温之以气，则脾胃因虚寒而致病者固痊，即虚火不归其部而失血亡阳者，亦纳气而归封蛰之本。"此为肾气丸之理，亦为治遗尿之理。老师在原方中去泽泻，减其通利小便之功，纳小茴香、益智仁、五味子温下元、纳肾气、固涩止遗。

（王　煜　整理）

尿频（一）

【案】　患者王某，男，29岁。尿频、尿急1周。

【初诊】　2010年12月31日：患者1周前无明显诱因出现尿频、尿急，伴耳鸣，无尿痛，无小便淋漓不尽，查尿常规示：无异常。疲乏，纳差。舌质淡，水滑苔，寸尺弱。

【诊断】　尿频。

【证属】　中气下陷。

【治法】　补中益气。

【处方】　补中益气汤化裁。

【药物组成】　黄芪15g，白术15g，党参15g，陈皮10g，柴胡5g，升麻5g，山萸肉30g，小茴香15g，桂枝10g，甘草10g，仙鹤草30g。7剂，水煎分服，一日1剂。

【按】　尿频者当辨虚实寒热，实者、热者当以八正散、清热通淋汤等治之。虚者、寒者当以补中益气丸、桂附地黄丸。老师常以补中益气汤治之。本案患者尿频、尿急，但无尿痛，小便色不黄，舌淡脉弱，老师辨为中气不足证，治以补中益气汤化裁。李东垣说："内伤脾胃，乃伤其气，外感风寒，乃伤其形。伤其外为有余，有余者泻之；伤其内不足，不足进补之。"脾虚中气下陷，不能固摄，故见小便频数，但无淋漓涩痛等湿热之象。方中黄芪益气，党参、白术、甘草健脾、补中、益气，陈皮理气，当归补血，升麻、柴胡升举下陷之清阳，诸药合用，使下陷之清阳得升，佐桂枝、小茴香以温下焦，亦有固摄之用。

（王　煜　整理）

尿频(二)

【案】 患者郑某，男，55岁。小便频数1月。

【初诊】 2012年3月20日：患者1月前受凉后出现小便频数，每日10余次，伴大便不成形，时有腹泻，失眠，自服桂附地黄丸后小便次数较前减少，停药后同前。舌质淡，苔薄微腻，脉沉细。

【诊断】 尿频。

【证属】 脾肾阳虚，湿浊停滞。

【治法】 温补脾肾，健脾化湿。

【处方】 四逆汤加味。

【药物组成】 黄芪30g，桂枝10g，白芍10g，白术15g，附片(先煎半小时)10g，干姜5g，薏米15g，枳壳10g，石菖蒲15g，麦芽10g，甘草10g，仙鹤草30g，小茴香10g。7剂，水煎分服，一日1剂。

【二诊】 2012年3月30日：小便每日近10次，腹泻缓解，睡眠改善。舌质淡，苔薄白，脉沉细。小茴香增至20g、枳壳增至15g。调方如下：

黄芪30g，桂枝10g，白芍10g，白术15g，附片(先煎半小时)10g，干姜5g，薏米15g，枳壳15g，石菖蒲15g，麦芽10g，甘草10g，仙鹤草30g，小茴香20g。7剂，水煎分服，一日1剂。

【三诊】 2012年4月6日：小便次数减少，大便成形，夜寐可。舌质淡，苔薄白，脉沉细。上方小茴香增至30g，去枳壳。调方如下：

黄芪30g，桂枝10g，白芍10g，白术15g，附片(先煎半小时)10g，干姜5g，薏米15g，石菖蒲15g，麦芽10g，甘草10g，仙鹤草30g，小茴香30g。7剂，水煎分服，一日1剂。

【四诊】 2012年4月27日：小便正常，大便一日1次、成形，凌晨5~6点盗汗。舌质淡，苔薄腻，脉沉细。白芍增至15g、麦芽增至20g。调方如下：

黄芪30g，桂枝10g，白芍15g，白术15g，附片(先煎半小时)10g，干姜5g，薏米15g，石菖蒲15g，麦芽20g，甘草10g，仙鹤草30g，小茴香30g。7剂，水煎分服，一日1剂。

【按】 患者脾肾两虚，湿浊为患，主要表现为尿频及泄泻。张秉成：

"夫便数一证，有属火盛于下者，有属下虚不固者。但有火者，其便必短而赤，或涩而痛，自有脉证可据。其不固者，或水火不交，或脾肾气弱，时欲便而不能禁止，老人小儿多有之。" 本案患者感受寒邪之后未见表证，而出现小便频数，当为素体阳虚，受邪之后直至少阴肾脏。肾开窍于前后二阴，肾主水，肾阳不足，不能将水液蒸腾气化，布散周身，而直走于下，故见小便频数。脾肾二脏常相互影响，素体阳虚之人，只要出现肾阳虚必兼脾虚，脾阳虚进一步发展则为肾阳虚，肾阳虚时往往加重脾阳虚，脾虚不能运化水湿，湿浊为患，下走大肠则为泄泻。本案老师治以温补脾肾，健脾化湿之剂，以四逆汤为基础方。方中附片、干姜、甘草温补肾阳，黄芪、桂枝、白芍、白术固中洲，薏米、石菖蒲、麦芽去湿浊，仙鹤草补气而兼收涩，小茴香温下焦之寒，诸药合用温补脾肾而化湿浊，使小便如常，则泄泻止。

（王　煜　整理）

尿频（三）

【案】　患者靳某，男，73岁。夜尿频多1年。

【初诊】　2013年3月1日：患者自述既往有慢性肾炎病史多年，近1年来夜尿频多，甚则每半小时起夜1次，小便泡沫多，多次查尿常规提示：尿蛋白（+～++），时有腰部酸困。纳可，夜寐差，大便调。舌淡暗，体胖，苔薄白，脉沉。

【诊断】　尿频（慢性肾炎）。

【证属】　气虚血瘀。

【治法】　补气活血。

【处方】　补阳还五汤化裁。

【药物组成】　黄芪30g，当归10g，川芎10g，赤芍10g，桃仁10g，红花10g，葛根30g，川牛膝30g，小茴香30g。7剂，水煎分服，一日1剂。

【二诊】　2013年3月8日：小便泡沫减少，夜尿次数减少。舌淡暗，体胖，苔薄白，脉沉。上方黄芪加至45g，加桂枝5g。调方如下：

黄芪45g，当归10g，川芎10g，赤芍10g，桃仁10g，红花10g，葛根30g，川牛膝30g，小茴香30g，桂枝5g。继服7剂，水煎分服，一日1剂。

【三诊】　2013年3月15日：小便泡沫明显减少，两次复查尿蛋白均为阴性。舌淡暗，体胖，苔薄白，脉沉。上方去川牛膝，换怀牛膝30g，黄芪加至60g，加白术15g、茯苓10g。调方如下：

黄芪60g，当归10g，川芎10g，赤芍10g，桃仁10g，红花10g，葛根30g，怀牛膝30g，小茴香30g，桂枝5g 白术15g，茯苓10g。继服7剂，水煎分服，一日1剂。

【按】　慢性肾炎尿蛋白长期不消者，缘于久病入络，血脉不畅，津液不归正化，湿聚生热，耗伤肾气，固摄失司，精微外泄。若瘀血不去，则肾气难复；湿热不清，则蛋白难消。故治疗以补阳还五汤化裁，且肾主水，水液的输化有赖于肾阳的蒸化，故治尿频不可一味固摄，当兼温化之法。

（田　苗　整理）

淋　证

【案】　患者张某，女，35岁。尿频、尿急、尿痛、小腹坠胀2天。

【初诊】　2019年7月2日：尿频、尿急、尿痛、小腹坠胀2天，尿色黄赤，腰酸困痛，咽部干痛，食差。舌质红，舌苔黄，根微腻，脉数。

【诊断】　淋证。

【证属】　湿热下注。

【治法】　清上达下，利湿通淋。

【处方】　清利通淋汤。

【药物组成】　生地黄10g，黄芩10g，竹叶10g，金银花10g，连翘10g，石韦10g，败酱草30g，红藤10g，车前草15g，蒲公英30g，白茅根30g，小蓟10g。7剂，水煎分服，一日1剂。

【二诊】　2019年7月9日：尿频、尿急、尿痛、小腹坠胀明显缓解，尿色黄赤，腰酸困痛明显减轻，无咽部痛，食可。舌质红，舌苔黄，根微腻，脉数。上方加仙鹤草30g。调方如下：

生地黄10g，黄芩10g，竹叶10g，金银花10g，连翘10g，石韦10g，败酱草30g，红藤10g，车前草15g，蒲公英30g，白茅根30g，小蓟10g，仙鹤草30g。7剂，水煎分服，一日1剂。

【三诊】　2019年7月16日：尿频、尿急、尿痛、小腹坠胀症状消失，尿色淡黄，腰酸困痛明显减轻，无咽部痛，食可。舌质红，苔薄白，微腻，脉数。上方继服3剂以巩固疗效。

【按】《景岳全书·淋浊篇》云："淋之初病，则无不由乎热剧，无容辨矣。"《丹溪心法》曰："淋皆有五，皆属乎热。"老师认为，热淋之病因唯湿与热两端，而"热"为淋证的一个主要致病因素。老师指出淋证多因劳力、劳心或房劳过度而致下焦虚损，因虚生热。其诱因多是下阴不洁，秽浊之邪侵入下焦，蕴成湿热，而为热淋。因心在五行中属火，而诸热者皆应于心，又小肠为火腑，心与小肠互为表里，如心有火热，下移小肠，下移之热最易与水合，水热合邪在小肠泌别清浊作用下移于膀胱，从而影响膀胱的气化功能而导致热淋发生。

清利通淋汤以金银花、连翘为君药，金银花芳香疏散，善散肺经热邪，连翘入心肺二经，散上焦风热，两药合用在本方中起清上达下之用，在此用之则有提壶揭盖之意；黄芩、竹叶、白茅根、车前草为臣，黄芩善清肺火及上焦之实热，在本方中助君药清上焦之热，竹叶清心火而解热，下通小便而利尿，能使心火下行，从小便而清，白茅根凉血止血，清热利尿，车前草清热利湿通淋，四药共奏利水道，祛湿热之功；佐以生地黄养阴，防止通利太过而伤阴，凉血止血以防热邪灼伤血络；使以甘草以调和诸药，引诸药直达阴中。诸药合用可清上源，行气化，利水道，共奏清热利湿通淋之功。

（罗向霞　整理）

相火妄动（性欲亢进）

【案】　患者边某，男，25岁。性欲亢进1年。

【初诊】　2018年7月31日：患者未婚，无女友，1年前无诱因出现性欲亢进，自觉会阴部似有火灼感，运动后性欲亢进明显，纳食可，喜食肉类，体形偏胖，二便通畅，睡眠可，但多梦，伴梦遗。舌质淡红，苔薄白，脉沉细有力。

【诊断】　相火妄动（性欲亢进）。

【证属】　肾阴虚证。

【治法】　补肾滋阴降火。

【处方】 归芍地黄汤加减。

【药物组成】 当归30g，白芍30g，熟地20g，山药30g，山萸肉15g，丹皮10g，茯苓10g，泽泻15g，五味子15g。7剂，水煎分服，一日1剂。

【二诊】 2018年8月7日：患者自述服药后性欲亢进明显减轻、多梦减少，梦遗1次，余无特殊不适。舌质淡红，苔薄白，脉沉细。效不更方，守前方14剂，水煎分服，一日1剂。

【按】 性欲亢进为现代医学病名，属于中医之相火妄动范畴。相火是与君火相对而言。君火相火相互配合，才能温养脏腑，行使正常的性活动。一般认为，相火的根源发自命门，游于三焦而寄于肝肾，故性欲亢进的病因在于肝肾两脏。肾火偏亢又称命门火旺，多指阴虚火旺，出现火迫精泄的病变。肾为阴脏，内藏水火（即真阴真阳），生理上水火必须相对平衡。若肾水亏损，则阴虚火旺，出现性欲亢进。肝肾同源，肾阴虚可导致肝阴亏虚，肾火旺，肝火亦旺，相火妄动，阳亢至极，临床上则出现性交过频或久战不休。本病多见于素体阳盛者，或过食膏粱厚味、过服补阳助火之药而阳亢者，但为数较少。

王老分析该患者年轻，未婚无女友，故无性生活过频诱因；但素体体胖，好食肥甘厚味，久则生热化火，化为肾火，故会阴部似有火灼感，灼伤肾阴，阴虚相火旺盛，而逼迫精液外泄，肾火上扰心神则心神不安，故遗精、多梦，性欲亢进。治当补肾滋阴降火兼疏肝，故用归芍地黄汤加减，方中当归、白芍养肝柔肝以补肝体、助肝用；六味地黄汤以滋阴补肾而降虚火，即所谓"壮水之主，以制阳光"，五味子以补益心肾、宁心安神。同时嘱咐患者控制体重，减少肉食尤其是肥肉的摄入，避免肥甘厚味，从病因上治疗该病。

（郑　君　整理）

性功能低下

【案】 患者高某，男，38岁。性功能低下半年。

【初诊】 2018年8月21日：患者已婚3年，未生育，无诱因性功能低下，勃起功能差，持续时间短，时感疲乏，拟生育但自觉体力不济，自诉有前列腺增生病史，查泌尿系彩超未见异常，已口服补肾中药 2 月，症状稍好转（熟地、山药、山萸肉、仙茅、巴戟天、锁阳、覆盆子等）。自诉性功能低下为逐渐加重，发病前及发病期间无色情类书籍影像接触史。现神清，精神差，手凉，疲乏，纳少，睡眠可，二便通畅。有时大便稍稀。舌质淡红，苔薄白，边有齿痕，脉沉细无力。

【诊断】 性功能低下。

【证属】 脾肾阳虚。

【治法】 补肾健脾。

【处方】 参芪地黄汤加减。

【药物组成】 黄芪 30g，党参 30g，炒白术 15g，茯苓 10g，炒山药 10g，熟地黄 25g，山萸肉 20g，丹皮 10g，泽泻 10g，女贞子 15g，五味子 15g，仙鹤草 30g。7 剂，水煎分服，一日 1 剂。

【二诊】 2018 年 8 月 28 日：患者自述服药后疲乏减轻，进食较前增加，仍偏少，手微热，性功能暂无明显改善，大便稍稀，小便通畅。舌质淡红，苔白，边有齿痕，脉沉细。上方炒白术加至 20g、茯苓加至 15g、炒山药加至 20g、熟地加至 30g。调方如下：

黄芪 30g，党参 30g，炒白术 20g，茯苓 15g，炒山药 20g，熟地黄 30g，山萸肉 20g，丹皮 10g，泽泻 10g，女贞子 15g，五味子 15g，仙鹤草 30g。14 剂，水煎分服，一日 1 剂。

【三诊】 2018 年 9 月 18 日：患者自述服药后疲乏明显减轻，进食恢复正常，手微热，性功能明显改善，夫妻感情和睦，大便稍稀，小便通畅。舌质淡红，苔薄白，脉沉细。上方去女贞子及五味子。调方如下：

黄芪 30g，党参 30g，炒白术 20g，茯苓 15g，炒山药 20g，熟地黄 30g，山萸肉 20g，丹皮 10g，泽泻 10g，仙鹤草 30g。14 剂，水煎分服，一日 1 剂。

【按】 男性因年龄大或生活压力增大，身体健康开始逐渐走下坡路，在性生活方面常常力不从心，甚至不能完成生育，影响夫妻感情及家庭和睦。中医学认为与人体脾肾阳虚、命门火衰有关。王老分析该患者舌质淡，舌边有齿痕，脉沉细，提示阳气虚，肾主生殖，内藏元阴元阳，肾为藏精之腑，对于人体的生长发育，以及繁衍后代起重要的作用。结合患者病史及临床表现，故考虑肾阳虚；肾为先天之本，所藏之真精靠后天水谷精微以充养，而脾胃为后天之本，气血生化之源，故补肾还需脾胃运化功能正常，才能补而不滞，故当脾肾双补，肾精肾气同样重要，故阴阳双补。选用参芪地黄汤以补肾健脾、阴阳双补。党参、黄芪、白术、茯苓以健脾益气养血；六味地黄汤、女贞子、五味子以补肾填精；仙鹤草补虚强壮。全方达到气血充、肾气足、肾精旺则肾主生殖功能正常。

（郑　君　整理）

阳　痿

【案】　患者朱某，男，45岁。阳痿，伴怕冷、汗多5年。

【初诊】　2018年7月27日：患者5年前无诱因出现阳痿，伴怕冷、多汗、多梦，饮食可。大便稀溏，每日8~9次，夹食物残渣。睾丸隐痛，性欲淡漠，手足及腰部以下冰冷，动则汗多，时感疲乏无力，腰困，四肢酸困，尿频，无尿急尿痛尿血，夜尿3~4次。舌质淡暗、薄白腻，脉沉细无力。

【诊断】　阳痿。

【证属】　脾肾阳虚。

【治法】　补肾温阳，健脾除湿。

【处方】　桂枝加附子汤合六神汤加减。

【药物组成】　黄芪30g，桂枝15g，附子（先煎半小时）10g，炒白术15g，生姜3片，炙甘草10g，茯苓30g，炒山药30g，炒薏苡仁30g，橘核10g，荔枝核10g，小茴香10g，补骨脂10g，五味子10g，仙鹤草20g。7剂，水煎分服，一日1剂。

【二诊】　2018年8月10日：患者自述服药后无不适，大便仍偏稀，每日5~6次，不成形，有时夹食物残渣。仍性欲淡漠、阳痿早泄，睾丸痛稍减轻，平素进食速度偏快、易汗出，手足及腰部以下冰凉，睡眠差、多梦，疲乏稍减轻，夜尿3次，阴部冰凉潮湿似有汗出。舌质淡暗，苔薄白，脉沉细。上方黄芪加至50g、桂枝加至20g、附子加至20g、炒白术加至20g、茯苓加至50g、炒山药加至50g、炒薏苡仁加至50g、橘核加至15g、荔枝加至15g、小茴香加至15g、补骨脂加至20g、五味子加至15g、仙鹤草加至30g，加炒芡实20g、白芍10g。调方如下：

黄芪50g，桂枝20g，附子(先煎1小时)20g，炒白术20g，生姜3片，炙甘草10g，茯苓50g，炒山药50g，炒薏苡仁50g，橘核15g，荔枝核15g，小茴香15g，补骨脂20g，五味子15g，仙鹤草30g，炒芡实20g，白芍10g。14剂，水煎分服，一日1剂。

【三诊】 2018年8月25日：患者自述服药后无不适，大便质软、不成形，每日3次，性欲淡漠、阳痿早泄好转，睾丸痛明显减轻，进食时仍易汗出，手足及腰部以下冰凉均减轻，睡眠稍差、多梦，疲乏减轻，夜尿2~3次，阴部冰凉潮湿明显减轻。舌质淡暗，苔薄白，脉沉细。上方黄芪加至60g、桂枝加至30g、附子加至30g、茯苓加至60g、炒山药加至60g、炒薏苡仁加至60g、橘核加至20g。调方如下：

黄芪60g，桂枝30g，附子(先煎2小时)30g，炒白术20g，生姜3片，炙甘草10g，茯苓60g，炒山药60g，炒薏苡仁60g，橘核20g，荔枝核15g，小茴香15g，补骨脂20g，五味子15g，仙鹤草30g，炒芡实20g，白芍10g。20剂，水煎分服，一日1剂。

【四诊】 2018年9月21日，患者自述服药后无不适，大便质软、有时不成形，每日2~3次，性欲淡漠、阳痿早泄明显改善，睾丸痛明显缓解，进食时仍易汗出，手足及腰部冰凉减轻，天气变凉时下肢冰冷不适，睡眠稍差、多梦，疲乏减轻，夜尿2次，阴部冰凉潮湿明显减轻。舌质淡暗，苔薄白，脉沉细。上方小茴香加至30g、五味子加至30g。调方如下：

黄芪60g，桂枝30g，附子(先煎2小时)30g，炒白术20g，生姜3片，炙甘草10g，茯苓60g，炒山药60g，炒薏苡仁60g，橘核20g，荔枝核15g，小茴香30g，补骨脂20g，五味子30g，仙鹤草30g，炒芡实20g，白芍10g。20剂，水煎分服，一日1剂。

【按】 阳痿是指青壮年男子，由于虚损、惊恐、湿热等原因，致使宗筋失养而弛纵，引起阴茎痿弱不起，临房举而不坚，或坚而不能持久的一种病证。《素问·阴阳应象大论篇》和《灵枢·邪气脏腑病形》称阳痿为"阴痿"，《灵枢·经筋》称为"阴器不用"，在《素问·痿论篇》中又称为"筋痿"："思想无穷，所愿不得，意淫于外，入房太甚，宗筋弛纵，发为筋痿。"《内经》把阳痿的病因归之于"气大衰而不起不用""热则纵挺不收""思想无穷，所愿不得"和"入房太甚"，认识到气衰、邪热、情志和房劳可引起本病。《诸病源候论·虚劳阴痿候》说："劳伤于肾，肾虚不能荣于阴器，故痿弱也。"认为本病由劳伤及肾虚引起。《济生方·虚损论治》提出真阳衰惫可致阳事不举。《明医杂著·男子阴痿》指出除命门火衰外，郁火甚也可致阴痿。《景岳全书》立《阳痿》篇，始以阳痿名本病。

现代中医多从补肾壮阳角度治疗本病，王老遵循中医辨证论治的基本原则，根据患者个人体质辨证，临床资料提示该患者无明显腰膝酸软、头晕耳鸣等肾虚表现，而主要表现为腹泻、怕冷等脾阳虚表现，故建议健脾温阳除湿为主，适当加入补肾助阳药物，选用健脾除湿的经验方六神汤（茯苓、山药、薏苡仁、白术、白扁豆、陈皮）加减，重用附子，辛、甘、热，上助心阳、中温脾阳、下补肾阳，在本方中起到补火助阳、散寒止痛的作用；阳虚不能卫外固表及固摄阴液，故怕冷、动则多汗，故重用黄芪，甘、微温，以补气升提、益卫固表，擅长补中益气、固表止汗，用于各种气虚证；小茴香辛、温，以温肾暖肝、散寒止痛；橘核功能理气散结止痛，用于疝气痛、睾丸肿痛；荔枝核疏肝理气、行气散结，用于疝气痛、睾丸肿痛；补骨脂辛、苦、温，有温补命门、补肾强腰、壮阳、固精、缩尿之功效，用于肾阳不足、命门火衰、腰膝冷痛、阳痿、遗精、尿频等；五味子补肾涩精、涩肠止泻，用于遗精、滑精、久泻不止；桂枝辛、甘、温，温通经脉、助阳化气；健脾除湿的茯苓、山药、薏苡仁及补气的黄芪均用到60g，全方以健脾益气、温阳除湿药物为主，辅助补肾助阳药物，补后天以养先天，达到脾肾双补的目的。

（郑 君 整理）

第七节 内科其他病证

湿 温

【案】 患者任某，男，72岁。后背、手脚心发热1月。

【初诊】 2011年4月15日：患者1月前出现心烦、后背及手脚心发热（朝轻暮重），既往下肢外侧有湿疹病史，大便稀。舌质淡，舌体胖大，苔微腻，脉滑。

【诊断】 湿温。

【证属】 湿阻三焦。

【治法】 清热利湿。

【处方】 三仁汤化裁。

【药物组成】 杏仁10g，白豆蔻10g，薏苡仁15g，厚朴10g，半夏10g，石菖蒲15g，麦芽15g，紫苏5g，竹叶5g，通草5g，甘草5g。7剂，水煎分服，一日1剂。

【按】 三仁汤乃吴氏师承叶天士湿温案，用三仁之原意阐发而创制。该方治证为："头痛恶寒，身重疼痛，舌白不渴，脉弦细而濡，面色淡黄，胸闷不饥，午后身热，状若阴虚，病难速已，名曰湿温。汗之则神昏耳聋，甚则目瞑不欲言，下之则洞泄，润之则病深不解。"现在广泛用于临床内、外、妇、儿、男、五官等各种湿热内蕴之病证。患者后背、手脚心发热，舌淡，苔腻，脉滑，当为湿热内蕴，气机不畅之证，湿性黏滞，缠绵难愈，湿热相合，难解难分，老师以三仁汤化裁治之，清热利湿，宣畅气机，使湿热从三焦分消，则诸症可除。

（王　煜　整理）

湿　阻

【案】 患者李某，男，22岁。全身困重，头重如裹1年余。

【初诊】 2019年11月1日：全身困重，头重如裹1年余，神疲肢倦，胸闷脘腹胀满，食纳无味，大便量少，质不干，黏腻不爽，3~4日1行。舌淡胖，苔白腻，脉濡滑。

【诊断】 湿阻。

【证属】 湿困脾胃。

【治法】 芳香化湿。

【处方】 藿朴夏苓汤加减。

【药物组成】 藿香15g，厚朴15g，半夏10g，茯苓10g，石菖蒲15g，生麦芽20g，枳壳20g，甘草5g。7剂，水煎分服，一日1剂。

【二诊】 2019年11月12日：药后全身困重、头重如裹稍有好转，大便渐调，2日1行。舌淡胖大，苔薄白，根花剥。上方加厚朴至20g、生麦芽至30g。调方如下：

藿香15g，厚朴20g，半夏10g，茯苓10g，石菖蒲15g，生麦芽30g，枳壳20g，甘草5g。继服7剂，水煎分服，一日1剂。

【三诊】 2019年11月22日：药后全身困重、头重如裹、神疲肢倦、胸闷脘腹胀满等诸症若失，食纳增，大便调。舌淡红，苔薄白。上方生麦芽减至15g。调方如下：

藿香15g，厚朴20g，半夏10g，茯苓10g，石菖蒲15g，生麦芽15g，枳壳20g，甘草5g。继服7剂，水煎分服，一日1剂。

【按】 湿阻是指湿邪阻滞中焦，运化功能减弱，以脘腹满闷，肢体困重，纳食呆滞等为主要临床特征。古代又称为"湿证""湿病""伤湿"。夏令梅雨季节较为常见。老师认为湿阻为病，可见于许多疾病的过程之中，根据湿邪阻滞的部位可分为湿阻经络、湿阻三焦、湿阻募原、湿阻气分、湿阻脾胃等，本案患者为湿阻中焦脾胃。《温病条辨·中焦》载："湿之入中焦，有寒湿，有湿热，有自表传来，有水谷内蕴，有内外相合。其中伤也，有伤脾阳，有伤脾阴，有伤胃阳，有伤胃阴，有两伤脾胃。伤脾胃之阳者十常八九，伤脾胃之阴者十居一二，彼此混淆，治不中窾，遗患无穷，临证细推，不可泛论。"重点叙述湿邪与中焦脾胃的发病关系及湿病的病理转化。

湿阻的病位在脾，因脾为湿土，不论外湿、内湿伤人，必同气相求，故湿必归脾而害脾。湿阻的基本病机是湿邪阻滞中焦，升降失常，运化障碍。脾为湿土，其性喜燥恶湿，湿为阴邪，其性黏腻重浊，湿邪阻滞中焦脾胃，则脾为湿困，脾不能升清，胃不能降浊，脾胃运化失职。水谷既不能运化，则脘痞纳呆、腹胀、大便不爽等，水津亦不能转输。脾主肌肉，湿困肌肤则头身困重。湿性黏腻，故病势缠绵，病程较长。故老师强调治疗此类患者首重运脾，即运用运脾、健脾、醒脾等治法以健运脾胃，以恢复脾运化水湿之功能。正如《证治汇补·湿症》所载："治湿不知理脾，非其治也。"对于因脾虚而生湿者，治宜健脾，佐以化湿；对于因湿困而致脾运失调者，治宜醒脾、运脾，兼以化湿；对于寒重于湿者，治宜苦温燥湿，佐以温运脾阳；对于热重于湿者，当湿热并治，清热化湿而不伤阴，生津养阴而不助湿。

藿朴夏苓汤出自《医原》，理气化湿，疏表和中。主治湿温初起，邪在气分而湿偏重者。老师以此方加减化裁治疗本案患者，方中藿香芳化宣透以疏表湿，使阳不内郁；藿香、厚朴芳香化湿；厚朴、半夏燥湿运脾，使脾能运化水湿，不为湿邪所困；茯苓淡渗利湿于下，使水道畅通，则湿有去路；石菖蒲、麦芽行气健脾，消食导滞，化湿开胃；枳壳行气宽中，消食化痰；甘草调和诸药。诸药合用，芳香化湿，健脾运脾，醒脾和胃，切中病机，效如桴鼓。

（康开彪　整理）

发热（一）

【案】　患者王某，女，23岁。发热3月。

【初诊】　2012年5月25日：患者3月前患流感后出现高热，体温39.8℃，在当地医院抗炎治疗后高热退。45天前出现咽痛，低热，每天体温最高达37.8℃，疲乏，纳差，在当地医院经抗炎治疗无效。因患者4年前临近高考时亦出现发热，在老师处治愈，此次专程从外地回兰州诊治。昨日晨起体温36.5℃，上午11点左右37.2℃，夜间11点36.5℃。舌红，苔薄黄，脉沉细。

【诊断】　发热。

【证属】　气虚发热。

【治法】　补中益气，甘温除热。

【处方】　补中益气汤。

【药物组成】　黄芪10g，党参10g，白术10g，当归10g，陈皮10g，柴胡5g，升麻5g，甘草5g。7剂，水煎分服，一日1剂。

【二诊】　2012年6月5日：服药4剂后体温恢复正常，昨日感冒后体温36.9℃，无咽痛。舌质淡，苔薄白。上方黄芪增至20g，加附片5g。调方如下：

黄芪20g，党参10g，白术10g，当归10g，陈皮10g，柴胡5g，升麻5g，甘草5g，附片（先煎）5g。7剂，水煎分服，一日1剂。

【按】　患者3个月前因流行性感冒出现高热，高热退，但身体未康复。一个半月前再次出现发热，在当地医院求治无效。患者第一次为外感发热，经抗炎治疗可愈；第二次当为气虚发热，故抗炎治疗无效。患者外感后正气未复，加之劳思伤脾，中气不足，阴火内生，而致发热，故热势不高；阴火上乘，则咽痛；脾胃气虚，气血生化乏源，故疲乏、纳差。治当补中益气，脾胃气旺，阴火自消，虚热则退。

（王　煜　整理）

发热（二）

【案】　患者张某，女，42岁。手、臂、前胸、后背发热10月。

【初诊】　2010年6月1日：患者诉10月前服用蛋白粉、维生素期间应用穴位治疗仪后出现手、臂、前胸、后背发热，夜间为甚，皮温正常，无汗出，小便黄，便秘，自行服用知柏地黄丸后身热不减。舌质红，苔薄白，尺脉弱。

【诊断】　发热。

【证属】　血瘀发热。

【治法】　活血化瘀。

【处方】　血府逐瘀汤化裁。

【药物组成】　柴胡15g，当归10g，川芎10g，赤芍10g，桃仁10g，红花10g，川牛膝30g，生地黄10g，葛根15g，甘草10g。3剂，水煎分服，一日1剂。

【二诊】　2010年6月4日：昨日白天发热明显减轻，夜间又有发热，大便调，喜热饮。舌质红，苔微腻。上方去生地，葛根加至20g，加桂枝10g、紫苏10g、生姜3片。调方如下：

柴胡15g，当归10g，川芎10g，赤芍10g，桃仁10g，红花10g，川牛膝30g，紫苏10g，葛根20g，桂枝10g，甘草10g，生姜3片。3剂，水煎分服，一日1剂。

【按】　此案老师以血府逐瘀汤化裁治之，毫无疑问老师辨证为血瘀发热。王清任认为属于血府血瘀的病症有十九种，最后一种为"晚发一阵热"。所谓血府指膈膜以上。《素问·脉要精微论篇》曰："脉者，血之府也。"脉是人体脏腑、四肢、皮毛、骨肉等周身气血通行的道路。血府逐瘀汤能治疗瘀血所致的许多病症。此患者为补之不慎，气血瘀滞。

（王　煜　整理）

发热（三）

【案】 患者马某，男，90岁。夜间发热、汗出半月。

【初诊】 2011年6月21日：患者半月前出现夜间自觉发热，汗出，夜不能寐，体温正常，纳食尚可。二便调。舌质淡，苔薄白，脉沉。

【诊断】 发热。

【证属】 营卫不和。

【治法】 调和营卫。

【处方】 桂枝加龙骨牡蛎汤化裁。

【药物组成】 桂枝10g，白芍10g，附片（先煎）5g，龙骨30g，牡蛎30g，生姜3片，大枣12枚。7剂，水煎分服，一日1剂。

半年后患者又出现头汗、夜不能寐，在家人陪同下前来就诊，述当时服药2剂后即汗止，无自觉发热，夜寐安，半年来身体无明显不适。

【按】 本案给人的第一印象应该为当归六黄汤证。患者夜间出汗发热，为阴虚有热，当滋阴清热，以生地、熟地滋其阴；黄连、黄柏、黄芩清其热；黄芪补气，固表敛汗；当归育阴养血。而老师以桂枝加龙骨牡蛎汤治之，当为营卫不和。营卫分别为阴阳之属，阴不制阳，则卫阳亢盛而发热；营阴不足，阳不护阴，则营阴外越而汗出。卫分强，故用桂枝、生姜以发之；营分弱，故用芍药、大枣以补之；龙骨、牡蛎敛汗固涩；附片温阳固表，"凡阴阳之要，阳密乃固"。

（王 煜 整理）

发热（四）

【案】 患者尚某，女，31岁。颜面部及颈胸部发热2年余。

【初诊】 2014年1月16日：患者自述2年前无明显诱因出现颜面部及颈胸部发热，皮温不高，体温正常，发热以夜间为主，汗出较少，腹部及以下自觉凉，手脚湿凉，夜尿多。纳可，夜寐欠佳，大便可。舌淡体胖，苔薄白，脉沉细。

【诊断】 发热。

【证属】 营卫不和。

【治法】 调和营卫。

【处方】 桂枝汤化裁。

【药物组成】 桂枝10g，白芍10g，甘草10g，生姜3片，大枣6枚。7剂，水煎分服，一日1剂。嘱患者发热前1~2小时服药，服药后啜热稀粥或热水后覆被至微汗出。

【二诊】 2014年1月23日：发热缓解，手脚凉，腹胀。舌淡体胖，苔薄白，脉沉细。上方加制附片5g、白术10g。调方如下：

桂枝10g，白芍10g，甘草10g，生姜3片，大枣6枚，制附片（先煎）5g，白术10g。继服7剂。水煎分服，一日1剂。服法同前。

【三诊】 2014年1月30日：发热明显缓解，腹以下凉明显好转，手脚仍凉，夜尿减。舌淡体胖，苔薄白，脉沉细。上方制附片加至10g。调方如下：

桂枝10g，白芍10g，甘草10g，生姜3片，大枣6枚，制附片（先煎半小时）10g，白术10g。继服7剂，水煎分服，一日1剂。

效不更方，继续调理月余诸症悉愈。

【按】《伤寒论》曰："病人脏无他病，时发热，自汗出，而不愈者，此卫气不和也，先其时发汗则愈，宜桂枝汤。"脏无他病指无里证也，发热为营卫不和，营不内守，卫阳亢盛故发热，即"阳浮者热自发"，治疗当调和营卫，予桂枝汤。而桂枝汤服法指出："服已须臾，啜热稀粥一升余。以助药力。温覆令一时许，遍身漐漐微似有汗者益佳，不可令如水流漓，病必不除。"而本案关键在"先其时发汗则愈"，嘱患者在发热前1~2小时服药，因为发热汗出时再行服药，会使热势加重，病必不除。所以学习《伤寒论》时，不仅要学习其辨证思想，理法方药，还要学习服药方法、用药禁忌等。

（田 苗 整理）

脚心热

【案】 患者孙某，男，62岁。脚心热2~3年。

【初诊】 2012年12月25日：脚心热2~3年，伴手心出汗，气短，腰困痛。睡眠差。大便不成形，肠炎病史。舌淡胖，苔白厚腻水滑，脉沉细。

【诊断】 脚心热。

【证属】 脾虚湿阻。

【治则】 燥湿，理气，健脾。

【处方】 平陈汤化裁。

【药物组成】 陈皮10g，苍术10g，厚朴10g，半夏10g，茯苓10g，薏苡仁15g，川牛膝10g，麦芽15g，细辛5g，炙甘草10g。7剂，水煎分服，一日1剂。

【二诊】 2013年1月8日：脚心热减轻。头闷。舌淡，苔白稍腻。大便成形。上方加藿香、佩兰各10g。调方如下：

陈皮10g，苍术10g，厚朴10g，半夏10g，茯苓10g，薏苡仁15g，川牛膝10g，麦芽15g，细辛5g，炙甘草10g，藿香10g，佩兰10g。7剂，水煎分服，一日1剂。

【按】 患者年老体衰，调养失慎，腹泻日久，脾虚湿阻，湿郁化热，湿遏热伏，导致脚心热。《张氏医通·手足汗》载："脾胃湿蒸，傍达于四肢，则手足多汗。"故患者手心出汗；湿泛肌肤，阻碍经气，气化不利，则腰困痛；脾虚湿阻，气血津液不能输布全身，脏腑功能减退，故气短懒言。脾虚血亏，血不养心，神不守舍，故睡眠差。脾虚失运，清浊不分，水湿下渗，则大便稀溏不成形；舌淡苔白厚腻水滑，舌体胖，脉沉细均为寒湿内盛之象。方选平陈汤加减治疗。

平陈汤全方名为平胃二陈汤，出自朱震亨《症因脉治·卷二方》，功可燥湿除痰、理气和中。朱丹溪在此基础上加入苍术、厚朴，故又名苍朴二陈汤，以加强燥湿化痰之力，用以治疗痰湿阻滞病证。平陈汤方中半夏辛温，《本草备要》记载："半夏燥湿痰、润肾燥、宣通阴阳"；陈皮辛苦温，《本草备要》记载"陈皮能利水破癥，宣通五脏，统治百病，皆取其理气燥湿之功"，人身以气为主，气顺则百病散；半夏配陈皮，燥湿行气，一升一降，两药相配，除湿利水；茯苓甘平，《长沙药解》记载其"泻水燥土"，茯苓不仅能渗湿利水，还可补益心脾之气，通过益气增强运化水湿之力。平胃散为治疗里湿的祖方、基本方，苍术甘温辛烈，燥胃强脾，发汗除湿，升发胃中阳气；厚朴苦辛温，除湿消胀，两药相配，能消能散，湿除脾运，中阳得振则诸症自解。炙甘草味甘，气平，力缓，炙用甘温培土而补虚，以达培土除湿之效。薏苡仁健脾止泻；川牛膝增加除湿利尿功能，给湿邪以出路，从小便而去；麦芽利湿和中；细辛温肺化饮。全方除湿药与行气药相伍，性味从辛、从燥、从苦，健脾理气使津布以治本，燥湿化水饮以治标，标本同治，使邪去而不伤正。诸药共用则湿除、气行、脾健，使得症除而疾病向愈。二诊时患者脚心热减轻，大便成形，头闷，舌淡苔白稍腻，效不更方，上方加藿香、佩兰，藿香芳香温煦，化里湿，醒脾开胃；佩兰气香味辛性平，醒脾化湿。二者相伍为用，其化湿、和胃醒脾功效更著。

（柳树英　整理）

恶　寒

【案】　患者高某，女，59岁。怕冷、后背冰凉半年。

【初诊】　2012年12月16日：患者半年前吹空调后出现全身怕冷，后背冰凉，平素疲乏，夜寐差，纳可，二便调。舌质淡，苔薄白，脉沉细，尺弱。

【诊断】　恶寒。

【证属】　少阴证。

【治法】　温阳散寒。

【处方】　附子汤化裁。

【药物组成】　附片（先煎1.5小时）30g，白术30g，白芍20g，生姜10g，黄芪10g，桂枝30g，甘草30g。7剂，水煎分服，一日1剂。

【按】　《伤寒论》中"背恶寒者"相关条文有两条，第169条："伤寒无大热，口燥渴，心烦，背微恶寒者，白虎加人参汤主之"；第304条："少阴病，得之一二日，口中和，其背恶寒者，当灸之，附子汤主之"。此两条条文在临床应用时当仔细分辨。《长沙方歌括方》云："阳明白虎辨非难，难在阳邪背恶寒。"白虎加人参汤证是热伤气，气阴两伤，口干舌燥而渴；背为阳之府，附子汤治阳虚恶寒，口不干燥，二者可作鉴别。本案患者恶寒背凉，当为少阴阳虚证，老师以附子汤化裁治之。

（王　煜　整理）

痹病（一）

【案】 王某，男，50岁。痛风病多年，脚后跟、大拇指痛2月，伴手凉。

【初诊】 2012年11月6日：患者痛风多年。现脚后跟、大拇趾痛2月，伴手凉。酒后小腿肚痒，红疹散在。糖尿病病史。舌淡红，苔薄白，脉沉细。

【诊断】 痹病。

【证属】 寒湿阻络。

【治则】 益气健脾，通络止痛。

【处方】 黄芪桂枝五物汤化裁。

【药物组成】 黄芪15g，桂枝10g，白芍10g，石菖蒲10g，麦芽10g，茯苓10g，泽泻10g，川牛膝15g，仙鹤草30g，葛根10g。7剂，水煎分服，一日1剂。

【二诊】 2012年11月23日：患者脚后跟、大拇趾痛减轻，现隐痛。脚心热。11月20日右肩摔伤，活动后疼痛。舌淡胖，苔白水滑，脉沉细。上方黄芪加至30g、桂枝加至20g、茯苓加至15g，加鸡血藤30g、片姜黄15g。调方如下：

黄芪30g，桂枝20g，白芍10g，石菖蒲10g，麦芽10g，茯苓15g，泽泻10g，川牛膝15g，仙鹤草30g，葛根10g，鸡血藤30g，片姜黄15g。7剂，水煎分服，一日1剂。

【三诊】 2012年12月4日：患者脚后跟隐痛。舌淡胖，苔黄黑，脉沉细。上方加细辛10g。调方如下：

黄芪30g，桂枝20g，白芍10g，石菖蒲10g，麦芽10g，茯苓15g，泽泻10g，川牛膝15g，仙鹤草30g，葛根10g，鸡血藤30g，片姜黄15g，细辛10g。7剂，水煎分服，一日1剂。

【四诊】 2012年12月25日：脚后跟僵硬感消失，舌淡胖，苔黄黑，脉沉细。上方黄芪加至50g、桂枝加至30g、麦芽加至20g、茯苓加至20g、片姜黄加至20g。调方如下：

黄芪50g，桂枝30g，白芍10g，石菖蒲10g，麦芽20g，茯苓20g，泽泻

10g，川牛膝 15g，仙鹤草 30g，葛根 10g，鸡血藤 30g，片姜黄 20g，细辛 10g。7剂，水煎分服，一日1剂。

【五诊】 2013年1月11日：脚后跟、大拇趾痛消失。服药后手脚、浑身热。舌淡暗、胖，苔黄黑，脉沉，上方桂枝减至20g。调方如下：

黄芪 50g，桂枝 20g，白芍 10g，石菖蒲 10g，麦芽 20g，茯苓 20g，泽泻 10g，川牛膝 15g，仙鹤草 30g，葛根 10g，鸡血藤 30g，片姜黄 20g，细辛 10g。7剂，水煎分服，一日1剂。

【按】 本案患者体虚腠理空疏，营卫不固，为感邪创造了条件，正如《济生方·痹》中说："皆因体虚，腠理空疏，受风寒湿气而成痹也。"正气不足，无力驱邪外出，病邪稽留而病势缠绵，因此患者痛风多年，缠绵难愈。风寒湿邪流注经络关节而致脚后跟、大拇趾痛。患者年逾五十，阴阳气血不足，不能温煦四末故手凉。酒后风邪客于小腿肌肤，发为散在红疹，皮肤瘙痒。

方选黄芪桂枝五物汤化裁。黄芪补在表之卫气，利血通痹；桂枝散风寒而温经通痹，葛根助桂枝解肌祛风；因久病入络故佐养血之品芍药，养血和营以通痹，正所谓"治风先治血，血行风自灭"也；石菖蒲、麦芽、茯苓、泽泻、仙鹤草健脾益气，化湿和中，以增强祛邪通络之力。因邪气杂至，故祛风、散寒、除湿相互兼顾，因邪气有偏胜，又有内外之分，故祛邪通络又各有侧重。正气不足是本病的重要病因，久病耗伤正气而虚实夹杂，应扶正祛邪，且扶正有助祛邪。二诊时患者脚后跟、大拇趾痛减轻，脚心热，自觉气通畅。右肩摔伤，活动后疼痛。舌淡胖，苔白水滑。黄芪加至30g、桂枝加至20g、茯苓加至15g，加强益气健脾除湿、解肌祛风之力，使脾旺能胜湿；另因右肩摔伤，活动后疼痛故加鸡血藤、片姜黄活血行气，散结通络止痛。三诊时患者脚后跟隐痛。舌淡胖、苔黄黑，加细辛寒散络通。四诊时患者脚后跟僵硬感消失，舌仍淡胖，故黄芪加至50g、桂枝加至30g、麦芽加至20g、茯苓加至20g、片姜黄加至20g，加强益气养血、健脾除湿之力。五诊时患者脚后跟、大拇趾痛消失。服药后手脚、浑身热。舌淡暗、胖，苔黄黑，桂枝降至20g，守方调理。正如《医宗必读·痹》中曰："……治痛痹者，散寒为主，疏风燥湿仍不可缺，大抵参以补火之剂，非大辛大温，不能释其凝寒之害也。治着痹者，利湿为主，祛风解寒亦不可缺，大抵参以补脾补气之剂，盖土强可以胜湿，而气足自无顽麻也。"

（柳树英 整理）

痹病（二）

【案】 患者樊某，女，33岁。手脚关节疼痛1年余。

【初诊】 2018年2月2日：手脚关节疼痛1年余，伴手足厥寒，晨僵，腰膝关节冰凉，戴护膝方能入睡，脱发，眠差多梦，磨牙。舌淡胖，苔薄白，脉沉细。

【诊断】 痹病。

【证属】 寒凝血虚。

【治法】 温经散寒，养血通脉。

【处方】 当归四逆汤加减。

【药物组成】 桂枝15g，芍药15g，生姜3片，甘草5g，白术15g，毛细辛10g，当归15g，川芎15g，小茴香10g。7剂，水煎分服，一日1剂。

【二诊】 2018年3月2日：服药后手脚关节疼痛明显减轻，手足厥寒稍有改善，但不明显，余同前。舌淡红，苔薄白，脉沉细。上方桂枝加至20g、当归加至20g。调方如下：

桂枝20g，芍药15g，生姜3片，甘草5g，白术15g，毛细辛10g，当归20g，川芎15g，小茴香10g。继服7剂。水煎分服，一日1剂。

【三诊】 2018年3月27日：药后上述症状皆明显减轻，手脚渐温。舌淡胖，苔薄白，脉沉。上方加白术至20g、毛细辛至15g。调方如下：

桂枝20g，芍药15g，生姜3片，甘草5g，白术20g，毛细辛15g，当归20g，川芎15g，小茴香10g。继服7剂，水煎分服，一日1剂。

【按】 痹证是临床常见病、多发病，相当于现代医学之风湿性关节炎、类风湿性关节炎、强直性脊柱炎、骨性关节炎等。《内经》最早提出了痹病名，并专辟《痹论》篇，对其病因、发病、证候分类及演变均有记载，为后世认识痹证奠定了基础。在《金匮要略》里对湿痹、历节风进行了辨证论治，所创立的桂枝附子汤、桂枝芍药知母汤、乌头汤等至今仍为治痹的常用效方。

老师认为痹证的基本病因为不通则痛和不荣则痛，具体来说风、寒、湿、热等病邪留注肌肉、筋骨、关节，致使经络壅塞，气血运行不畅，肢体筋脉拘急，不通则痛;或者由于气血津液不足,不足以荣养四肢关节,不荣则痛。

当归四逆汤出自《伤寒论》,具有温经散寒、养血通脉之效,主治血虚寒厥证。方中温阳药与散寒药并用,养血药与通脉药兼施,因此温而不燥,补而不滞。老师以之加减化裁治疗此案患者,取其温经散寒、养血通脉之效,加小茴香加强温经散寒通脉之效;加白术运脾健脾,脾健则气血生化有源;加川芎加强活血通脉之效。诸药合用,切合病机,药证相符,故可获良效。

（康开彪 整理）

痹病(三)

【案】 患者李某,男,45岁。患者坐位时右腿像电流通过(站立时正常)2年。

【初诊】 2012年11月16日:患者坐位时右腿像电流通过(站立时正常),双腿困,天阴时加重。后背偶有相同感觉。自述恨不能用利器捅腿以解烦躁不安之感。平素睡眠差,手凉,脚心热。急躁易怒。职业:警察。舌淡红,苔薄白,脉弦细。

【诊断】 血痹(不宁腿综合征)。

【证属】 阴血不足。

【治则】 养血柔肝,镇惊安神。

【处方】 芍药甘草汤加味。

【药物组成】 白芍30g,炙甘草20g,威灵仙15g,红花15g,龙骨30g,牡蛎30g。7剂,水煎分服,一日1剂。

【二诊】 2012年11月30日:急躁减轻。右腿坐着时仍像电流通过。手心易出汗。睡眠差,早晨4点醒。喜饮水。体检正常。上方加桂枝10g、细辛10g、木瓜30g。调方如下:

白芍30g,炙甘草20g,威灵仙15g,红花15g,龙骨30g,牡蛎30g,桂枝10g,细辛10g,木瓜30g。7剂,水煎分服,一日1剂。

【三诊】 2012年12月14日:腿部症状及心悸减轻。手心热痊愈。现脚心热。上方加黄芪30g,白芍加至50g、桂枝加至20g。调方如下:

白芍50g,炙甘草20g,威灵仙15g,红花15g,龙骨30g,牡蛎30g,桂枝20g，细辛10g，木瓜30g，黄芪30g。7剂，水煎分服，一日1剂。

【四诊】 2012年12月28日：腿部症状大减。脚心热痊愈，心情愉悦。睡眠差，纳食差。上方加枳壳10g、麦芽20g。调方如下：

白芍50g，炙甘草20g，威灵仙15g，红花15g，龙骨30g，牡蛎30g，桂枝20g，细辛10g，木瓜30g，黄芪30g，枳壳10g，麦芽20g。7剂，水煎分服，一日1剂。

【五诊】 2013年1月11日：注意力集中在腿部会出现症状，否则无。现左耳闷，张嘴后好转，痰多。纳呆。大便一日2次，不成形。上方加僵蚕10g、王不留行10g、白芥子10g。调方如下：

白芍50g，炙甘草20g，威灵仙15g，红花15g，龙骨30g，牡蛎30g，桂枝20g，细辛10g，木瓜30g，黄芪30g，枳壳10g，麦芽20g，僵蚕10g，王不留行10g，白芥子10g。7剂，水煎分服，一日1剂。

【按】 芍药甘草汤出自张仲景《伤寒论》第29条："伤寒脉浮，自汗出，小便数，心烦，微恶寒，脚挛急，……若厥愈足温者，更作芍药甘草汤与之，其脚即伸……"第30条："问曰：证象阳旦，按法治之而增剧，厥逆，咽中干，两胫拘急而谵语。……夜半阳气还，两足当热，胫尚微拘急，重与芍药甘草汤，尔乃胫伸。"本案患者虽然无伤寒自汗出导致的津液受损，但因其职业为警察，长期思虑过多，导致心血不足，肝无以藏血，阴血不足，筋脉失濡，导致腿不宁；肝失濡润，阴不制阳，虚热内扰致易急躁。心血不足，心失所养，心神不宁，见睡眠差。

方选芍药甘草汤加味养血柔肝。方中白芍酸寒，养血敛阴，柔肝；甘草甘温，健脾益气，二药相伍，酸甘化阴，调和肝脾以柔筋；威灵仙辛、咸、温，能温通经络，正如《药品化义》中曰："灵仙，……宣通十二经络"；红花归心、肝经，能活血通经，正如《药品化义》中曰"红花，善通利经脉"；龙骨、牡蛎镇惊安神。二诊时患者急躁减轻，右腿坐位时仍像电流通过，手心易出汗，睡眠差，早晨4点醒，喜饮水，加桂枝取桂枝加龙骨牡蛎汤之意，燮理阴阳，交通心肾。加细辛温通，木瓜平肝舒筋。三诊时患者腿部症状及心悸减轻，手心出汗痊愈，现脚心热，加黄芪30g，增加白芍、桂枝用量增强益气养血之力。四诊时患者腿部症状大减，脚心热痊愈，心情愉悦，睡眠仍差，纳食差，加枳壳、麦芽运脾调气。五诊时患者注意力集中在腿部会出现症状，否则无，现左耳闷，张嘴后好转，痰多，纳呆，大便一日2次，不成形，四诊方基础上加僵蚕、王不留行、白芥子化痰散结。王自立教授治疗该病遵仲景之旨，又多有发挥，药精而力专，诸症自除。

（柳树英　整理）

自汗、盗汗

【案】　患者张某，女，71岁。汗多半年余。

【初诊】　2013年6月21日：患者自述近半年来出汗多，白天、夜间均出汗明显，伴有疲乏、怕冷。纳可，夜寐安，大便不成形。舌淡体胖，苔薄白，脉沉细。

【诊断】　自汗、盗汗。

【证属】　营卫不和。

【治法】　调和营卫、益气固表。

【处方】　桂枝加龙骨牡蛎汤化裁。

【药物组成】　黄芪15g，桂枝10g，白芍10g，制附片（先煎半小时）10g，龙骨（先煎半小时）30g，牡蛎（先煎半小时）30g，麦芽15g，甘草5g，生姜3片。7剂，水煎分服，一日1剂。

【二诊】　2013年6月28日：出汗明显减少，大便仍不成形。舌淡体胖，苔薄白，脉沉细。上方生姜加至5片。调方如下：

黄芪15g，桂枝10g，白芍10g，制附片10g（先煎半小时），龙骨30g（先煎半小时），牡蛎30g（先煎半小时），麦芽15g，甘草5g，生姜5片。继服7剂，水煎分服，一日1剂。

【按】　自汗、盗汗是指由于阴阳失调，腠理不固，而致汗液外泄失常的病症。《素问》有："阳加于阴谓之汗"，指出汗证的病机属阴阳失调，腠理开合失常，营卫失和。治疗汗证老师常用桂枝汤调理阴阳、调和营卫，加龙骨、牡蛎，潜阳敛汗。临床上汗证以虚证居多，常合并气血阴阳的虚损，根据虚损的情况加减变化。气虚者，加黄芪、白术；血虚者，加当归；阴虚者，加五味子、麦冬；阳虚者，加制附片。标本兼治，治疗多种汗证疗效显著。

（田　苗　整理）

盗 汗

【案】 患者刘某，女，46岁。盗汗半年余。

【初诊】 2019年9月10日：无明显诱因出现盗汗半年余，汗出湿被，眠差易醒，自服六味地黄丸后更加无法入眠，恶风寒，畏冷，双膝尤甚，伴双踝关节疼痛。舌淡红，苔薄白，脉沉细无力。

【诊断】 盗汗。

【证属】 营卫不和。

【治法】 温通血脉，调和营卫。

【处方】 黄芪桂枝五物汤加减。

【药物组成】 黄芪20g，白术10g，桂枝15g，白芍15g，毛细辛10g，凤眼草15g，炒薏苡仁10g，豨莶草20g，炙甘草10g。7剂，水煎分服，一日1剂。

【二诊】 2019年11月19日：服药当夜盗汗大止，双踝关节疼痛大减，恶风寒、畏冷减。舌淡红，苔薄白，脉沉细。上方减桂枝至10g，去凤眼草，加骨碎补10g。调方如下：

黄芪20g，白术10g，桂枝10g，白芍15g，毛细辛10g，骨碎补10g，炒薏苡仁10g，豨莶草20g，炙甘草10g。继服7剂，水煎分服，一日1剂。

【按】 盗汗是临床杂病中较为常见的一个病证。早在《内经》即对汗的生理及病理有了一定的认识。人体入睡，阳气敛藏于内，交与阴津，乃阴阳调和，营卫相敛，各守其乡。如阳气虚弱，不能敛摄阴液，阴液外泄，盗汗作矣。《证治汇补·附盗汗》曰："若大病之后，新产之余，及久出盗汗不止，则阳气亦虚，宜补气固阳，固阳能生阴。气为水母，甘温化气，阴液斯敛，若拘泥济阴，乌能卫外，故表而出之。"

黄芪桂枝五物汤出自张仲景的《金匮要略》。由桂枝汤减甘草加黄芪组成，即黄芪、桂枝、白芍、生姜、大枣，功能调和营卫、温通血脉、振奋阳气。

本案患者以盗汗、恶风寒、畏冷、下肢关节痹痛为主证，系因血脉痹阻，加之营卫不和所致，实为黄芪桂枝五物汤之主证，故老师以之治疗此案患者，效如桴鼓，收效甚速。

（康开彪　整理）

手 汗

【案】 患者马某，女，33岁。手汗多10余年。

【初诊】 2019年1月22日：患者10余年前无明显诱因出现手汗多，汗出如洗，但手无冰凉感，饮食休息可，二便通畅。现症：患者神清精神可，双手汗出、可见汗珠自手指滴下，触诊手部冰凉，自诉平时怕冷，性欲淡漠，身体其他地方出汗少，自觉疲乏，饮食休息可，二便调。舌质淡红，苔薄白，边有齿痕，脉沉细无力。

【诊断】 手汗。

【证属】 营卫不和，津液外泄。

【治法】 调和营卫，固表敛汗。

【处方】 桂枝加龙骨牡蛎汤加减。

【药物组成】 黄芪30g，桂枝15g，生白芍15g，附子（先煎半小时）10g，五味子15g，煅龙骨（先煎）30g，煅牡蛎（先煎）30g，生姜3片，大枣6枚。7剂，水煎分服，一日1剂。

【二诊】 2019年1月28日：患者自述服药后手汗明显减少、无肉眼可见汗珠，检查手部仍偏潮湿、手凉减轻，活动后身体有少量汗出，仍时感稍疲乏，二便调。舌质淡红，苔薄白，边有齿痕，脉沉细无力。上方黄芪加至60g、白芍加至30g、五味子加至30g、煅龙骨加至40g、煅牡蛎加至40g。调方如下：

黄芪60g，桂枝15g，生白芍30g，附子10g（先煎半小时），五味子30g，煅龙骨（先煎）40g，煅牡蛎（先煎）40g。生姜3片，大枣6枚。14剂，水煎分服，一日1剂。

服药后随访上述症状明显缓解。

【按】 汗是阳气蒸化津液经玄府达于体表而成，《素问·阴阳别论篇》曰"阳加于阴谓之汗"。正常汗出有调和营卫、调节体温、滋润皮肤的作用。正常人在体力劳动、进食辛辣刺激食物、气候炎热、穿衣过厚及情绪紧张或激动等情况下容易出汗，这是生理现象。若当汗出而无汗，不当汗出而多汗，或仅见身体的某一局部汗出，则属于病理现象。如自汗、盗汗、但头汗出、半身汗出，该患者属于近手部多汗，且为自汗，自汗是指不因劳累活动、天热、穿衣过暖和服用发散药物等因素而自然汗出的表现，其病机可为气虚、血虚、阳虚、亡阳、营卫不和等。《伤寒论》54条云："病常自汗出者，此为荣气和。荣气和者，外不谐，以卫气不共荣气和谐故尔。以荣行脉中，卫行脉外，复发其汗，荣卫和则愈，宜桂枝汤。"该患者经常性自汗出，而饮食睡眠大小便正常，是荣气无病而在外的卫气不与荣气相和谐的缘故。在外的卫气和荣气相离而不相将，卫气失却固外护荣的作用，使荣气不能内守，故常自汗出。治以桂枝汤调和营卫，以其发汗而使营卫和合，卫外为固，营阴内守，则汗出自愈。患者疲乏、脉沉细、手凉、病程日久，故加黄芪补气固表，附子温阳，龙骨、牡蛎敛汗固表。汗证是一临床常见的疾患，过多出汗是一种病态改变，西医将其临床原因大多归咎于植物功能神经紊乱，治疗亦颇为棘手。

（郑　君　整理）

太阳病

【案】　患者黄某，女，43岁。颈项部转侧不利1周。

【初诊】　2011年10月16日：患者述1周前出现颈项部转侧不利，做扩胸运动后感颈项部舒适，在外院就诊时被诊断为颈椎病，建议局部热敷，做颈部保健操。患者欲行中医治疗，来我师处就诊，诉屈颈不适，转侧略感疼痛，自觉身热，喜凉饮，食纳可，二便调。舌质淡，体胖大，苔薄润，脉沉缓。

【诊断】　太阳病。

【证属】　太阳中风。

【治法】　解肌和营。

【处方】　桂枝加葛根汤化裁。

【药物组成】　葛根30g，桂枝15g，白芍15g，附片（先煎）5g，甘草10g，仙鹤草30g，川芎15g，生姜5片，龙骨30g，牡蛎30g。7剂，水煎分服，一日1剂。

【按】　项背强几几，属太阳经证。"太阳病，项背强几几，反汗出恶风者，桂枝加葛根汤主之"；"太阳病，项背强几几，无汗，恶风者，葛根汤主之"。太阳经的受邪部位是头项延长至后背。由于太阳经脉的运输不利，就会出现项背强几几、头项部的活动受限。出现这些症状，一般都是寒邪为患，寒主收引，易发项背强几几。老师在治疗颈椎病时常用桂枝加葛根汤，认为表虚不固者，易使太阳经输不利，出现项背强几几。此案患者不但有寒证，还有热证，有身热的表现，且喜冷饮，一般情况下我们会认为是热证，但根据患者舌淡胖，苔润、薄白，脉沉缓，本证仍辨证为太阳中风。"太阳病，发热，汗出，恶风，脉缓者，名为中风"，故老师以桂枝加葛根汤证治之。

（王 煜 整理）

身 痛

【案】 患者何某，女，62岁。外伤后身痛1年。

【初诊】 2010年12月17日：患者去年冬天外出摔倒，送往医院，检查未发现骨折，诊断为软组织损伤，口服三七片，外涂红花油，身痛逐渐缓解。患者以为治愈，后阴天下雨即出现身痛，平时打喷嚏即两胁疼痛，春夏轻，秋冬重，食纳可，大便黏滞。舌质淡，苔薄白，脉弦。

【诊断】 身痛。

【证属】 气滞血瘀，瘀留胁下。

【治法】 活血祛瘀，疏肝通络。

【处方】 复元活血汤化裁。

【药物组成】 柴胡15g，当归15g，桂枝10g，桃仁10g，红花10g，天花粉15g，穿山甲5g，大枣5g，川芎15g，香附15g，甘草5g。7剂，水煎分服，一日1剂。

【二诊】 2010年12月24日：身疼痛有所减轻，近日出现口干，口苦，气短，纳差。舌质淡，苔白微腻，脉弦。上方加石菖蒲10g、麦芽15g、枳壳15g、细辛5g、大黄2g。调方如下：

柴胡15g，当归15g，桂枝10g，桃仁10g，红花10g，天花粉15g，穿山甲5g，大枣5g，川芎15g，香附15g，甘草5g，石菖蒲10g，麦芽15g，枳壳15g，细辛5g，大黄2g。7剂，水煎分服，一日1剂。

【三诊】 2011年1月5日：患者服药后腹泻，泻后身痛明显缓解，打喷嚏时胁痛亦缓解。舌质淡，苔白微腻，脉弦。上方去大黄。调方如下：

柴胡15g，当归15g，桂枝10g，桃仁10g，红花10g，天花粉15g，穿山甲5g，大枣5g，川芎15g，香附15g，甘草5g，石菖蒲10g，麦芽15g，枳壳15g，细辛5g。7剂，水煎分服，一日1剂。

【按】 本案老师以复元活血汤治之。所谓复元者，"去者去，生者生，痛自舒而元自复矣"。复元之名的来意为瘀血不去痛不去，新血不生元不复。张秉成曰："夫跌打损伤一证，必有瘀血积于两胁间，以肝为藏血之脏，其经行于两胁，故无论何经之伤，治法皆不离于肝。且跌仆一证，其痛者在腰胁间，尤为明证。故此方以柴胡之专入肝胆者，宣其气道，行其郁结，而以酒浸大黄，使其性不致直下，随柴胡之出表入里，以成搜剔之功。当归能行血中之气，使血各归其经。甲片可逐络中之瘀，使血各从其散。血瘀之处，必有伏阳，故以花粉清之。痛盛之时，气脉必急，故以甘草缓之。桃仁之破瘀，红花之活血。"本案患者外伤后，虽未见骨折等症，且身痛一时缓解，但特定情况下身痛、胁痛时常出现，老师辨证为气滞血瘀，瘀留胁下。一诊老师未加涤荡瘀血之品，疼痛虽有缓解但不明显；二诊加大黄、枳壳，患者腹泻后疼痛减轻，复元活血汤原方大黄用量30g，说明本方以祛瘀为第一要务。

（王 煜 整理）

腰 痛

【案】 患者颜某，女，37岁。腰痛，弯腰、经期加重半年。

【初诊】 2013年1月25日：腰痛，弯腰、经期加重半年，伴手凉。脊柱侧弯轻度。月经有血块，行经6天，周期26天。白带正常。舌淡，苔白，脉微涩。

【诊断】 腰痛。

【证属】 气虚血滞。

【治则】 益气温经，和血通痹。

【处方】 黄芪桂枝五物汤加减。

【药物组成】 黄芪30g，桂枝10g，白芍10g，附片（先煎1小时）10g，白术10g，炙甘草10g，生姜3片。7剂，水煎分服，一日1剂。

【二诊】 2013年2月1日：腰痛大减，手凉好转。舌淡，苔白稍腻，脉微涩。上方加当归10g。调方如下：

黄芪30g，桂枝10g，白芍10g，附片（先煎1小时）10g，白术10g，炙甘草10g，生姜3片，当归10g。7剂，水煎分服，一日1剂。

【按】 《金匮要略》"血痹阴阳俱微，寸口关上微，尺中小紧，外证身体不仁，如风痹状，黄芪桂枝五物汤主之"。本案患者阳气不足，营卫不和，营血运行不畅，痹阻于腰部关节所致，治以黄芪桂枝五物汤加减调营血，和卫阳。本方为桂枝汤之变方，方中黄芪甘温走表益卫，通阳逐痹，此《黄帝内经》所谓"阴阳形气俱不足，勿取以针，而调以甘药"之意；桂枝温经通痹，与黄芪配伍，益气温阳，和血通经，桂枝得黄芪益气而振奋卫阳；黄芪得桂枝，固表而不致留邪；白芍《本草经疏》载其"手足太阴引经药，入肝、脾血分"，《别录》载其"通顺血脉，……（治）……腰痛"，《药性论》载其"治妇人血闭不通，消瘀血"，故其能养血和营而通血痹，与桂枝合用，调营卫而和表里，两药为臣；生姜辛温，疏散风邪，以助桂枝之力，以为佐使，则营卫调，气血畅；附片温经通络；白术利腰脐之气。二诊时患者腰痛大减，手凉好转，舌淡苔白稍腻，加当归以养血通络。全方配伍精当，共奏益气温经、和血通痹之效。

（柳树英　整理）

梅核气

【案】 患者谢某，男，30岁。咽喉异物感2年。

【初诊】 2018年5月18日：咽喉异物感2年，咯之不出，咽之不下，胸膈满闷，脘腹痞满，闷塞不舒，体胖，头重如裹，身重肢倦，恶心呕吐，不思饮食，口淡不渴，大便微溏，日1行，小便不利。舌体胖大，边有齿痕，苔白厚腻，脉沉滑。

【诊断】 梅核气。

【证属】 痰湿阻滞。

【治法】 运脾化湿开窍。

【处方】 藿朴夏苓汤加减。

【药物组成】 藿香 15g，厚朴 15g，半夏 10g，茯苓 20g，石菖蒲 20g，麦芽 20g，毛细辛 15g，苏梗 15g，仙鹤草 15g。7 剂，水煎分服，一日 1 剂。

【二诊】 2018 年 6 月 5 日：服药后诸症皆有所减轻，但均不明显，舌脉同前。考虑痰湿致病，重浊黏腻，难以速效，守方化裁继服。上方加枳壳 15g、泽泻 10g、小茴香 15g。调方如下：

藿香 15g，厚朴 15g，半夏 10g，茯苓 20g，石菖蒲 20g，麦芽 20g，毛细辛 15g，苏梗 15g，仙鹤草 15g，枳壳 15g，泽泻 10g，小茴香 15g。继服 7 剂，水煎分服，一日 1 剂。

【三诊】 2018 年 6 月 19 日：服药后诸症明显减轻，唯大便溏稀。舌淡红，苔白，脉沉。上方加山药 15g、薏苡仁 15g。调方如下：

藿香 15g，厚朴 15g，半夏 10g，茯苓 20g，石菖蒲 20g，麦芽 20g，毛细辛 15g，苏梗 15g，仙鹤草 15g，枳壳 15g，泽泻 10g，小茴香 15g，山药 15g，薏苡仁 15g。继服 7 剂，水煎分服，一日 1 剂。

【四诊】 2018 年 7 月 3 日：患者自诉服药 3 天后即感疗效明显，诸症皆无。舌淡胖，苔薄白，脉和缓有力。守三诊方继服 7 剂，以固疗效。

【按】 梅核气相当于现代医学之慢性咽炎、咽神经官能症等，是临床常见病、多发病，其临床主要表现为咽喉部异常感觉，似有梅核塞于咽喉，咯之不出，咽之不下。早在《太平惠民和剂局方》中就对本病有形象的描述："或如梅核，在咽喉之间，咯不出，咽不下，此七情之所为也。"《诸病源候论·妇人杂病》对其病因病机及临床表现也有相关描述："咽中如炙肉脔者，此是胸膈痰结与气相搏，逆上咽喉之间结聚，状如炙肉之脔也。"老师认为，痰湿阻滞是本病发生的内因，情志因素是本病发生的诱因，情志不舒，引动伏痰作祟。故治疗的根本是健脾祛痰，兼以调畅情志。

老师认为此案患者体胖，加之一派痰湿阻滞之象，虽主要表现为咽喉异物感，但其根本病机在于中焦脾胃虚弱，痰湿阻滞，故治当豁痰开窍，方选藿朴夏苓汤加减。一诊时老师以藿香入肺、脾、胃经，快气，和中，辟秽，祛湿；半夏、厚朴行气化湿和中；苏梗理气宽中，治气郁；以石菖蒲、麦芽醒脾运脾，行气祛湿；以毛细辛温化寒湿；仙鹤草益气健脾。二诊时加枳壳、泽泻以加强行气化湿利湿之效；加小茴香以温化寒湿，取"病痰饮者当以温药和之"之意。三诊时由于患者大便尚溏稀，继加山药、薏苡仁以加强健脾渗湿之效。综观全方，老师以运脾健脾为主，脾胃健，则痰湿无由而生，故梅核气不药而愈。

（康开彪 整理）

脾色环唇

【案】 患者丁某，男，38岁，唇周发黄，伴急躁，喜叹息。

【初诊】 2012年9月18日：曾眼眶、唇周发黄。现唇周发黄，伴急躁，喜叹息。舌淡，舌体胖，苔薄白。脉沉。

【诊断】 脾色环唇。

【证属】 脾虚不运。

【治则】 健脾助运。

【处方】 香砂运脾汤。

【药物组成】 香附15g，砂仁10g，党参30g，白术20g，茯苓10g，佛手15g，枳壳15g，石菖蒲15g，麦芽20g，炙甘草10g，仙鹤草30g。7剂，水煎分服，一日1剂。

【二诊】 2012年10月19日：唇周发黄及急躁、喜叹息减轻。矢气多，常梦呓。舌质略红，苔薄白。上方枳壳加至20g。调方如下：

香附15g，砂仁10g，党参30g，白术20g，茯苓10g，佛手15g，枳壳20g，石菖蒲15g，麦芽20g，炙甘草10g，仙鹤草30g。7剂，水煎分服，一日1剂。

【三诊】 2012年11月16日：唇周发黄消失，矢气多减轻。现常梦呓。舌淡，舌体胖，苔薄白。上方加黄芪30g、女贞子15g。调方如下：

香附15g，砂仁10g，党参30g，白术20g，茯苓10g，佛手15g，枳壳20g，石菖蒲15g，麦芽20g，炙甘草10g，仙鹤草30g，黄芪30g，女贞子15g。7剂，水煎分服，一日1剂。

【按】 脾开窍于口，其华在唇。其华在唇是说脾的精气健旺与否，可由口唇表现出来，即唇为脾之外候。因脾为气血生化之源，脾的运化功能健旺，则气血旺盛，口唇红润光泽；若脾气不健，气血不足，多见口周萎黄无华。因此王自立教授认为唇周属脾，唇周的变化既然首先反映脾的病变，而黄色亦是脾色所主，那么病人口唇周围颜色发黄能从一定程度上反映患者的脾胃功能，提示脾胃虚弱，并称之为"脾色环唇"，脾色环唇可作为脾虚证的诊断依据之一，同时也可为临床提高脾虚证辨证的准确性和治疗的有效性提供参考。

本案患者唇周发黄，舌淡，舌体胖，苔薄白，脉沉，均体现了王自立教授所创"脾色环唇"这一独特的辨证脾虚证的方法。

方中运脾汤健脾助运，香附、砂仁疏肝理气，则二诊时患者唇周发黄及急躁、喜叹息减轻，现矢气多，常梦呓，故增加枳壳用量，枳壳为调气运脾的关键药物，可依脾运失健的程度而有小运（10～15g）、中运（20～30g）、大运（35～60g）之别，最大可用至80g；本方中用至20g，为中运；而白术亦为必不可缺之药，依脾虚程度及便秘轻重决定药量，轻度者常用15～30g、中度者用至30～60g、重度者可用至60～120g。本方中用至20g，两药一补一消，相须为用。

三诊时患者唇周发黄消失，矢气多减轻。现常梦呓。肝魂妄动，魂随神而往来，为阳中之阴，藏于肝，舍于血，脾虚，肝之阴血亏虚，最终导致肝魂不能内藏，妄而扰动，出现梦呓表现，《类经》谓之"魂之为言"；肺魄不宁，魄并精出入，为阴中之阳，藏于肺，舍于气，因诸气膹郁，郁结于肺，伤及肺气，使魄无所舍，魂魄不调，导致梦呓。总之，一方面肝魂妄动，肝阳内扰，木火刑金，上犯于肺，导致肺魄不宁；另一方面，魄病而气滞，气机升降不能调，金郁伐木，肝损而疏泄失司，扰动其魂，以使肝魂妄动，最终导致魂魄不调，梦呓自此而发，且舌质略红苔薄白，因此加黄芪、女贞子补肺脾之气血，益肝肾之阴，最终气机升降有常，气血充，则诸症自除。

（柳树英　整理）

消　渴

【案】　患者安某，男，57岁。多饮半年。

【初诊】　2012年7月3日：患者半年前无明显诱因出现半夜口干渴，需饮水2000mL左右方能解渴，水温适中，大便干，连续服牛黄解毒片10天后上述症状可缓解，停药后症状同前，体检正常。舌质红，苔微微腻，脉沉细。

【诊断】 消渴。

【证属】 肾水不足，阳明热盛。

【治法】 清阳明，滋肾水。

【处方】 玉女煎。

【药物组成】 生石膏30g，知母15g，麦冬10g，熟地20g，川牛膝30g。7剂，水煎分服，一日1剂。

【二诊】 2012年7月10日：口干、大便干均缓解，需饮水1000mL左右即能解渴，舌脉同前。熟地增至30g，加山萸肉30g、竹叶10g、白术10g。调方如下：

生石膏30g，知母15g，麦冬10g，熟地30g，川牛膝30g，山萸肉30g，竹叶10g，白术10g。7剂，水煎分服，一日1剂。

【三诊】 2012年7月17日：无口干，饮水正常，大便调。上方继服7剂。

【按】 本案诊断为消渴。消渴之名，首见于《内经》，《素问·奇病论篇》说："此肥美之所发也，此人必数食甘美而多肥也。肥者，令人内热，甘者令人中满，故其气上溢，转为消渴。"《中医内科学》对消渴的定义是"以多饮、多食、多尿、身体消瘦，或尿浊、尿有甜味为特征的病症"，符合现代医学糖尿病的特征。但在中医学中消渴不仅仅是现代医学糖尿病的代称，还有更为宽泛的含义。《伤寒论》第71条："若脉浮，小便不利，微热消渴者，五苓散主之。"第326条："厥阴之为病，消渴，气上撞心，心中疼热，饥而不欲食，食则吐蛔，下之利不止。"在《伤寒论》中，口渴能饮，饮后复渴，名为消渴。五苓散证是膀胱气化失常，小便不利，津液不行，渴而饮，饮复渴。厥阴病之消渴一般认为是肝热津伤，无液而渴。本案之消渴应属中医广义之消渴。老师以玉女煎治之，以方测证，当知本案为少阴不足，阳明有余之消渴。方中用石膏、知母泻阳明之有余，熟地、麦冬滋少阴之不足，川牛膝补肝肾、导热下行。二诊加山萸肉、竹叶仍为一滋一清，合白术老师认为可以敛脾阴。

（王　煜　整理）

唇 湿

【案】 患者魏某，男，62岁。嘴唇干裂，吃刺激性食物有蜇痛感，伴纳差。

【初诊】 2013年2月26日：患者嘴唇干裂，吃刺激性食物有蜇痛感，伴纳差。自觉味觉减退。手心热。西医诊断口唇炎。舌尖红有芒刺，少苔，脉细数。

【诊断】 唇湿。

【证属】 胃热阴虚。

【治则】 清胃热，滋肾阴。

【处方】 玉女煎加桂枝。

【药物组成】 生地黄15g，知母15g，川牛膝15g，麦冬10g，桂枝5g，石膏30g。7剂，水煎分服，一日1剂。

【二诊】 2013年3月12日：嘴唇干裂大减。舌尖红有芒刺，中部有舌苔。上方加白术10g、枳壳30g。调方如下：

生地黄15g，知母15g，川牛膝15g，麦冬10g，桂枝5g，石膏30g，白术10g，枳壳30g。7剂，水煎分服，一日1剂。

【三诊】 2014年10月28日：嘴唇干裂1年余后复发。舌红少苔，舌左侧色红重于右侧。大便干，每日1次。上方生地黄加至20g。调方如下：

生地黄20g，知母15g，川牛膝15g，麦冬10g，桂枝5g，石膏30g，白术10g，枳壳30g。7剂，水煎分服，一日1剂。

【按】 《灵枢·寒热病论》说："寒热者……唇槁。"是最早的唇湿症状的描述。明代陈实功《外科正宗·卷四》首次提出唇风病名："唇风，阳明胃火上攻，其患下唇发痒作肿，破裂流水，不疼难愈……"《严氏济生方·口齿门》："唇者，脾之所主……盖燥胜则干，热胜则裂……治之之法，内则当理其脾……无不效者矣。"本案患者平素喜食辛辣刺激性食物，致阳明气火有余，胃热耗伤阴精，熏灼唇口导致嘴唇干裂，吃刺激性食物有蜇痛感；因疼痛影响进食导致纳差。《灵枢·脉度》中载："脾气通于口，脾和则口能知五谷矣。"患者喜食辛辣刺激性食物导致脾不和则自觉味觉减退，口发淡而无法尝出饮食滋味；手心热，舌尖红有芒刺少苔、脉细数均为阴亏有热故也。

方选玉女煎加桂枝，方中石膏辛甘大寒，清胃火，为君药；生地黄甘而微温，以滋肾水之不足，为臣药，君臣相伍，清火壮水，虚实兼顾；知母苦寒质润、滋清兼备，一助石膏清胃热，一助生地黄滋肾阴；麦冬微苦甘寒，助生地黄滋肾而润胃燥，二者共为佐药；牛膝导热引血下行，且补肝肾，为佐使药，以降上炎之火；少佐辛温之桂枝以"引火归元"。二诊时患者嘴唇干裂大减，舌尖红有芒刺，舌中部有苔，加白术、枳壳运脾调气。一年半后患者三诊，自述嘴唇干裂复发，舌红少苔，舌左侧色红重于右侧，大便干，每日1次，生地黄加至20g，增强滋肾润胃燥之力，清热与滋阴共进，虚实兼治，以治实为主，使胃热得清，肾水得补。本案精妙之处尤在于辛、甘、温之桂枝"引火归元"的应用，以求同气相求，甚者从之，而非选用大热之肉桂，以防伤阴动血，则诸症可愈。

（柳树英 整理）

第二章 妇科医案

第一节 月经病

月经过少（一）

【案】 患者王某，女，30岁。月经量少半年。

【初诊】 2012年12月21日：月经量少半年，经期1~2天。经色暗，有血块。纳食可，大便调。睡眠差，体倦，面色萎黄。舌淡体胖，苔白，脉细。

【诊断】 月经过少。

【证属】 心脾两虚。

【治则】 益气养血，补益心脾。

【处方】 归脾汤加味。

【药物组成】 黄芪30g，党参10g，白术10g，茯苓10g，当归20g，龙眼肉10g，酸枣仁30g，木香5g，炙甘草10g，仙鹤草30g，山药30g，附片(先煎半小时)5g。7剂，水煎分服，一日1剂。

【二诊】 2012年12月28日：月经延期7~8天。舌淡胖，苔白，脉细。加川芎、小茴香，白术加至30g，去茯苓、山药。调方如下：

黄芪30g，党参10g，白术30g，当归20g，龙眼肉10g，酸枣仁30g，木香5g，炙甘草10g，仙鹤草30g，附片(先煎半小时)5g，川芎15g，小茴香20g。7剂，水煎分服，一日1剂。

【三诊】 2013年1月25日：服药时恶心，睡眠可。舌淡胖，苔薄白，脉细。上方加生姜5片、麦芽10g、茯苓10g，白术减至20g。调方如下：

黄芪30g，党参10g，白术20g，当归20g，龙眼肉10g，酸枣仁30g，木香5g，炙甘草10g，仙鹤草30g，附片(先煎半小时)5g，川芎15g，小茴香20g，生姜5片，麦芽10g，茯苓10g。7剂，水煎分服，一日1剂。

【四诊】 2013年2月22日：服药后2个月经周期正常，经期由原来的1

天延长至3.5天，有血块但较原来减少。舌淡，苔白稍腻，脉细。上方白术减至10g。调方如下：

黄芪30g，党参10g，白术10g，当归20g，龙眼肉10g，酸枣仁30g，木香5g，炙甘草10g，仙鹤草30g，附片（先煎半小时）5g，川芎15g，小茴香20g，生姜5片，麦芽10g，茯苓10g。3剂，水煎分服，一日1剂。

【五诊】 2013年2月25日：月经量少，血块多，经前乳房胀痛。现月经第3天，量少，色深，血块多。白带正常。舌淡胖苔薄白，脉细。上方加桂枝10g、细辛5g、巴戟天10g。调方如下：

黄芪30g，党参10g，白术10g，当归20g，龙眼肉10g，酸枣仁30g，木香5g，炙甘草10g，仙鹤草30g，附片（先煎半小时）5g，川芎15g，小茴香20g，生姜5片，麦芽10g，茯苓10g，桂枝10g，细辛5g，巴戟天10g。7剂，水煎分服，一日1剂。

【按】 本案患者月经量少是因思虑过多、劳伤心脾，气血亏虚所致。心藏神而主血，脾主思而统血，思虑过多，心脾气血暗耗，脾气亏虚则体倦；心血不足则见睡眠差。面色萎黄，舌淡，舌体胖，苔白，脉细均属气血不足之象。上述诸症虽属心脾两虚，却以脾虚为核心，气血亏虚为基础。脾为营卫气血生化之源，正如《灵枢·决气》篇中曰"中焦受气取汁，变化而赤是为血"，故用归脾汤加味治疗。

方中以参、芪、术、草及仙鹤草大量甘温之品补脾益气以生血，使气旺而血生；当归、龙眼肉甘温补血养心；茯苓、酸枣仁、远志宁心安神；木香辛香而散，理气醒脾，与大量益气健脾药配伍，复中焦运化之功，又能防大量益气补血药滋腻碍胃，使补而不滞，滋而不腻。《本经》中曰：山药，补中，益气力，长肌肉，增强益气健脾之力；附片温补脾肾，填精益血。二诊时月经延期7~8天。加川芎活血行气，正如《日华子本草》中曰川芎"治……一切气，一切劳损，一切血，补五劳，壮筋骨，调众脉，破癥结宿血，养新血"；小茴香温肾行气和脾胃；白术加至30g，故去茯苓、山药。三诊时睡眠改善，服药时恶心，加生姜、麦芽和胃；加茯苓10g，白术减至20g，附片先煎半小时以减轻副作用。四诊时患者述服药后已经2个月经周期正常，经期由原来的1天延长至3.5天，有血块但较前减少，舌淡苔白稍腻，白术减至10g。五诊时为月经第3天，月经量较前增加，有血块，经前乳房胀痛，舌淡胖苔薄白，加桂枝、细辛温通血脉，巴戟天补肾阳血海。于是心脾、肾得养，而诸虚自愈矣。

本方的配伍特点：一是心脾同治，重点在脾，使脾旺则气血生化有源；二是气血并补，但重在补气，意即气为血之帅，气旺血自生，血足则心有所养；三是补气养血药中佐以木香理气醒脾，补而不滞。故张璐说："此方滋养心脾，鼓动少火，妙以木香调畅诸气。世以木香性燥不用，服之多致痞闷，或泄泻，减食者，以其纯阴无阳，不能输化药力故耳。"

（柳树英　整理）

月经过少（二）

【案】　患者程某某，女，31岁。生气后月经量少半年余。

【初诊】　2018年6月22日：患者平素月经规律，14岁初潮，周期30天，经期5~6天，量中、色暗红，夹少量血块，无明显痛经史。半年前正值经期因工作与同事争吵，随即月经停止，此后月经量明显减少，约为正常经量的1/2，经期3天，色暗红，夹血块，经前1周乳房胀痛、烦躁，月经周期基本正常，未予特殊处理。末次月经：2018年6月15日~17日，量少，色暗红，无痛经，经前乳房胀痛、心烦。拟备孕，故要求中药调理。患者神清，精神可，纳少，睡眠欠佳，多梦，心烦易怒，疲乏，二便正常，手凉。舌质淡红，苔薄白，脉弦细。

【诊断】　月经过少。

【证属】　肝郁血虚。

【治法】　疏肝解郁，养血调经。

【处方】　逍遥散加减。

【药物组成】　柴胡20g，当归30g，白芍20g，炒白术20g，茯苓10g，香附20g，毛细辛15g，桂枝15g，生姜3片，鸡血藤20g，炙甘草10g。7剂，水煎分服，一日1剂。

【二诊】　2018年7月24日：患者自述服药后无不适，因个人原因未及时复诊及服药，仍手凉。心烦，末次月经：2018年7月14~16日，量少，色暗红，夹少量血块，经前乳房胀痛、心烦，纳少，喜饮温水，多梦，二便通畅。舌质淡红，苔薄白，脉弦细。上方白芍加至30g、桂枝加至20g、鸡血藤加至30g。调方如下：

柴胡20g，当归30g，白芍30g，炒白术20g，茯苓10g，香附20g，毛细辛15g，桂枝20g，生姜3片，鸡血藤30g，炙甘草10g。14剂，水煎分服，一日1剂。

【三诊】 2018年8月14日：患者自述服药后心烦、手凉、纳少、多梦、疲乏等症状明显缓解。末次月经：2018年8月12日至今，量中，色暗红，夹少量血块，经前轻度乳房胀痛，纳眠可，二便通畅。舌质淡红，苔薄白，脉弦细。效不更方，继续原方口服14剂，水煎分服，一日1剂。

电话随访9月中旬月经按时来潮，量中、色红、无血块及经前乳房胀痛，情绪可，饮食睡眠正常，病情临床痊愈。

【按】 月经病是妇科常见病、多发病，是妇科病之首，是以月经的周期、经期、经量异常为主症或伴随月经周期，或于经断前后出现明显症状为特征的疾病。月经过少是经量异常的一种月经病，临床发病机理有虚有实。虚者多因精亏血少，冲任血海亏虚，经血乏源；实者多由气滞、瘀血或痰湿内生，冲任阻滞，血行不畅而致月经过少。

王老分析该患者平素月经规律，发病时正值经期，与他人生气后月经停止，随后出现月经量明显减少，有典型的情绪不畅诱因，气滞则血瘀，瘀血阻滞冲任血海，血行不畅致月经量少；瘀阻经脉，气血失调，故经血夹血凝块、色暗红；肝郁克脾土，影响脾胃运化功能，故纳少；脾虚气血生化乏源，脾主四肢功能受损，故疲乏；经前气血壅滞，不通则痛，故经前乳房胀痛。治疗以疏肝理气、养血调经为主，选用逍遥散加减，方中以柴胡疏肝解郁，使肝气得以条达为君；白芍酸苦微寒，养血敛阴，柔肝缓急；当归甘温，养血和血且理气，配合柴胡补肝体而助肝用，使血和而肝和，血充而肝柔，共为臣药；木郁则土虚，肝病易于传脾，故以白术、茯苓、甘草健脾益气，预防肝病及脾，且使营血生化有源；患者肝郁症状明显，故以香附疏肝理气解郁，此药常用于女性月经不调、痛经及乳房胀痛；生姜健脾和胃；患者手凉，故以桂枝、细辛以温经散寒对症治疗；鸡血藤补血活血调经；炙甘草补气兼调和诸药。

（郑　君　整理）

月经后期

【案】 患者郭某，女，42岁。月经延期半年余。

【初诊】 2019年9月27日：半年前患者适逢经期冒雨涉水，致月经推后，初推后8～9日，后延至50日左右一至，月经量少色暗，伴畏寒肢冷，少腹冷痛，颜面下肢浮肿，神疲肢倦，纳食可，二便调。舌淡暗，苔薄白，脉沉细无力。

【诊断】 月经后期。

【证属】 寒凝血瘀。

【治法】 温经散寒，益气化瘀。

【处方】 黄芪桂枝五物汤加减。

【药物组成】 生黄芪30g，桂枝15g，白芍10g，毛细辛10g，鸡血藤30g，川牛膝30g，全当归30g，炙甘草10g，生姜3片。7剂，水煎分服，一日1剂。

【二诊】 2019年10月25日：服药7剂，于10月23日行经，适逢行经，量少色暗，无血块。上方减桂枝至10g，加白芍至15g，加川芎10g。调方如下：

生黄芪30g，桂枝10g，白芍15g，毛细辛10g，鸡血藤30g，川牛膝30g，全当归30g，炙甘草10g，生姜3片，川芎10g。继服7剂，水煎分服，一日1剂。

【三诊】 2019年11月1日：药后月经量增多，经行4天，右侧膝关节及拇指关节疼痛。舌淡胖，苔薄白，脉沉细。上方减全当归至20g，加川芎至15g。调方如下：

生黄芪30g，桂枝10g，白芍15g，毛细辛10g，鸡血藤30g，川牛膝30g，全当归20g，炙甘草10g，生姜3片，川芎15g。继服7剂，水煎分服，一日1剂。

【四诊】 2019年11月8日：药后精神渐佳，下肢浮肿渐消，畏寒肢冷、少腹冷痛除。舌淡红，脉沉细。上方加白术30g、薏苡仁30g，减毛细辛至5g。调方如下：

生黄芪30g，桂枝10g，白术30g，白芍15g，毛细辛5g，鸡血藤30g，川牛膝 30g，全当归 20g，炙甘草 10g，生姜 3 片，薏苡仁 30g，川芎 15g。继服 7 剂，水煎分服，一日 1 剂。

【五诊】 2019 年 11 月 15 日：药后诸症皆除，现为经前 1 周。上方加白芍至 20g，减川芎至 10g。调方如下：

生黄芪 30g，桂枝 10g，白术 30g，白芍 20g，毛细辛 5g，鸡血藤 30g，川牛膝 30g，全当归 20g，炙甘草 10g，生姜 3 片，薏苡仁 30g，川芎 10g。继服 7 剂，水煎分服，一日 1 剂。

【按】 老师认为月经后期的主要发病机理是精血不足或邪气阻滞，血海不能按时满溢，遂致月经后期。《景岳全书·妇人规》："凡血寒者，经必后期而至。然血何以寒？亦惟阳气不足，寒从中生而生化无期，是即所谓寒也。"《妇科玉尺》则云："……饮食减少，斯有血枯血闭，乃血少色淡，过期或数月一行。"

黄芪桂枝五物汤出自《金匮要略》，益气温经、和营通痹，是治血痹之良方，主治血痹证之肌肤麻木不仁、脉微涩而紧，其疗效在中医学几千年的发展与临床研究中不断被证实与肯定。老师认为其主证除血痹之肌肤麻木不仁外，大凡阳气不足、寒凝经脉、营卫不和所致诸症皆可加减化裁应运。

本案患者适逢经期冒雨涉水，致使寒凝血脉，寒凝血脉，血脉瘀阻，血行不畅，冲任不能按时充盛，血海满溢延迟所致。方中黄芪桂枝五物汤益气养血，温经暖宫；加毛细辛以温经止痛；加川芎以活血行气止痛；加鸡血藤、全当归以补血、活血、通络；川牛膝引血下行，使血海按时满溢而经候如期。诸药合用可达温经散寒、益气化瘀之效。

（康开彪 整理）

月经先后不定期（一）

【案】 患者栗某，女，23 岁。月经未至持续 3 月。

【初诊】 2011 年 5 月 6 日：患者平素月经 2~3 月 1 行，或 1 月行经 2 次，每次行经量多，此次 1 月底行经后未再行经，手脚凉，怕热，大便 2~3 天 1 次且干结。舌淡红，苔薄白，脉沉细。

【诊断】 月经先后不定期。

【证属】 气虚血瘀，肾阳不足。

【治法】 益气活血，补肾温阳。

【处方】 自拟方。

【药物组成】 黄芪30g，党参15g，白术30g，枳壳30g，肉苁蓉30g，菟丝子30g，桂枝10g，附片（先煎半小时）10g，鸡血藤30g，益母草10g，川牛膝30g。7剂，水煎分服，一日1剂。

【二诊】 2011年5月13日：服药后12日行经，行经腹痛，无血块。舌淡红，苔薄白，脉沉细。上方加巴戟天15g、小茴香15g、香附10g。调方如下：

黄芪30g，党参15g，白术30g，枳壳30g，肉苁蓉30g，菟丝子30g，桂枝10g，附片（先煎半小时）10g，鸡血藤30g，益母草10g，川牛膝30g，巴戟天15g，小茴香15g，香附10g。7剂，水煎分服，一日1剂。

【按】 月经是天癸、脏腑、气血、经络协调作用于子宫而产生的生理现象。《素问·上古天真论》云："女子七岁，肾气盛，齿更发长；二七而天癸至，任脉通，太冲脉盛，月事以时下，故有子。……七七任脉虚，太冲脉衰少，天癸竭，地道不通，故形坏而无子也。"这说明肾气充盛、天癸的产生、任通冲盛对月经的来潮起着直接的作用。月经的主要成分是血。薛立斋在《女科撮要》中说："夫经水，阴血也，属冲任二脉主，上为乳汁，下为月水。"说明月经的产生与调节，还受血液盛衰的影响。《景岳全书·妇人规》云："故调经之要，贵在补脾胃以资血之源，养肾气以安血之室，知斯二者，则尽善矣。"老师以党参、黄芪补气生血，以白术、枳壳运脾行气，气行则血行，以肉苁蓉、菟丝子、桂枝、附片、巴戟天补肾以生血。因肾既藏先天之精，又藏后天之精，精能生血，血能化精，精血同源而相互资生，成为月经产生的物质基础。予鸡血藤、益母草、川牛膝补血而活血，诸药合用补脾胃以生血，补肾精以化血，补肾气以调充任，使气血充足，肾气盛，月事按期而至。

（王 煜 整理）

月经先后无定期（二）

【案】 患者贺某，女，26岁。月经紊乱4年。

【初诊】 2018年3月16日：患者平时月经欠规律，14岁初潮，周期或提前7~8天，或推后10~15天，经期3~5天，量多少不等，色暗红，夹血块，无痛经史，经前乳房胀痛，未予系统诊治。末次月经：2018年3月10日，量中，色暗红，夹血块。前次月经：2018年2月2日，量少，色暗红，夹血块，经前胸胁、乳房胀痛。现症：神清，精神可，心烦，多汗，纳可，睡眠差，夜间易惊醒，大便不畅，1~2日1次，小便正常。舌质淡红，苔薄白，脉弦细。

【诊断】 月经前后无定期。

【证属】 肝气郁结。

【治法】 疏肝解郁，调理冲任。

【处方】 逍遥散加减。

【药物组成】 柴胡10g，酒白芍20g，当归15g，茯苓15g，炒白术15g，炒枳壳15g，炒麦芽15g，炙甘草10g。7剂，水煎分服，一日1剂。

【二诊】 2018年3月23日：患者自诉服药后上述症状明显减轻，睡眠改善，大便通畅，每日1次，余无特殊不适。舌质淡红，苔薄白，脉弦细。

上方继续口服，4月9日月经来潮、量中、色红，经前乳房胀痛明显减轻。

【按】 王老认为肝藏血，司血海，主疏泄。肝气条达，疏泄正常，血海按时满盈，则月经周期正常。追问病史，该患者4年前新入职，工作压力大，遂出现上述症状。平素工作节奏快、有竞争及压力，经前情绪波动大、心烦易怒。情志抑郁，郁怒伤肝，导致肝气逆乱，疏泄失司，冲任失调，血海蓄溢失常。疏泄太过，则月经先期而至；疏泄不及，则月经后期而来，遂致月经先后无定期。气郁血滞则经行不畅、夹血块；肝脉循少腹布胸胁，肝郁气滞，经脉不利，故胸胁、乳房胀痛。故以逍遥散疏肝健脾、理气调经。方中柴胡疏肝解郁，当归、白芍养血柔肝调经；白术、茯苓、甘草健脾和胃；大便不畅，故予炒枳壳理气通便，炒麦芽疏肝理气。诸药合用共奏疏肝健脾之功效，使肝气得舒、脾气健运，则经水自调。

（郑 君 整理）

月经先后无定期（三）

【案】 患者吉某，女，44岁。月经提前7~10天或推后15~30天，反复1年余。

【初诊】 2018年6月7日：患者平素月经规律，15岁初潮，周期30天左右，经期5~7天，量中、色暗红、夹少量血块，无明显痛经。1年前无诱因出现月经提前7~10天或推后15~30天，伴疲乏，多梦，烦躁，易醒，记忆力差，腰酸，小腹部坠胀隐痛，平素为办公室工作，劳动强度不大，但工作压力大，饮食欠规律，经前乳房胀痛。末次月经：2018年5月23日，量中、色淡红，夹少量血块，经期下腹部坠胀隐痛、腰困，疲乏，经前烦躁。间断口服中药后症状时轻时重。现患者神清，精神稍差，饮食可，睡眠差，易醒、多梦，晨起疲乏，烦躁，大便稍干，1~2日1次，小便正常。舌质淡红，苔薄白边，有齿痕，脉沉细。

【诊断】 月经先后无定期。

【证属】 心脾两虚。

【治法】 健脾养心，益气调经。

【处方】 归脾汤加减。

【药物组成】 黄芪20g，党参20g，炒白术15g，当归20g，龙眼肉20g，远志10g，炒酸枣仁（捣碎先煎）30g，五味子15g，木香2g，炙甘草5g。7剂，水煎分服，一日1剂。

【二诊】 2018年6月14日：患者自述服药后上述症状稍减轻，仍烦躁、多梦、易醒，记忆力差，腰酸，小腹部坠胀隐痛，饮食可，疲乏，大便稍干，每日1次，小便正常。舌质淡红，苔薄白，脉沉。上方炒白术加至20g、当归加至30g、五味子加至20g。调方如下：

黄芪20g，党参20g，炒白术20g，当归30g，龙眼肉20g，远志10g，炒酸枣仁（捣碎先煎）30g，五味子20g，木香2g，炙甘草5g。7剂，水煎分服，一日1剂。

【三诊】 2018年6月21日：患者自述服药后上述烦躁、多梦、疲乏等症状明显减轻，饮食可，二便正常，微感乳房胀痛。舌质淡红，苔薄白，脉沉。上方黄芪加至30g。调方如下：

黄芪30g，党参20g，炒白术20g，当归30g，龙眼肉20g，远志10g，炒酸枣仁(捣碎先煎)30g，五味子20g，木香2g，炙甘草5g。7剂，水煎分服，一日1剂。

后电话随访，6月25日月经来潮，量色质同前。因患者外出不便到医院复诊，遂按原方继续服用2周，7月24日月经来潮，无明显经前乳房胀痛，睡眠基本正常，无明显疲乏及烦躁。

【按】 月经不按正常周期来潮，时或提前7天以上，时或延后7天以上，且连续3个月经周期者，称为"月经先后无定期"。亦称"经水先后无定期""经乱"等。如仅提前或错后3~5天，或偶有月经提前或推后1次，下次月经正常来潮则不作病论。本病相当于西医学排卵型功能失调性子宫出血病的月经不规则。青春期初潮后1年内及更年期月经先后无定期者，如无其他证候，可不予治疗。月经先后无定期若伴有经量增多及经期紊乱，常可发展为崩漏。

本病主要机理是冲任气血不调，血海蓄溢失常。其分型有肾虚、脾虚和肝郁。少年肾气未充，更年期肾气渐衰，或素体肾气不足，房劳多产，久病大病，损伤肾气，肾气不充，开阖不利，冲任失调，血海蓄溢失常，遂致经行先后无定期。素体脾虚，饮食失节，或思虑过度，损伤脾气，脾虚统摄无权及生化不足，冲任气血失调，血海蓄溢失常，遂致经行先后无定期。素性抑郁，或忿怒过度，肝气逆乱，气乱及血，冲任失司，血海蓄溢失常，遂致月经先后无定期。以月经周期或长或短但经期正常为辨证要点。治疗以调理冲任气血为原则，或疏肝解郁，或调补脾肾，随证治之。

王老认为，该患者平素月经规律，1年前因工作压力大，饮食不规律，日久损伤脾气，脾虚统摄无权，冲任气血失调，血海蓄溢失常，故致月经先后不定期；脾虚生化气血之源不足，故经色淡红而质稀；脾主四肢、肌肉，脾虚则神倦乏力；舌淡，苔薄，脉沉，也为脾虚气血不足之征。治疗法则当以补脾益气、养血调经为主。火生土，脾为土，心为火，脾虚子盗母气，故日久心气虚，导致心脾两虚，心神失养则多梦、易醒；木克土，肝为木，脾为土，脾虚肝气乘脾则肝气郁结，经脉瘀滞、不通则痛，故经前乳房胀痛、烦躁易怒。故选归脾汤以健脾益气、养心安神、养血调经。健脾养血，气血充足，则肝血足，肝有所藏则肝气自疏。全方以黄芪甘温、补脾益气，龙眼肉甘温、补脾气、养心血，共为君药；党参、白术甘温补气，配合黄芪、当归以滋阴养血补心，共为臣药；茯苓、酸枣仁、远志、五味子宁心安神；木香理气醒脾，与补气养血药配伍，使补而不滞，补益而不碍胃，共为佐药；甘草补气兼调和诸药。

（郑　君　整理）

崩漏（一）

【案】　患者赵某，女，14岁。月经淋漓不尽26天。

【初诊】　2013年8月3日：患者自述12岁月经初潮，平素月经规律，本次从7月7日起月经淋漓不尽至今，色黑，有血块。纳可，夜寐安，大便干，一日1行。舌淡胖，边有齿痕，苔薄白，脉沉细。

【诊断】　崩漏。

【证属】　气滞血瘀。

【治法】　行气活血化瘀。

【处方】　血府逐瘀汤化裁。

【药物组成】　当归15g，川芎10g，赤芍10g，桃仁10g，红花10g，川牛膝10g，柴胡15g，香附10g，益母草30g，生姜3片。7剂，水煎分服，一日1剂。嘱患者勿食寒凉及辛辣刺激之品。

【二诊】　2013年8月10日：自述服第1剂时月经量多，后逐渐减少，现月经已干净，自觉疲乏无力。舌淡胖，边有齿痕，苔薄白，脉沉细。上方去川芎、赤芍、川牛膝，加黄芪30g、白术15g、白芍10g。调方如下：

当归15g，桃仁10g，红花10g，柴胡15g，香附10g，益母草30g，黄芪30g，白术15g，白芍10g，生姜3片。继服7剂，水煎分服，一日1剂。

【按】《内经》曰："二七而天癸至，任脉通，太冲脉盛，月事以时下。"而崩漏是非行经期间阴道大量出血或淋漓不尽。老师认为此患者正值《内经》中所说之"二七"，虽任脉已通，太冲脉盛，但血不循经，瘀阻胞宫，冲任损伤，瘀血不去则新血不得归经，正如《千金方》云："瘀血占据血室，而致血不归经。"治疗应遵"通因通用"原则，当以活血化瘀、调理冲任为法。方中桃仁、红花、川芎、赤芍活血化瘀；川牛膝活血通经，引血下行；柴胡、香附理气行滞，使气行则血行；益母草配合川芎、赤芍、当归加强活血通经的作用。患者复诊时出血已止，仍觉神疲乏力、气短，老师考虑有气随血脱之嫌，故去活血化瘀之品，加黄芪补气生血、白芍敛阴和营、白术健脾益气以加强脾的统血功能、助气血生化。老师强调在崩漏的治疗中不能见血止血，首先要辨清标本主次，正确运用"治崩三法"。患者服药期间见阴道流血较前增多，或血块增多时，不必惊慌，要保持心情平静，卧床休息即可。血下之后，旧血得去，新血得生，则出血自止。

（田　苗　整理）

崩漏（二）

【案】　患者王某，女，48 岁。经行淋漓不断月余。

【初诊】　2019 年 6 月 11 日：经行淋漓不断 3 月余。近 2 年来经行量多，10 余日淋漓不断，色淡质稀，神疲体倦，气短懒言，不思饮食，四肢不温，白带量多，色白质稠，眠差梦多，食凉受凉则泄泻，大便调。舌淡胖，苔白，脉沉滑。

【诊断】　崩漏。

【证属】　脾虚失摄。

【治法】　健脾益气，固冲止血。

【处方】　运脾汤加减。

【药物组成】　党参 15g，白术 15g，茯苓 15g，陈皮 10g，麦芽 10g，石菖蒲 10g，生薏苡仁 15g。7 剂，水煎分服，一日 1 剂。

【二诊】　2019 年 6 月 28 日：服药 1 剂后经止，食纳增，余同前。加白术至 20g、生薏苡仁至 30g，加山药 30g、芡实 30g、细辛 3g。调方如下：

党参 15g，白术 20g，茯苓 15g，陈皮 10g，麦芽 10g，石菖蒲 10g，生薏苡仁 30g，山药 30g，芡实 30g，细辛 3g。继服 7 剂，水煎分服，一日 1 剂。

【三诊】　2019 年 7 月 16 日：经行第 6 天，色如咖啡，白带量多，阴痒，脘腹痞胀，恶食凉食，眠差多梦。舌淡红，苔薄白。上方加茯苓至 30g，加苏梗 15g、香附 10g，去细辛。调方如下：

党参 15g，白术 20g，茯苓 30g，陈皮 10g，麦芽 10g，石菖蒲 10g，生薏苡仁30g，山药30g，芡实30g，苏梗15g，香附10g。继服7剂，水煎分服，一日1剂。

【四诊】 2019年10月11日：月经恢复正常，经行7日，白带量多，食水果等凉性食物后尤甚，大便调。舌淡胖，苔薄白。上方加小茴香15g。调方如下：

党参15g，白术20g，茯苓30g，陈皮10g，麦芽10g，石菖蒲10g，生薏苡仁30g，山药30g，芡实30g，苏梗15g，香附10g，小茴香15g。继服7剂，水煎分服，一日1剂。

【五诊】 2019年10月25日。药后诸症悉除，继服四诊方7剂以固疗效。

【按】 崩漏是妇科常见病。崩即"崩中"，其出血突然，来势急，出血量多；漏即"漏下"，其出自淋漓不断，来势缓，出血量少。老师认为崩与漏的临床表现虽不尽相同，但其发病机制是一致的。在疾病发展过程中常崩中与漏下可相互转化，如血崩日久，气血耗伤，可变成漏；久漏不止，病势日进，也能成崩，所以临床上常常崩漏并称。正如《济生方》说："崩漏之病，本乎一证，轻者谓之漏下，甚者谓之崩中。"

本案患者临床表现来一派脾虚之象，脾虚则运化无力，中气统摄力不足，不足以摄胞中之血，使经血下注，漏下不止。

运脾汤为老师临床经验方，适用于因脾虚失运所致的诸多病证。老师以运脾汤去佛手、枳壳、仙鹤草，加生薏苡仁、山药、芡实健脾运脾，益气，收敛止血、止带；加苏梗、香附行气摄血；加小茴香温肝、肾、脾、胃经，以固冲止血。诸药合用健脾益气，固冲止血。

（康开彪 整理）

崩漏（三）

【案】 患者陶某，女，47岁。功血输血治疗后20天。

【初诊】 2018年8月7日：患者平素月经规律，15岁初潮，周期30天，经期5~6天，量中、色暗红，夹少量血块，伴下腹部隐痛。1年前无诱因出现月经紊乱，或停经2~3月，或淋漓10~15天，量时多时少，色淡质清稀，夹少量血块，无腹痛，经期感腰困，20天前因阴道不规则流血2周余合并贫血在外院行诊刮术并输血，自诉术后病检未见异常（未见病理报告），现血止，要求中药调理。现症：神清，精神稍差，面色无华，情绪差，易悲伤，头晕疲乏、稍活动即觉气短、心悸、胆小易惊、纳少、睡眠差、易醒易惊，二便正常。舌质淡红，苔薄白，舌体胖大，脉沉细弱。

【诊断】　崩漏。

【证属】　心脾两虚。

【治法】　健脾益气，补心安神。

【处方】　归脾汤加减。

【药物组成】　黄芪30g，党参15g，当归10g，炒白术15g，茯神15g，远志5g，龙眼肉10g，炒酸枣仁（捣碎先煎）15g，木香2g，生姜10g，大枣5枚，炙甘草10g。7剂，水煎分服，一日1剂。

【二诊】　2018年8月14日：患者自诉服药后无不适，疲乏气短、心悸易惊、睡眠易醒等症状均明显好转，进食增加，二便正常。舌质淡红，苔薄白，舌体胖大，脉沉细。余无特殊不适。上方党参加至20g、酸枣仁加至20g。调方如下：

黄芪30g，党参20g，当归10g，炒白术15g，茯神15g，远志5g，龙眼肉10g，炒酸枣仁（捣碎先煎）20g，木香2g，生姜10g，大枣5枚，炙甘草10g。7剂，水煎分服，一日1剂。

【按】　崩漏是月经的周期、经期、经量发生严重失常的病证，指经血非时暴下不止或淋漓不尽。属于妇科常见病，也是疑难危重病证，可发生于从月经初潮至绝经的任何年龄，好发于青春期和绝经过渡期，足以影响生育，危害健康。

崩漏的发生是肾-天癸-冲任-胞宫轴的严重失调，其主要病机是冲任损伤，不能制约经血，使子宫藏泻失常。导致崩漏的常见病因病机有脾虚、肾虚、血热、血瘀。该患者47岁，六七接近七七之年，肾气渐衰，天癸渐竭，肾气虚则封藏失司，冲任不固，不能制约经血，子宫藏泻失常则发为崩漏。气随血耗，阴随血伤，故气血亏虚，气血不能充养四肢清窍，故头晕疲乏、四肢无力；脾气虚弱，健运失职，则纳少；脾气虚，气血生化乏源，气虚推动乏力，血虚充养不足，则神疲乏力、面色无华，舌淡脉弱。脾虚子盗母气则心气虚，鼓动乏力，心动失常，故心悸易惊；心气心血亏虚则心失濡养，故心悸、失眠、多梦、易惊，舌脉为脾虚气弱表现。故王老认为该患者虽起病于肾虚，但出现日久表现为心脾两虚，故以归脾汤健脾养心、安神定志。

（郑　君　整理）

闭经（一）

【案】　患者王某，女，31岁。月经未行持续3月。

【初诊】　2011年9月23日：患者自述3个月前其父亲去世，悲伤不已，正值经期第2天，无任何征兆月经即停，且持续3个月未行经。平素疲乏，怕冷，四肢不温，食纳可，便秘。舌质淡，苔薄白，脉沉。

【诊断】　闭经。

【证属】　肾阳不足。

【治法】　温补肾阳。

【处方】　当归补血汤合桂附地黄汤化裁。

【药物组成】　桂枝30g，制附片（先煎半小时）10g，熟地黄30g，山茱萸30g，山药15g，泽泻15g，丹皮10g，黄芪60g，当归30g，菟丝子30g，淫羊藿30g，仙鹤草30g，女贞子10g，甘草10g。7剂，水煎分服，一日1剂。

【二诊】　2011年9月30日：患者服药后仍未行经，但疲乏、怕冷缓解，大便调。舌质淡，苔薄白，脉沉。上方去女贞子，加鸡血藤30g、益母草10g。调方如下：

桂枝30g，制附片（先煎半小时）10g，熟地黄30g，山茱萸30g，山药15g，泽泻15g，丹皮10g，黄芪60g，当归30g，菟丝子30g，淫羊藿30g，仙鹤草30g，鸡血藤30g，益母草10g，甘草10g。7剂，水煎分服，一日1剂。

【三诊】　2011年10月10日：患者7剂服完月经至，但量少，色淡。舌质淡，苔薄白，脉沉。嘱患者经停后服归脾丸1周，再行复诊。

【按】　肝藏血，主疏泄，喜条达，恶抑郁。肝具有储藏血液和调节血量的作用。脏腑所化生之气血，除营养周身之外，余则储藏于肝，在女子则下注血海而为月经。肝的藏血功能与疏泄作用须相互协调，肝气条达则血脉流畅，经行如常，肝气郁结则血脉失畅，月经异常。本案患者因其父亲去世正值经期，悲伤过度而影响血的运行，使冲任失调，故月经遂停。但老师此案没有从调肝入手，而是以补肾温阳为主。因为患者平素疲乏、怕冷、四肢不温，为气血不足、阳虚不布之象。此次虽有情志影响，但气血两虚、肾阳不足为病之本。"治病求本"，此之谓也。

（王　煜　整理）

闭经(二)

【案】　患者南某，女，38岁。月经未行持续4月。

【初诊】　2010年6月9日：患者述2008年开始月经量少，周期基本正常，每次行经1天，量少，色淡。2010年2月5日人流后至今未行经，平素易怒，生气后口苦。舌质淡，苔燥，脉沉细。

【诊断】　闭经。

【证属】　脾肾两虚，气血不足。

【治法】　脾肾双补，益气养血。

【处方】　归脾汤合二仙汤化裁。

【药物组成】　黄芪30g，党参30g，白术15g，茯苓10g，当归30g，酸枣仁(捣碎先煎)30g，龙眼肉15g，香附15g，菟丝子30g，淫羊藿30g，仙茅15g，巴戟天10g，枸杞子30g，女贞子15g，鸡血藤30g，仙鹤草30g。7剂，水煎分服，一日1剂。

【二诊】　2010年6月15日：服药后仍未行经，自觉精神较前改善，睡眠可，食纳可，二便调。舌质淡，苔薄白，脉沉细。上方仙茅、枸杞子、女贞子均减至10g。调方如下：

黄芪30g，党参30g，白术15g，茯苓10g，当归30g，酸枣仁(捣碎先煎)30g，龙眼肉15g，香附15g，菟丝子30g，淫羊藿30g，仙茅10g，巴戟天10g，枸杞子10g，女贞子10g，鸡血藤30g，仙鹤草30g。7剂，水煎分服，一日1剂。

【三诊】　2010年6月22日：患者未行经，睡眠改善，食纳可，二便调，舌质淡，苔薄白，脉沉细。上方香附减至10g，加熟地10g、白芍10g、川芎10g。调方如下：

黄芪30g，党参30g，白术15g，茯苓10g，当归30g，酸枣仁（捣碎先煎）30g，龙眼肉15g，香附10g，菟丝子30g，淫羊藿30g，仙茅10g，巴戟天10g，枸杞子10g，女贞子10g，鸡血藤30g，熟地10g，白芍10g，川芎10g，仙鹤草30g。7剂，水煎分服，一日1剂。

【四诊】 2010年6月29日：患者三诊后服第5剂药月经至，量少，色淡，今日月经量已经开始减少。嘱患者行经结束后，自服归脾丸1周。

【按】 对月经病的治疗，我们应该从肾、肝、脾（胃）去入手。肾为先天之本，主藏精气，精能生血，血能化精，精血同源而互相资生，成为月经的基础物质。而肾气的衰与盛又主宰着天癸的至与竭。肝具有储藏血液和调节血量的作用。脏腑所化生之气血，除营养周身以外，则储藏于肝，其余部分在女子则下行血海而为月经。肝气条达则血脉流畅，经候如常。脾主统血，胃主受纳，为水谷之海，乃多气多血之腑。足阳明胃经下行与冲脉合于气街，故有"冲脉隶于阳明"之说。胃中水谷盛，则冲脉之血亦盛，血海满盈，月事以时下。老师此方涉及肾、脾、胃。患者虽易怒，未予疏肝，仍从补脾胃、补脾肾、补气血入手，因为此患者以虚为本，虽然易怒，不是因为肝气实，而是肝血虚，肝失濡养，阴不制阳，则肝气妄动而易怒。所以，肝血得养，肝气自疏。

（王 煜 整理）

闭经（三）

【案】 患者高某，女，17岁。月经未行持续9月。

【初诊】 2010年8月3日：患者自述14岁初潮，月经一直紊乱，经常2~3月行经1次，曾多方调理，未见显效。此次持续9个月未行经，行头颅CT、肾上腺、腹部B超检查均未见异常。患者形体肥胖，体重明显超标，手凉，怕冷。当日气温40℃，患者着衣两件。舌淡红，苔薄白，脉沉细。

【诊断】 闭经。

【证属】 气虚寒凝，痰湿阻滞。

【治法】 补气温阳，除痰通络。

【处方】 桂枝加黄芪汤加味。

【药物组成】 黄芪 30g，桂枝 10g，白芍 20g，山药 30g，甘草 10g，生姜 3 片，大枣 10 枚，香附 15g，白芥子 15g，陈皮 10g。7 剂，水煎分服，一日 1 剂。

【二诊】 2010 年 8 月 24 日：患者述服药后 8 月 20 日行经，现正值经期，量多，有血块。舌质淡，苔薄白，脉沉细。上方加菟丝子 15g、山萸肉 30g。调方如下：

黄芪 30g，桂枝 10g，白芍 20g，山药 30g，甘草 10g，生姜 3 片，大枣 10 枚，香附 15g，白芥子 15g，陈皮 10g，菟丝子 15g，山萸肉 30g。7 剂，水煎分服，一日 1 剂。

【三诊】 2010 年 9 月 3 日：8 月 30 日经停。舌质淡，苔薄白，脉沉细。上方加仙鹤草 30g。调方如下：

黄芪 30g，桂枝 10g，白芍 20g，山药 30g，甘草 10g，生姜 3 片，大枣 10 枚，香附 15g，白芥子 15g，陈皮 10g，菟丝子 15g，山萸肉 30g，仙鹤草 30g。7 剂，水煎分服，一日 1 剂。

【按】 桂枝加黄芪汤出自《金匮要略·水气病脉证治》，为治疗黄汗的代表方。老师在临床上常用此方，均不为黄汗而用。老师常以桂枝汤调和营卫、补气血、除表寒。若气虚乏力、自汗明显者均佐以黄芪，以助桂枝汤温补之力。本案患者胖而恶寒、手凉、脉沉细，当为"体虽外充而气则内怯也"。患者貌似健壮，实为体弱，自初潮后月经均不能按时而至，为先天肾气不足之象；胖而怕冷为气虚表阳不足之象；而胖人又多痰湿，综上所述患者为气血两虚，阳气不足，痰湿阻滞，冲任壅塞，而月经停闭。如《女科切要》云："肥白妇人，经闭而不通者，必是湿痰与脂膜壅塞之故也。"老师以桂枝汤和营卫，补气血，加黄芪、山药加强补气温肾之力；加陈皮既可以化痰又可以行气，使补中有行；加白芥子搜剔内外痰结。二诊加菟丝子、山萸肉使全方补中有收。

（王　煜　整理）

痛经（一）

【案】 患者王某，女，27 岁。行经后腹痛 10 年。

【初诊】 2011年9月16日：患者于10年前出现行经后下腹部隐痛，曾行全腹B超检查无异常。平素易发口腔溃疡，大便稀。裂纹舌，少苔，脉沉细。

【诊断】 痛经。

【证属】 血虚寒凝。

【治法】 补血温经，散寒止痛。

【处方】 当归四逆汤化裁。

【药物组成】 当归30g，桂枝10g，白芍10g，细辛10g，甘草10g，小茴香30g，乌药15g，川牛膝10g，干姜10g。7剂，水煎分服，一日1剂。

【二诊】 2011年9月23日：仍有腹痛，大便稀，近日未发口腔溃疡。裂纹舌，少苔，脉沉细。上方桂枝加至30g、白芍加至20g。调方如下：

当归30g，桂枝30g，白芍20g，细辛10g，甘草10g，小茴香30g，乌药15g，川牛膝10g，干姜10g。7剂，水煎分服，一日1剂。

【三诊】 2011年9月30日：近日未出现腹痛，大便稀，无口腔溃疡，双膝关节受风后疼痛。裂纹舌，脉沉。上方川牛膝加至30g，加木瓜30g、威灵仙15g。调方如下：

当归30g，桂枝30g，白芍20g，细辛10g，甘草10g，小茴香30g，乌药15g，川牛膝30g，干姜10g，木瓜30g，威灵仙15g。7剂，水煎分服，一日1剂。

【按】 本案患者行经后腹痛，当为血虚寒凝之证，老师以当归四逆汤化裁治之。当归四逆汤主治手足厥寒、脉细欲绝者。四逆汤主治手足厥逆，冠以当归是与四逆汤相区别。当归四逆汤不以附子扶阳，而以当归补血通脉；肝脉血虚受寒，行经后血虚更甚，故出现腹痛，所以老师在补血的同时加小茴香、乌药以散肝经寒凝；患者在血虚寒凝的基础上尚有阳气亏虚，肾阳不足，阳不制阴，肾之阴火上犯于口，而表现为口腔溃疡。对于此病切不可以凉药泻之，无异于雪上加霜，温阳则阴火自降，所谓"益火之源，以消阴翳"。全方以养血、散寒、温阳为治，故诸症皆除。

（王　煜　整理）

痛经(二)

【案】 患者陈某，女，30岁。痛经3年，加重1年。

【初诊】 2014年4月17日：患者自述近3年来痛经，近1年加重，腹痛以行经第1天为甚，平素月经量少，色黑，行经1~2天，月经周期28~30天，现经前1周，白带稍多。妇科彩超：双侧卵巢巧克力囊肿。平素手脚凉。纳可，夜寐安，大便调。舌淡，苔微腻，脉沉。

【诊断】 痛经。

【证属】 寒湿内阻。

【治法】 温肾祛湿，化瘀通络。

【处方】 温脐化湿汤化裁。

【药物组成】 山药30g，白术15g，茯苓15g，薏米15g，巴戟天10g，桂枝10g，细辛10g，小茴香30g。7剂，水煎分服，一日1剂。

【二诊】 2014年4月24日：今日行经，痛经较前有所缓解，量少色暗。舌淡，苔微腻，脉沉。上方加当归15g、鸡血藤15g、川牛膝10g。调方如下：

山药30g，白术15g，茯苓15g，薏米15g，巴戟天10g，桂枝10g，细辛10g，小茴香30g，当归15g，鸡血藤15g，川牛膝10g。继服7剂，水煎分服，一日1剂。

【三诊】 2014年5月4日：月经量稍增加，月经干净后停止服药，白带可。现经前1周。舌淡，苔薄白，脉沉。上方巴戟天加至15g、当归加至20g、鸡血藤加至30g、川牛膝加至30g。调方如下：

山药30g，白术15g，茯苓15g，薏米15g，巴戟天15g，桂枝10g，细辛10g，小茴香30g，当归20g，鸡血藤30g，川牛膝30g。继服7剂，水煎分服，一日1剂。

【四诊】 2014年5月11日：本次行经痛经明显缓解，月经量较前增多，经色好转。舌淡，苔薄白，脉沉。上方去川牛膝，白术加至20g、茯苓加至20g，当归减至15g、鸡血藤减至15g。调方如下：

山药30g，白术20g，茯苓20g，薏米15g，巴戟天15g，桂枝10g，细辛10g，小茴香30g，当归15g，鸡血藤15g。继服7剂。水煎分服，一日1剂。后守上方继续加减调服3月余而愈。

【按】"温脐化湿汤"出自《傅青主女科》，原方治疗"妇人下焦寒湿相争，经水将来三五日前脐下疼痛，状如刀刺者，或寒热交作，所下如黑豆汁"。傅青主在使用该方时，对疾病病机的认识为下焦寒湿相争，他认为："寒湿乃邪气也。妇人有冲任之脉，居于下焦，冲为血海，任主胞胎，为血室，均喜正气相通，最恶邪气相犯。经水由二经而外出，而寒湿满二经而内乱，两相争而作疼痛，邪愈盛而正气日衰。寒气生浊，而下如豆汁之黑者，见北方寒水之象也。治法利其湿而温其寒，使冲任无邪气之乱，脐下自无疼痛之疚矣。"本案患者因寒湿阻于胞宫，经血凝滞不通，故见月经量少色黑、腹痛，因患者病史较长，且症状较重，故临证时加桂枝、细辛、小茴香以温经通脉，加鸡血藤、川牛膝、当归以补血活血，全方共奏温肾祛湿、化瘀通络之功，使寒去湿除而诸症渐愈。老师指出，痛经的发病具有明显的周期性，一般经前疼痛或月经初期疼痛的以邪实为主，月经后期或经后疼痛以正虚为主，故其治疗也应以祛邪或扶正为主，尤其对于经前或月经初期疼痛者，治疗时当在行经前1周左右开始服药，如温脐化湿汤原方强调其服法为"须在月经未来前十日服之"。同时强调患者需要注意自己的生活方式，注意保持情志舒畅，注意保暖，避免接触凉水或受凉，尽量少进食辛辣刺激及生冷寒凉食物。

（田　苗　整理）

经行头痛

【案】　患者胡某，女，33岁。经期头部胀痛5年。

【初诊】　2018年5月8日：患者生产后出现经期头部疼痛，一般月经第1、2天量多伴头痛，以前额部疼痛为主，胀痛为主。平时月经规律，每次行经5天，月经周期30天，量中、色暗红，夹少量血块，月经第1、2天前额部胀痛，严重时恶心无呕吐。末次月经：2018年4月20日，量色质同前，经期头部胀痛。现患者神清，精神可，纳眠可，大便偏干，1~2日1次，小便正常，手足偏凉。舌质淡红，苔薄白，舌体胖大，边有齿痕，脉弦细。

【诊断】　经行头痛。

【证属】　肝郁脾虚。

【治法】 疏肝解郁，健脾养血。

【处方】 逍遥散加减。

【药物组成】 当归15g，白芍15g，柴胡15g，炒白术10g，茯苓10g，香附15g，毛细辛5g，生麦芽15g，生姜3片，炙甘草10g。7剂，水煎分服，一日1剂。

【二诊】 2018年5月15日：患者自诉服药后无特殊不适，纳眠可，大便稍干，一日1次，小便正常，手足偏凉，双侧乳房微胀、不痛。舌质淡红，苔薄白，舌体胖大，边有齿痕，脉弦细。上方当归加至20g、白芍加至20g、毛细辛加至10g。调方如下：

当归20g，白芍20g，柴胡15g，炒白术10g，茯苓10g，香附15g，毛细辛10g，生麦芽15g，生姜3片，炙甘草10g。7剂，水煎分服，一日1剂。

【按】 妇女每遇经期或行经前后，出现以头痛为主要症状，经后痛止者，称为"经行头痛"。《张氏医通》有"经行辄头痛"的记载。本病属于内伤性头痛范畴，其发作与月经密切相关，属于西医学的经前期紧张综合征范畴。头痛按部位辨证，该患者头痛在前额，为阳明胃经，以胀痛为主，考虑气滞，追问病史，平素胃脘不适，考虑脾胃虚弱，经前乳房胀痛，考虑肝郁，脉弦细提示肝血虚，脾胃为气血生化之源，脾胃虚则化源不足，肝失所藏，故肝血遂虚，肝气相对旺盛，肝经过胸胁，故经前乳房胀痛，王老认为该患者是脾胃虚、肝血虚所致相对肝气旺盛，王老建议治以健脾养血、疏肝解郁，方用逍遥散加减，且加重养血柔肝的当归、白芍为君药，茯苓、白术、甘草健脾益气养血，柴胡疏肝解郁，香附疏肝理气、调经止痛，擅治妇科诸痛证，细辛以散寒止痛，麦芽以健脾和胃，炙甘草调和诸药。全方共奏健脾养血、疏肝解郁之功效，补肝体而助肝用，使血和而肝和，血充而肝柔，肝体柔和，通则不痛。

（郑 君 整理）

第二节　经断前后诸证

经断前后诸证(一)

【案】　患者胡某，女，49岁。潮热烦躁多汗、伴心慌乏力2年。

【初诊】　2019年9月20日：患者平时月经规律，15岁初潮，周期30~35天，经期4~5天，量中、色红、无痛经史。2年前无诱因出现潮热烦躁多汗，汗出后怕风，后背凉，心慌乏力，易怒，月经周期不定，或提前7~10天或推后10~20天，甚至2~3月1次，末次月经：2019年8月底，量色质同前。曾在外院查性激素提示高促性腺激素、低雌激素，提示卵巢功能下降，符合更年期激素水平，妇科彩超未见明显异常，心电图未见异常。现症：神清，精神可，烦躁易怒，潮热多汗，饮食可，入睡困难、多梦，疲乏心慌，手凉，二便正常。舌质淡红，苔薄白，脉沉细。

【诊断】　经断前后诸证。

【证属】　阴阳失调。

【治法】　调和阴阳。

【处方】　桂枝汤加减。

【药物组成】　桂枝10g，酒白芍10g，生姜10g，大枣6枚，黄芪15g，龙骨(先煎)30g，牡蛎(先煎)30g，毛细辛5g，鸡血藤15g，炙甘草10g。7剂，水煎分服，一日1剂。

【二诊】　2019年9月27日：患者自诉服药后怕风、多汗、潮热、心慌、乏力等症状改善，但受凉后自觉右下肢困重不适，平时腿部及手足冰凉，饮食休息可，二便正常。舌质暗红，苔薄白，脉沉。上方桂枝加至15g、酒白芍加至15g、黄芪加至30g、鸡血藤加至30g，加补肝肾强腰膝的怀牛膝30g。调方如下：

桂枝15g，酒白芍15g，生姜10g，大枣6枚，黄芪30g，龙骨(先煎)30g，牡蛎(先煎)30g，毛细辛5g，鸡血藤30g，怀牛膝30g，炙甘草10g。7剂，水煎分服，一日1剂。

【按】　妇女在绝经前后，围绕月经紊乱或绝经出现明显不适证候如烘热汗出、烦躁易怒、潮热面红、眩晕耳鸣、心悸失眠、腰背酸楚、面浮肢肿、情志不宁等，称为绝经前后诸证或经断前后诸证。相当于西医学的更年期综合征，西医一般以补充雌激素及调节植物神经药物为主，无特效药，病人往往担心激素药物的副作用，故多求助于中医。历代医家多从《素问·上古天真论》"女子七岁……七七任脉虚，太冲脉衰少，天癸竭"出发，认为肾虚阴阳平衡失调导致该病，临床多从补肾填精角度论治该病，但无论如何填精补肾也不可能达到育龄期肾精肾气水平。

王老认为，六七、七七之年的女性，生理性肾虚，除非有典型的肾虚症状，如腰膝酸痛、头晕耳鸣、夜尿频多，一般不主张单纯补肾，尤其是更年期女性，多表现为阴阳平衡失调，表现为潮热汗出、心烦易怒、心慌心悸、骨节酸痛、头晕耳鸣等不同症状，但实验室检查一般无异常改变，同《伤寒论》55条"病人脏无他病，时发热，自汗出，而不愈者，此卫气不和也……宜桂枝汤主之"的意思相同，故王老常用桂枝汤加减治疗更年期综合征取得满意疗效，以桂枝汤调和营卫、滋阴和阳，龙骨、牡蛎收敛止汗，黄芪益气固表止汗，细辛温经，鸡血藤养血活血调经。

（郑　君　整理）

经断前后诸证（二）

【案】　患者康某，女，54岁。全子宫切除术后1年，失眠、心急、悲伤半年。

【初诊】　2018年8月9日：患者平素月经规律，16岁初潮，周期30天，经期6天，量中、色暗红，夹少量血块，伴下腹部隐痛。1年前因子宫肌瘤合并贫血在外院行全子宫切除术，手术顺利，术后1月、2月、3月复查盆腔彩超未见异常。半年前无诱因出现心烦、心急、失眠、易悲伤，要求中药调理。现症：神清，精神差，悲伤欲哭，情绪低落，心烦心急，不愿一人独处，纳食一般，睡眠差，入睡困难、少寐，二便正常。舌质淡红，苔薄白，脉沉细。

【诊断】　经断前后诸证。

【证属】　肝郁血热。

【治法】　疏肝解郁。

【处方】　丹栀逍遥散加减。

【药物组成】　丹皮10g，栀子10g，柴胡15g，当归30g，酒白芍30g，炒白术 15g，茯苓 15g，五味子 30g，炒麦芽 10g，薄荷(后下)5g，酸枣仁(捣碎先煎)30g，炙甘草 5g。7剂，水煎分服，一日1剂。

【二诊】 2018年8月16日：患者自诉服药后无不适，心情好转，心急缓解，仍失眠、少寐，不愿一人独处，纳可，二便调。舌质淡红，舌尖红，苔薄白，脉沉细。上方加石菖蒲 15g、远志 5g。调方如下：

丹皮 10g，栀子 10g，柴胡 15g，当归 30g，酒白芍 30g，炒白术 15g，茯苓 15g，五味子 30g，炒麦芽 10g，薄荷(后下)5g，酸枣仁(捣碎先煎)30g，石菖蒲 15g，远志 5g，炙甘草 5g。7剂，水煎分服，一日1剂。

【按】 该患者全子宫切除后出现失眠、心急悲伤等，也属于绝经前后诸证或经断前后诸证。方中柴胡苦平，疏肝解郁，使肝郁得从条达；当归甘辛苦温，养血和血，且其味辛散，乃血中气药；白芍酸苦微寒，养血敛阴，柔肝缓急；归芍与柴胡同用，从肝体而助肝用，使血和则肝和，血充则肝柔；木郁则土衰，肝病易传脾，故以白术、茯苓、甘草健脾益气，非但实土似御木承，且使营血生化有源；方中加薄荷少许，疏散郁遏之气，透达肝经郁热；丹皮清血中之伏火；栀子善清肝热、泻火除烦，并导热下行；五味子，酸枣仁宁心安神；麦芽行气健脾，全方共奏疏肝解郁清热之效。

王老认为，六七、七七之年的女性，生理性肾虚，除非有典型的肾虚症状，如腰膝酸痛、头晕耳鸣、夜尿频多，一般不主张单纯补肾，尤其是更年期女性，多表现为阴阳平衡失调，表现为潮热汗出、心烦易怒、心慌心悸、骨节酸痛、头晕耳鸣等不同症状，但实验室检查一般无异常改变。

(郑 君 整理)

经断前后诸证(三)

【案】 患者李某，女，51岁。潮热汗出、失眠、骨节疼痛1年。

【初诊】 2018年8月24日：患者平素月经规律，16岁初潮，周期30天，经期5~6天，量中，色暗红，少量血块，无痛经史。1年前月经数月1次，经期、经色、经量同前，伴潮热汗出、睡眠差，夜间易醒，心烦，夜间自觉全身骨节疼痛、似有热气，触诊皮温正常，测体温正常，饮食可，小便正常，大便偏稀。平素脾胃虚弱，饮食不慎则易腹泻。现症：神清，精神可，心烦易怒，间断性潮热汗出，睡眠差、少寐、易醒，夜间自觉全身骨节疼痛、似有热气，疲乏，纳食可，小便正常，大便偏稀，每日 1~2 次。舌质淡红，苔薄白，舌体胖大，边有齿痕，脉沉细。辅助检查：性激素六项提示高促性腺激素、雌激素正常，提示卵巢功能下降。妇科彩超、心电图未见明显异常。

【诊断】 经断前后诸证。

【证属】 脾虚肝郁。

【治法】 健脾助运，疏肝解郁。

【处方】 归芍运脾汤加减。

【药物组成】 当归 15g，酒白芍 15g，党参 10g，炒白术 15g，茯苓 10g，炒麦芽 10g，石菖蒲 15g，佛手 15g，炙甘草 10g。颗粒剂 6 剂，每日 1 剂，每日 2 次，饭后 1 小时开水冲开温服。

【二诊】 2018 年 8 月 31 日：患者自诉服药后潮热汗出、心烦易怒、疲乏减轻，仍觉夜间全身骨节疼痛、似有热气，睡眠差，夜间易醒，每晚 3~4 次，晨起疲乏，纳可，二便正常。舌质淡红，苔薄白，舌体胖大，边有齿痕，脉沉细。上方党参加至 20g、茯苓加至 15g。调方如下：

当归 15g，酒白芍 15g，党参 20g，炒白术 15g，茯苓 15g，炒麦芽 10g，石菖蒲 15g，佛手 15g，炙甘草 10g。颗粒剂 12 剂，每日 1 剂，每日 2 次，饭后 1 小时开水冲开温服。

【按】 妇女在绝经前后，围绕月经紊乱或绝经出现明显不适证候如烘热汗出、烦躁易怒、潮热面红、眩晕耳鸣、心悸失眠、腰背酸楚、面浮肢肿、情志不宁等，称为绝经前后诸证或经断前后诸证。相当于西医学的更年期综合征，近期表现为月经紊乱、血管舒缩功能不稳定及神经精神症状，远期表现为泌尿生殖功能异常、骨质疏松及心血管系统疾病等。西医主要采用激素补充治疗，并鼓励锻炼身体和健康饮食，建立健康生活方式。

古代医籍对本病无专篇记载，相关内容散见于"年老血崩""脏躁""百合病"等病证中。如《金匮要略·妇人杂病脉证并治》曰："妇人脏躁，喜悲伤欲哭，象如神灵所作，数欠伸。"《中医妇科学》认为，该病的主要病机以肾虚为主，常见肾阴虚、肾阳虚和肾阴阳两虚。并可累及心、肝、脾。治疗方法以滋肾补肾，平衡阴阳为主，兼顾宁心疏肝、健脾调冲任。

王老认为，中老年女性，肾气本虚，这是人类生、老、病、死的自然现象，补肾不是治疗更年期综合征的唯一方法，金元四大家之一的刘完素在《素问病机气宜保命集·妇人胎产论》中指出"妇人童幼天癸未行之间，皆属少阴；天癸既行，皆从厥阴论之；天癸已绝，乃属太阴经也"。王老强调临证要根据患者的个人体质遣方用药，该患者虽年过七七，肾气应虚，但无腰膝酸软、头晕耳鸣等典型肾虚表现。观其平素脾胃虚弱，饮食不慎则易腹泻，舌质淡红，苔薄白，舌体胖大，边有齿痕，脉沉细，均提示脾虚；脾为湿土，木克土是五行生克正常规律，土虚则木乘，肝气不畅，故心烦易怒。治宜健脾疏肝、平衡阴阳，故予归芍运脾汤加减，以当归、白芍养血柔肝，运脾汤健脾益气、养血调经。

（郑　君　整理）

经断前后诸症（四）

【案】　患者郑某，女，50岁。停经3月。

【初诊】　2011年12月23日：患者停经3月，惊恐不安，不敢独行，走路时自感有人在其身后将要抓捕她，夜间恐惧更甚，不敢出门，夜寐差，入睡困难，易惊醒，醒后难以再眠。舌质淡，苔薄白，脉沉细。

【诊断】　绝经前后诸症。

【证属】　肝血不足。

【治法】　养血安神。

【处方】　酸枣仁汤合桂枝加龙骨牡蛎汤加味。

【方药组成】　酸枣仁（捣碎先煎）30g，川芎10g，知母10g，茯苓15g，炙甘草10g，女贞子30g，旱莲草30g，附片5g，龙骨（先煎）30g，牡蛎（先煎）30g，桂枝10g，白芍20g。7剂，水煎分服，一日1剂。

【二诊】　2012年1月6日：夜寐改善，仍有恐惧感。舌质淡，苔薄白，脉沉细。上方附片加至10g。调方如下：

酸枣仁（捣碎先煎）30g，川芎10g，知母10g，茯苓15g，炙甘草10g，女贞子30g，旱莲草30g，附片（先煎半小时）10g，龙骨（先煎）30g，牡蛎（先煎）30g，桂枝10g，白芍20g。7剂，水煎分服，一日1剂。

【三诊】　2012年1月13日：间断性情绪波动，焦虑。舌质淡，苔薄白，脉沉细。上方去桂枝，加生地 30g、百合 30g。调方如下：

酸枣仁（捣碎先煎）30g，川芎 10g，知母 10g，茯苓 15g，炙甘草 10g，女贞子 30g，旱莲草 30g，附片（先煎半小时）10g，龙骨（先煎）30g，牡蛎（先煎）30g，白芍 20g，生地 30g，百合 30g。7 剂，水煎分服，一日 1 剂。

【四诊】 2012 年 7 月 3 日：出家门后感恐惧，可以睡着，易醒，醒后可再睡，晨起口苦。舌质淡，苔薄白，脉沉细。上方去川芎、旱莲草、茯苓，女贞子减至 15g、白芍减至 15g、附片减至 5g，知母加至 15g，加山萸肉 30g、桂枝 10g。调方如下：

酸枣仁（捣碎先煎）30g，知母 15g，炙甘草 10g，女贞子 15g，附片 5g，龙骨（先煎）30g，牡蛎（先煎）30g，白芍 15g，生地 30g，百合 30g，山萸肉 30g，桂枝 10g。7 剂，水煎分服，一日 1 剂。

【五诊】 2012 年 7 月 10 日：睡眠改善，仍有恐惧感。舌质淡，苔薄白。上方加五味子 15g、仙鹤草 15g。调方如下：

酸枣仁（捣碎先煎）30g，知母 15g，炙甘草 10g，女贞子 15g，附片 5g，龙骨（先煎）30g，牡蛎（先煎）30g，白芍 15g，生地 30g，百合 30g，山萸肉 30g，桂枝 10g，五味子 15g，仙鹤草 15g。7 剂，水煎分服，一日 1 剂。

【按】《灵枢·本神篇》云："肝气虚则恐，实则怒。"恐为肾之志，"肝肾同源"，肝藏血，肾藏精。精和血之间存在着相互滋生和相互转化的关系。血的化生，有赖于肾中精气的充养；肾中精气的充盛，亦有赖于血液的滋养。所以说精能生血，血能化精，称之为"精血同源"。在病理上，精与血的病变亦常相互影响。如肾精亏损，可导致肝血不足；反之，肝血不足，也可引起肾精亏损。另外，肝主疏泄与肾主封藏之间亦存在着相互制约、相反相成的关系，主要表现在女子的月经来潮和男子的泄精。患者年至五旬，肝肾两虚，肝血不足，无以行经，肾精不足，肾气不充，天癸竭则经停。肝肾阴阳之间的关系极为密切。肝肾阴阳，息息相通，相互制约，协调平衡，故在病理上也常相互影响。如肾阴不足可引起肝阴不足，阴不制阳而导致肝阳上亢，水不涵木；肝阴不足，可导致肾阴的亏虚，而致相火上亢。反之，肝火太盛也可下劫肾阴，形成肾阴不足的病理变化。老师在本案的治疗中紧扣肝肾之阴，肾精肝血得补则惊恐自除。

（王 煜 整理）

第三节 带下病

带 下

【案】 患者张某，女，21岁。带下色黄、量多1年余。

【初诊】 2013年3月21日：患者自述1年多来白带量多，色黄，有异味，伴月经不规律3年(高考前后出现)，曾多次注射黄体酮，月经色暗，量可，妇科彩超提示：多囊卵巢综合征。纳可，夜寐安，大便调。舌淡体胖，苔薄腻，脉沉。

【诊断】 带下。

【证属】 湿热下注。

【治法】 清热祛湿，固肾止带。

【处方】 易黄汤化裁。

【药物组成】 山药30g，芡实30g，苍术15g，黄柏10g，车前草30g，白果10g，泽泻10g。7剂，水煎分服，一日1剂。

【二诊】 2013年3月28日：白带量减少，色偏黄，仍有异味，药后行经1次，经色正常，无血块。舌淡体胖，苔薄腻，脉沉。上方去黄柏、车前草、白果，加桂枝10g、菟丝子15g、鸡血藤10g。调方如下：

山药30g，芡实30g，苍术15g，泽泻10g，桂枝10g，菟丝子15g，鸡血藤10g。继服7剂，水煎分服，一日1剂。

【三诊】 2013年4月8日：白带正常，月经量偏少，无痛经，经色正常。舌淡红，苔薄白，脉沉。患者长期月经不规律，月经量时多时少，故本次以调月经为主，处方如下：

黄芪30g，当归10g，桂枝10g，白芍10g，香附15g，川芎10g，菟丝子30g，巴戟天15g，益母草10g。7剂，水煎分服，一日1剂。

【按】 《傅青主女科》云："带脉者，所以约束胞胎之系，带脉无力，则难以提系，必然胞胎不固。……况加以脾气之虚，肝气之郁，湿气之侵，热气之逼，安得不成带下之病哉？……妇人有带下而色黄者，宛如黄茶浓汁，其气腥秽，所谓黄带是也。夫黄带，乃任脉之湿热也。……惟有热邪存于下焦之间,则津液不能化精,而反化湿也。……法宜补任脉之虚,而清肾火之炎,则庶几矣!……此不特治黄带方也,凡有带病者,均可治之,而治带之黄者,功更奇也。"方中山药、芡实补任脉之虚,使带脉约束,且可利水渗湿;苍术、车前草、泽泻清热利湿;白果收涩止带,兼除湿热;黄柏苦寒入肾,清热燥湿;诸药合用,清补兼施,使肾虚得复,湿热得清,则带下自愈。

(田 苗 整理)

第四节 妊娠病

妊娠腹痛

【案】 患者张某,女,32岁。孕8周,下腹隐痛1周。

【初诊】 2019年10月11日:患者平时月经规律,15岁初潮,周期30天,经期4~5天,量中、色红、无痛经史。末次月经:2019年8月7日,量、色、质同前。停经40天后自测尿HCG阳性,既往孕70天胚胎停育1次。1周前我院B超提示宫内早孕、约8周,见胎心搏动。孕酮及血清HCG检测均在正常范围。1周前无诱因出现下腹部隐痛,久站后腰部困痛,无阴道出血,休息后腰困缓解,手部潮湿多汗、冰凉,大便稀,每日1~2次。现症:神清,精神可,下腹部隐痛,微感腰困,恶心未吐,纳少,睡眠可,稍感疲乏,手部潮湿多汗、冰凉,大便稀、不成形,每日1~2次,小便正常。舌质淡红,苔薄白腻,脉细滑。

【诊断】 妊娠腹痛。

【证属】 脾阳虚。

【治法】 健脾温中,暖宫止痛。

【处方】 六神汤加减。

【药物组成】 炒山药15g,白扁豆10g,茯苓10g,炒薏苡仁15g,焦麦芽10g,炒白术10g,生姜10g,炙甘草10g。7剂,水煎分服,一日1剂。

【二诊】 2019年10月18日:患者自诉服药后下腹痛缓解,大便成形、质地软,每日1~2次,手部潮湿、冰凉减轻,进食增加,稍感疲乏及腰困,无阴道出血,恶心未吐。舌质淡红,苔薄白,脉细滑。余无特殊不适,效不更方,继续服原方7剂后症状缓解。

【按】 妊娠期，因胞脉阻滞或失养，发生小腹疼痛者，称为"妊娠腹痛"，又称"胞阻""痛胎""胎痛""妊娠小腹痛"。妊娠腹痛属于西医学先兆流产的症状之一。本病的发病机理主要是气郁、血瘀、血虚、虚寒，以致胞脉、胞络阻滞或失养，气血运行不畅，"不通则痛"或"不荣则痛"。其病位在胞脉、胞络，尚未损伤胎元。病情严重者，可影响到胎元，发展为胎漏、胎动不安。

王老认为，该患者平素手足冰凉，饮食不慎易出现大便稀、不成形，脾主运化，提示患者平素脾阳亏虚，虚寒内生，寒凝气滞，故腹痛绵绵；脾阳虚衰，运化失权，则纳少、腹胀、大便清稀，甚至完谷不化；脾阳虚，温煦失职，则四肢冰凉。王老认为该患者病机关键是脾阳虚，故治宜六神汤以健脾温中、暖宫止痛。山药甘、平，归脾、肺、肾经，擅补脾肺肾，用于脾胃虚弱证，常配伍白术、茯苓；白扁豆甘、微温，健脾化湿，用于脾虚湿盛，运化失常而见食少泄泻；茯苓甘、淡、平，归心、脾、肾经，擅利水渗湿、健脾安神，用于脾虚诸症；薏苡仁甘、淡、微寒，归脾、胃、肺经，擅利水渗湿、健脾，用于脾虚泄泻，尤其是脾虚湿滞者；麦芽甘、平，归脾、胃、肝经，擅消食健胃，用于脾虚食少；白术苦、甘、温，归脾、胃经，擅补气健脾、燥湿利水、止汗、安胎，用于脾胃气虚，运化无力，食少便溏及脾虚气弱，胎动不安；生姜辛、温，归肺、脾、胃经，擅发汗解表、温中止呕、温肺止咳，用于胃寒呕吐，可以温中且增进食欲；炙甘草调和诸药。

（郑 君 整理）

第五节 产后病

产后自汗(一)

【案】 患者王某，女，31岁。顺产后36天，体虚、疲乏、多汗至今。

【初诊】 2018年3月23日：患者平素月经规律，15岁初潮，周期30天，经期5~6天，量中，色红，夹少量血块，经期下腹部隐痛、腰困，喜热敷。36天前在外院顺产1子，自诉产时出血偏多，约500ml，术后复查血常规提示贫血(未见报告)。产后至今体虚、疲乏、多汗，要求中药调理。现症：神清，精神稍差，心烦，纳少，疲乏，稍活动及进食则易出汗，睡眠可，受凉后胃脘部烧灼感，得温则减轻，二便通畅，恶露已干净，乳汁稀少，无腹痛、发热。舌质淡红，苔薄白，舌根苔腻，舌尖有瘀点，边有齿痕，脉沉细。辅助检查：已预约产后42天复查。

【诊断】 产后自汗。

【证属】 气虚型。

【治法】 健脾柔肝，益气固表止汗。

【处方】 归芍运脾汤加减。

【药物组成】 当归15g，酒白芍15g，党参30g，炒白术20g，茯苓15g，五味子15g，石菖蒲10g，生姜2片，炒枳壳10g，炙甘草10g。7剂，水煎服，一日1剂。

【二诊】 2018年3月30日：患者自诉进食增加，疲乏、多汗及胃脘不适减轻，乳汁仍偏少，乳房无胀感，二便正常。舌质淡红，苔薄白，边有齿痕，脉沉细。昨日外院产科复查妇科彩超未见异常。上方加通草10g、黄芪30g。调方如下：

当归15g，酒白芍15g，党参30g，炒白术20g，茯苓15g，五味子15g，石菖蒲10g，生姜2片，炒枳壳10g，炙甘草10g，通草10g，黄芪30g。7剂，水煎服，一日1剂。

【三诊】 2018年4月6日：患者自诉服药后汗多疲乏缓解，进食恢复正常，乳汁增多，受凉后稍感胃脘不适，余无特殊不适，二便正常，舌质淡红，苔薄白，脉沉细。守上方再服7剂后症状缓解。

【按】 分娩是一个持续时间较长的体力消耗过程，若产程过长，产时用力耗气，产后操劳过早，或失血过多，气随血耗，而致气虚失摄、冲任不固则产后多汗；血汗同源，气能行血，血能载气，气随血散，气血亏虚，不能上荣头面、清窍及四肢，故疲乏无力；乳汁为气血精华所化，气血亏虚则化源不足，故乳汁稀少。该患者素体体虚，复因产时大出血，伤气耗血，气虚益甚，气虚则卫阳不固，腠理不实，阳不敛阴，阴津外泄，故进食饮水则自汗不止。

王老认为，该患者有产时大出血病史，气血亏虚，气随血脱，故气虚，气虚自汗，当以补气固表敛汗为宜，但当前就诊表现为纳少、疲乏、乳汁稀少，舌质淡，苔薄白，脉沉细，胃部受凉则烧灼不适，得温痛减，一派脾虚表现，脾为后天之本，气血生化之源，故治以健脾益气养血，辅以固表止汗，方用运脾汤加减以健脾益气、养血和胃，五味子固表敛阴止汗。脾为湿土，土虚则木乘，肝气不畅，则心烦，方中加入当归、白芍养血柔肝。二诊时纳少、疲乏、多汗等症状明显减轻，仍乳汁稀少，故加入通经下乳的通草，患者疲乏，多汗且脉沉细，故加入补气固表敛汗的黄芪，配当归即为当归补血汤，以益气养血下乳。

（郑　君　整理）

产后自汗(二)

【案】　患者李某，女，33岁。药流术后多汗怕风伴关节痛2周。

【初诊】　2017年11月21日：患者2周多前孕40天行药流术，术后1周复查B超未见异常，遂开始上班，随后出现怕冷、四肢关节疼痛，稍活动即出汗多，汗出湿衣，在家时四肢关节疼痛较轻，外出即感全身关节疼痛明显，怕风恶寒。汗出明显，活动后加重，变天及受风后四肢关节疼痛明显，纳眠可，二便调。舌质淡红，苔白，边有齿痕，脉沉细。

【诊断】　产后自汗。

【证属】　卫阳不固，津液外泄。

【治法】　补气固表，敛营合卫。

【处方】　桂枝加龙骨牡蛎汤加减。

【药物组成】　黄芪30g，桂枝10g，生白芍20g，生姜3片，大枣12枚，炙甘草10g，煅龙骨(先煎)30g，煅牡蛎(先煎)30g。7剂，水煎分服，一日1剂。

【二诊】　2017年11月28日：患者自述服药后出汗、关节痛症状明显减轻，仍疲乏，怕冷怕风，关节麻木、隐痛，纳眠可，二便正常。舌质淡红，苔白，边有齿痕，脉沉。上方桂枝加至15g、黄芪加至40g，加当归15g、川芎15g、附子10g。调方如下：

黄芪40g，桂枝15g，生白芍20g，生姜3片，大枣12枚，炙甘草10g，煅龙骨(先煎)30g，煅牡蛎(先煎)30g，当归15g，川芎15g，附子(先煎半小时)10g。7剂，水煎分服，一日1剂。

【按】　产后多汗是中医优势病种，西医无特效药。王老考虑该患者药流术发生在深秋近冬寒冷季节，外界阳气本虚，术后体虚，过早上班更加耗伤阳气，气虚卫外不固，阴不内守，遂致出汗多，卫阳不固则怕风恶寒，产后气血亏虚，不能充养四肢，故导致四肢百骸失养，不荣则痛，出现四肢关节疼痛时有麻木。故不能单纯祛风止痛，而以益气养血、固表敛汗为主，治疗宜益气养血、调和营卫，故用桂枝汤养血和营、滋阴和阳，黄芪以补气固表，煅龙骨、煅牡蛎以收敛止汗，当归、川芎养血合营，附子温阳固表敛汗。

（郑　君　整理）

产后关节痛（一）

【案】　患者徐某，女，35 岁。膝关节疼痛伴腰痛 1 月余。

【初诊】　2018 年 2 月 27 日：患者 80 天前顺产 1 子，产程顺利，无大出血，术后 5 天出院，产后 25 天恶露干净，42 天常规复查未见异常，乳汁通畅。1 月前外出复查归家后出现膝关节疼痛，腰部困疼，后背麻木，活动及劳累后上述症状加重，活动后易出汗、怕风、心慌、疲乏，纳少，睡眠差，多梦。现症：神清，精神稍差，纳少，睡眠差，多梦，活动后多汗、心慌、疲乏，膝关节疼痛，腰部困疼，口唇周围色黄，二便正常。舌质淡红，舌体胖大，苔薄白，边有齿痕，脉沉细。

【诊断】　产后关节痛。

【证属】　心脾两虚。

【治法】　健脾养心，益气养血。

【处方】　归脾汤加减。

【药物组成】　黄芪 30g，党参 30g，茯苓 15g，炒白术 20g，当归 20g，酸枣仁（捣碎先煎）15g，龙眼肉 15g，远志 10g，山萸肉 20g，五味子 15g，炙甘草 10g。7 剂，水煎分服，一日 1 剂。

【二诊】　2018 年 3 月 6 日：患者自诉服药后疲乏、心慌、多梦、关节疼痛症状明显减轻，仍腰困痛、局部偏凉，口唇周围色黄，二便正常。舌质淡红，舌体胖大，苔薄白，边有齿痕，脉沉细。上方加狗脊 15g 以补肾强腰止痛。调方如下：

黄芪 30g，党参 30g，茯苓 15g，炒白术 20g，当归 20g，酸枣仁（捣碎先煎)15g，龙眼肉 15g，远志 10g，山萸肉 20g，五味子 15g，狗脊 15g，炙甘草 10g。7 剂，水煎分服，一日 1 剂。

【按】 王老观该患者口唇周围色黄，脾色环唇，提示脾虚，考虑该患者生产于深冬寒冷季节，外界阳气虚弱，术后体虚，外出受寒，耗伤阳气，脾阳虚，气血生化乏源，不能充养四肢，致四肢百骸失养，不荣则痛，出现腰膝关节疼痛、麻木、疲乏。气虚卫外不固，玄府开则多汗；脾为心之子，脾虚赖心气自救，日久则心脾两虚，心神失养则睡眠差、多梦、心慌。舌质淡红，舌体胖大，苔薄白，边有齿痕，脉沉细都是脾虚的明证。治疗予归脾汤加减以健脾益气、养心安神，五味子敛阴止汗，山萸肉、狗脊补肾强腰。诸药使脾健心安、气血生化充足，关节经脉得养则诸症自除。

（郑 君 整理）

产后关节痛（二）

【案】 患者董某，女，32 岁。顺产后 3 月，全身关节疼痛 1 月。

【初诊】 2018 年 3 月 9 日：患者 3 月前顺产 1 子，产程顺利，产后 3 周恶露干净，产后 42 天复查未见异常。1 月前受风后出现全身多关节游走性麻木、困痛，怕风、多汗，进食及活动后汗出明显。自诉乳汁正常，饮食休息可，情绪稳定，二便正常。现症：天冷及受风后四肢关节困痛、麻木明显，活动后汗多、腰困，饮食休息可，二便调。舌质淡红，苔白，边有齿痕，脉沉细。

【诊断】 产后关节痛。

【证属】 气血亏虚。

【治法】 益气养血，祛风通络止痛。

【处方】 黄芪桂枝五物汤加减。

【药物组成】 黄芪 30g，桂枝 10g，生白芍 10g，生姜 10g，大枣 5 枚，秦艽 15g，桑寄生 30g，鸡血藤 10g，炙甘草 15g。7 剂，水煎分服，一日 1 剂。

【二诊】 2018 年 3 月 16 日：患者自诉服药后全身关节疼痛明显减轻，但右手关节疼痛无改善，仍握不住杯子，足跟痛，左膝关节疼痛明显，严重时影响走路，怕冷、怕风，出汗减少，饮食休息可，二便正常。舌质淡红，苔白，边有齿痕，脉沉细。上方桂枝加至 15g、白芍加至 20g、鸡血藤加至 15g、黄芪加至40g。调方如下：

黄芪40g，桂枝15g，生白芍20g，生姜10g，大枣5枚，秦艽15g，桑寄生30g，鸡血藤15g，炙甘草15g。7剂，水煎分服，一日1剂。

【按】 王老考虑该患者生产发生在深冬寒冷季节，外界阳气本虚，术后体虚，腠理疏松，外出受风则寒邪侵入，耗伤阳气，气虚卫外不固，阴不内守，遂致汗出偏多；卫阳不固则怕风恶寒；产后气血亏虚，不能充养四肢，故导致四肢百骸失养，不荣则痛，出现四肢关节疼痛时有麻木。故不能单纯祛风止痛，而当以益气养血固表为主，治疗宜益气养血、调和营卫，故用桂枝汤养血和营、滋阴和阳，黄芪以补气固表，桑寄生以养血益肝肾、强筋骨，鸡血藤以养血活血、舒筋通络，秦艽以祛风湿、止痹痛。

（郑　君　整理）

产后睡眠障碍

【案】 患者豆某，女，31岁。剖腹产后4年，疲乏、多梦3年余。

【初诊】 2018年3月23日：患者平素体健，4年前剖腹产1子，产程顺利，哺乳期3个多月开始恢复工作，同时照顾幼子，自此时感疲乏、情绪差，饮食可，睡眠差、入睡困难且多梦，工作生活节奏快，经常加班，时感疲乏无力，大便干结，2~3日1次，小便正常。曾口服归脾丸效果欠佳，现要求中药调理。现症：神清，精神差，口唇周围皮肤色素沉着、暗黄无华，纳食可，情绪差，时感疲乏无力，睡眠差、入睡困难且多梦，大便干结，2~3日1次，小便正常。舌质淡红，苔薄白，舌体胖大，脉弦细。辅助检查：心电图、全腹彩超及妇科彩超未见异常，乳腺彩超回报：双侧乳腺增生。

【诊断】 产后睡眠障碍。

【证属】 脾虚肝郁。

【治法】 健脾柔肝，理气解郁。

【处方】 归芍运脾汤加减。

【药物组成】 当归30g，酒白芍30g，党参15g，生白术20g，茯苓10g，佛手10g，石菖蒲10g，炒枳壳15g，炒麦芽15g，仙鹤草30g，炙甘草10g。7剂，水煎服，一日1剂。

【二诊】 2018年3月30日：患者神清，精神可，情绪稳定，口唇周围皮肤色素沉着、暗黄无华，纳食可，自诉睡眠改善，疲乏减轻，大便1~2日1次，质软、无排便困难，情绪可，小便正常。舌质淡红，苔薄白，脉弦细。效不更方，守原方14剂，水煎服，一日1剂。

【按】 王老擅长辨证论治脾胃病，提出了"脾色环唇"这一辨证观点，即通过观察患者口唇周围的颜色是否发黄来判断脾的病变，并在脾虚证的诊治中灵活应用。

《灵枢·五色》曰："青为肝，赤为心，白为肺，黄为脾，黑为肾。"即黄色为脾的正色，也是脾之病色，主脾虚、湿证，由脾虚机体失养，或湿邪内蕴、脾失运化所致。明代张介宾《景岳全书·传忠录·里证》所载"脾病则口不知味而色黄"。明代·王肯堂《医学津梁·卷六·唇》中关于"脾"与"环唇"的记载"环唇皆属于脾，脾受邪则唇为之病。若风胜则唇为之动……血少则惨而无色……"

王老在脾胃病诊治时根据多年的临床经验，提出"脾色环唇"这一辨证观点。若唇周颜色萎黄谓之"脾色环唇"，提示脾胃虚弱。该患者口唇周围皮肤色素沉着、暗黄无华，提示脾色环唇，为脾虚的典型表现。患者产后工作劳累，照顾幼子，生活工作节奏过快，精神压力大，生活欠规律，饮食失节，饥饱无常或劳倦过度而内伤脾胃。肝脾相关，土虚则木乘，故肝气相对旺盛而心烦易怒、情绪差；《本草纲目》曰："人卧则血归于肝，今血不静，卧不归肝，故惊悸而不得卧也。"脾虚传导无力日久则便秘。故选择健脾和胃的运脾汤加减，当归、白芍用量偏大以健脾柔肝、润肠通便；方中生白术既健脾也可润肠通便，枳壳宽中理气通便。

（郑　君　整理）

第六节 乳 癖

乳癖（一）

【案】 患者张某，女，36岁。乳房胀痛5年。

【初诊】 2013年7月5日：患者乳房胀痛病史5年，月经前及经期加重，伴有烧灼感,平素容易生气,情绪烦躁,昨日乳腺彩超示:右乳低回声结节,双侧腋下淋巴结肿大。平素月经周期规律,月经量偏少,行经3~5天,色红,经期小腹微胀。纳食欠佳,夜寐差,大便可。舌淡,苔薄白,脉弦细。

【诊断】 乳癖。

【证属】 肝郁气滞。

【治法】 疏肝理气,散结止痛。

【处方】 逍遥散化裁。

【药物组成】 柴胡20g,当归15g,白芍15g,白术20g,茯苓10g,佛手15g,香附15g,郁金15g,橘络5g,青皮10g,甘草5g,生姜3片。7剂,水煎分服,一日1剂。

【二诊】 2013年7月12日:乳房胀痛稍有缓解,烧灼感减轻,情绪明显好转。舌淡,苔薄白,脉弦细。上方当归加至20g、白芍加至20g。调方如下:

柴胡20g,当归20g,白芍20g,白术20g,茯苓10g,佛手15g,香附15g,郁金15g,橘络5g,青皮10g,甘草5g,生姜3片。继服7剂,水煎分服,一日1剂。

【三诊】 2013年7月19日:乳房胀痛明显减轻,轻微烧灼感,情绪明显好转,现经前5天。舌淡,苔薄白,脉弦细。上方当归加至30g,加川芎10g。调方如下:

柴胡20g,当归30g,白芍20g,白术20g,茯苓10g,佛手15g,香附15g,郁金15g,橘络5g,青皮10g,川芎10g,甘草5g,生姜3片。继服7剂,水煎分服,一日1剂。

【四诊】 2013年7月26日:乳房胀痛明显减轻,无明显烧灼感,情绪明显好转,月经量较前增加,纳食增加,大便偏干,一日1行。舌淡,苔薄白,脉弦细。上方加炒麦芽15g、枳壳15g。调方如下:

柴胡20g,当归30g,白芍20g,白术20g,茯苓10g,佛手15g,香附15g,郁金15g,橘络5g,青皮10g,川芎10g,炒麦芽15g,枳壳15g,甘草5g,生姜3片。继服7剂,水煎分服,一日1剂。

后继以上方加减调服3月余后上述症状痊愈,复查乳腺彩超提示:乳腺结节较前减小,继以逍遥丸口服以巩固疗效。

【按】 乳腺增生病属中医学"乳癖"范畴，乳房与冲任的关系非常密切，而足厥阴肝经入期门穴，穴在乳下、出于上、入于下。故乳腺增生多因七情内伤致肝气郁结，气机阻滞，乳络经脉闭塞不通，不通则痛。治疗以疏肝解郁、理气通络为常法。老师认为，肝为刚脏，体阴而用阳，若因七情暗耗，致机体阴血津液亏虚，则肝血亦虚，肝体失养，肝气失制，故治疗肝病不可一味疏泄、清解、攻伐，否则肝之阴津受伐而病势反增，应以养肝为第一要务，使肝血得养，肝体得柔，则肝气自舒。

（田 苗 整理）

乳癖（二）

【案】 患者郑某,女,37岁。乳腺增生病史15年,暴怒后腹痛、腹泻1周。

【初诊】 2018年7月17日：患者15年前因生闷气后情志抑郁1月余，随后出现双侧乳房疼痛，经前加重，行乳腺彩超提示乳腺增生，间断口服乳癖消、逍遥丸等中成药及心理疏导后上述症状缓解，常因生气、劳累及月经前加重。平素手足冰凉，饮食不慎易腹泻。1周前暴怒后出现腹痛、腹泻。刻下症见：神清，精神差，睡眠差，入睡困难，多梦，多思心烦，情绪不稳定，时欲哭泣，自觉愤愤不平，纳少，乳房胀痛，腹痛、腹泻，大便每日1~2次。舌质淡红，舌体胖，苔薄白，边有齿痕，脉弦细。查体：腹软、无压痛及反跳痛，双侧乳房外上象限片状增厚、局部压痛，但皮色正常、皮温不高，双侧腋下可触及数个肿大淋巴结、无明显压痛。辅助检查：乳腺彩超提示双侧乳腺增生，左侧乳房见增生型结节；大便常规未见异常。

【诊断】 乳癖。

【证属】 脾虚肝郁。

【治法】 健脾止泻，柔肝止痛。

【处方】 归芍运脾汤加减。

【药物组成】 当归15g，酒白芍15g，党参20g，炒白术20g，茯苓20g，炒枳壳10g，石菖蒲10g，毛细辛10g，佛手10g，炙甘草10g。颗粒剂6剂，每日1剂，每日2次，饭后1小时开水冲开温服。

【二诊】 2018年7月23日：患者自诉服药后腹痛、腹泻缓解，大便1~2

日1次，有时黏腻，基本成形，仍心烦、乳房胀痛，睡眠稍改善，情绪不稳定，易怒，纳少。舌质淡红，苔薄白，舌体胖大，边有齿痕，脉弦细。上方当归加至20g、酒白芍加至20g、炒枳壳加至15g、佛手加至15g、炒白术减至15g、茯苓减至15g，加炒麦芽10g、香附15g。调方如下：

当归20g，酒白芍20g，党参20g，炒白术15g，茯苓15g，炒枳壳15g，石菖蒲10g，毛细辛10g，炒麦芽10g，佛手15g，香附15g，炙甘草10g。颗粒剂12剂，每日1剂，每日2次，饭后1小时开水冲开温服。

【三诊】 2018年7月30日：患者神清，精神可，自诉乳房胀痛明显减轻，但经前1周仍疼痛明显、以胀痛为主，大便时干时稀，1~2日1次，睡眠明显改善，情绪稳定，进食正常，患者平素压力偏大，易怒，手足凉，易腹泻。舌质淡红，舌体偏胖，边有齿痕，苔薄白，脉沉细。守上方加减继服2月余，配合心理调护。复查乳腺彩超提示双侧乳腺增生，未见明显结节。

【按】 患者青年女性，平素舌质淡胖，边有齿痕，大便1~2日1次，质偏黏，手足凉，食辛辣刺激及生冷食物后易腹泻。提示素体脾虚；平素工作压力偏大，性情急躁，以致肝气郁结；本次发病前有明确的情志刺激诱因，暴怒致肝气郁结甚，木克土超过正常限度，肝脾不和，脾受肝制，运化无力，则出现纳少、腹泻；脾虚肝郁，肝气不畅，不通则痛出现乳房胀痛；气滞、脾虚则津液输布不利，凝结成痰，经前肝郁加重，痰气互结于乳房，则经前乳房胀痛明显。方中当归、白芍养肝血、柔肝体以平肝、疏肝，运脾汤（党参、白术、茯苓、枳壳、佛手、甘草等）健脾助运，使脾胃功能正常，气血生化有源，肝有所藏，以达柔肝之目的。患者初诊时以脾虚腹泻为主要症状，故方中健脾止泻药（党参、白术、茯苓）用量偏多。二诊时脾虚腹泻症状缓解，以乳房胀痛、心烦等肝郁症状为主，故适当减少健脾止泻药物用量，增加运脾的枳壳、佛手用量，酌情增加养血柔肝的当归、白芍用量，并增加疏肝解郁的炒麦芽、香附。

（郑　君　整理）

第三章 儿科医案

发 热

【案】 患儿苏某，男，10岁。发热1周，加重2天。

【初诊】 2011年5月10日：患儿1周前感冒后出现发热，开始体温38℃，在当地县医院诊断为上呼吸道感染，给予抗炎治疗(具体不详)，体温不退。2天前体温达39.5℃，转往兰州某医院，诊断为支气管感染，继续抗炎治疗(具体不详)，高热不退。患儿家长经人介绍来老师处就诊，刻下症见：神清，精神差，发热，体温39.3℃，口渴不欲饮，纳差，小便黄，大便稀，查：咽红充血。舌质淡，苔微腻，脉数。

【诊断】 发热。

【证属】 外感夹湿。

【治法】 清宣解表，祛湿清热。

【处方】 清气饮子化裁。

【药物组成】 藿香10g，紫苏5g，半夏10g，陈皮10g，青果10g，僵蚕10g，蜂房10g，青蒿10g，麦芽10g，甘草5g，竹叶5g。2剂，水煎分服，一日1剂。

【二诊】 2011年5月13日：服药后汗出热退，体温37.5℃，纳差。舌质淡，苔薄白。上方去紫苏、青果、蜂房、竹叶，青蒿减至5g、僵蚕减至5g，麦芽增至15g，加枳壳10g。调方如下：

藿香10g，半夏10g，陈皮10g，僵蚕5g，青蒿5g，麦芽15g，甘草5g，枳壳10g。5剂，水煎分服，一日1剂。

【按】 患者为外感夹湿证。外感夹湿，顾名思义，即为在感触风寒或风热表邪的同时兼夹湿浊之邪。本病的发生多因患者脾胃虚弱，运化失健，水湿停聚，酿生痰浊，复感外邪，内外相合为患，或因风寒湿或风湿热邪同时侵犯机体为患。湿为阴邪，其性黏滞，难以速除，且易于从阳化热，从阴化寒。故临证之时，老师不单独用解表之剂，亦忌过用苦寒清热燥湿及温燥祛湿之剂，而用清轻宣散之剂使表邪外解，芳香化湿和中之剂使湿从内外分消，健脾祛湿化痰之剂以杜绝痰湿内生之源，则湿邪去而不伤正。

（王　煜　整理）

咳　嗽

【案】　患儿郭某，男，11岁。家长代述咳嗽3周。

【初诊】　2010年12月14日：患儿3周前出现咳嗽，咽痒作咳，痰少，查：咽红。舌淡红，苔薄白，脉沉。

【诊断】　咳嗽。

【证属】　燥邪伤肺。

【治法】　养阴润燥。

【处方】　沙参麦冬饮化裁。

【药物组成】　北沙参10g，麦冬10g，玉竹10g，青果10g，僵蚕10g，丹皮10g，浙贝母10g，连翘15g，紫菀10g，枇杷叶15g，桔梗10g，甘草10g。7剂，水煎分服，一日1剂。

【二诊】　2010年12月21日：咳嗽减轻，咽痒不甚，无痰，咽红。舌淡红，苔薄白，脉沉。上方北沙参加至15g。调方如下：

北沙参15g，麦冬10g，玉竹10g，青果10g，僵蚕10g，丹皮10g，浙贝母10g，连翘15g，紫菀10g，枇杷叶15g，桔梗10g，甘草10g。7剂，水煎分服，一日1剂。

【按】　燥证有外燥和内燥之分。外燥，是指因感受外邪所引起的口鼻等部位的干燥；内燥，是指因人体精血、阴液的不足造成的脏腑、经络、口窍等部位的干燥。

外燥又分为温燥和凉燥。在发病的过程中兼夹了暑气或春温之气的，或者已经从热化火的燥邪，称为温燥；在发病的过程中只有燥邪侵袭，无兼夹邪气，也未化热的燥邪，称为凉燥。

凉燥虽然表现为干燥的征象，但不是津液的亏损，而是因为"燥为小寒"，寒主收引，燥邪的收敛，使肺气不得布津，表现出干燥的征象。所以在治疗上要辛开温润，燥邪得散，肺气布津，燥象自除。温燥与内燥相同，是已经从热化火或与温邪相合的燥邪，已经伤及人体的津液了，需要清宣润燥。

临床应用时一定要区分甘寒清润之品与清热解毒之品应用之别，邹澍曰："惟是上焦之热，若因阳盛致阴虚者，直攻其阳之盛而阴自复，可以芩、连之属治之。若因阴虚以致阳亢，投之芩、连，则非特不能和其阳之无依，并致绝其阴之化源，岂得不以麦门冬治之耶!"俞根初说:"秋深初凉，西风肃杀，感之者多病风燥……感之者多病温燥，此属燥热，较暮春风温为重。"燥为六淫之一，最易伤肺耗津，故其初起除发热恶寒外，即有口干咽痛、干咳无痰或咳嗽少痰等表现。本案为外感燥邪，老师以沙参麦冬饮化裁治之。

（王　煜　整理）

弄　舌

【案】　患儿孙某，男，8岁。吐舌、弄舌半年。

【初诊】　2018年3月13日:患者半年前无诱因出现喜欢舔唇周，导致口周红肿，甚至脱皮、疼痛，时常挤眉弄眼，进食一般，大便2~3日1次，不干不稀，睡眠可。舌尖红，苔薄白，脉弦。足月顺产，无特殊病史。

【诊断】　弄舌。

【证属】　脾胃伏火。

【治法】　泻脾胃伏火。

【处方】　泻黄散加减。

【药物组成】　藿香10g，栀子5g，石膏15g，防风5g，生甘草5g，炒麦芽10g，生山楂10g。7剂，水煎分服，一日1剂。

【二诊】　2018年3月20日:患者母亲代诉服药后上述症状明显减轻，弄舌、舔口唇次数减少。效不更方，原方继服7剂巩固疗效。

【按】　弄舌是指患者将舌头频频伸出口外，又立即收回，上下左右伸缩不停，状如舌舐。临床上多以症状名之，而少以病证论之，多见于小儿及年老者。西医对本病多无特殊治疗方法，中医对本病的认识和治疗积累了丰富的经验，古医籍多称本病为"吐舌""舒舌"，《医宗金鉴》《辨舌指南》中把舌头伸出口外而又舒缓回收称为"吐舌"，舌头微微露出口外而随即快速收回者称为"弄舌"。临床上两种病的病因病机并没有明显的区别，都应该属于"弄舌"的范畴，临证分型多见于心脾积热、脾肾虚热和痫证。

脾属中土，其色为黄，开窍于口，其华在唇、四白，脾火亢盛，则口疮、烦渴诸证由生。泻黄散为脾胃蕴热而设，既清泻脾中伏热，又振复脾胃气机，服本方可使脾火清泻而正气无伤，诸证得愈。王老认为，口唇为脾经所主，舌尖红提示热，弄舌是脾胃伏火的典型症状，故选用泻黄散以清泻脾胃伏火。

（郑　君　整理）

抽动症

【案】　患儿雷某，男，5岁。不自主面部肌肉抽搐、耸肩、躯体抽动3月余。

【初诊】　2011年8月2日：家长代诉3月前无明显诱因患儿出现不自主面部肌肉抽搐、耸肩及躯体抽动，夜间易惊、哭闹，烦躁易怒，痰多，睡中鼾声重。曾在多家大医院检查均未见异常，未予明确诊断。今慕名前来老师处就诊。刻诊：患儿体胖，活泼好动，反应灵敏，嘴角及颈肩部不定时抽动。舌质淡，苔黄，厚腻，脉滑。

【诊断】　抽动症。

【证属】　胆胃不和，痰热内扰。

【治则】　清热化痰，健脾和胃。

【处方】　温胆汤化裁。

【药物组成】　竹茹5g，枳壳5g，半夏5g，陈皮5g，茯苓5g，五味子5g，山茱萸5g，甘草5g，石菖蒲10g，麦芽10g，生龙骨(先煎)15g，生牡蛎(先煎)15g，生姜3片。7剂，水煎分服，一日1剂。

【二诊】　2011年8月9日：服药后诸症均缓解，家长诉偶有面、颈部抽动，较前明显减少。舌淡，苔薄黄，微腻。上方去生姜。调方如下：

竹茹5g，枳壳5g，半夏5g，陈皮5g，茯苓5g，五味子5g，山茱萸5g，甘草5g，石菖蒲10g，麦芽10g，生龙骨(先煎)15g，生牡蛎(先煎)15g。7剂，水煎分服，一日1剂。

【三诊】 2011年8月16日：患儿抽动症状基本消失，睡眠改善，时有口角流涎。上方枳壳加至10g，加桂枝、葛根、白芍各5g。调方如下：

竹茹5g，枳壳10g，半夏5g，陈皮5g，茯苓5g，五味子5g，山茱萸5g，甘草5g，石菖蒲10g，麦芽10g，生龙骨（先煎）15g，生牡蛎（先煎）15g，桂枝5g，葛根5g，白芍5g。7剂，水煎分服，一日1剂。

随访未复发。

【按】 本案老师从痰论治，正如清代医家沈金鳌所说"《内经》论痰饮，皆因湿土，以故人自初生，以至临死，皆有痰，皆生于脾，聚于胃，以人身非痰不能滋润也。而其为物则流动不测，故其为害，上至巅顶，下至涌泉，随气升降，周身内外皆到，五脏六腑俱有。试罕譬之，正如云雾之在天壤，无根底，无归宿，来去无端，聚散靡定，火动则生，气滞则盛，风鼓则涌，变怪百端，故痰为诸病之源，怪病皆由痰成也"。老师以清热化痰，健脾和胃之剂治之，痰湿除则怪病自去。

（王 煜 整理）

第四章 五官科医案

第一节 眼

云雾移睛

【案】 患者柯某，女，40岁。双眼眼前飘黑影1月。

【初诊】 2019年11月22日：近期近视度数增加，眼睛干涩，双眼眼前飘黑影。舌淡，苔薄，脉弱。

【诊断】 云雾移睛。

【证属】 水不涵木。

【治法】 滋水涵木，养肝明目。

【处方】 六味地黄丸加减。

【药物组成】 生地30g，山药15g，山萸肉15g，丹皮10g，泽泻10g，茯苓10g，菊花10g，枸杞子10g，女贞子10g。7剂，水煎分服，一日1剂。

【二诊】 2019年11月29日：服药后自觉眼前黑影减少，余无不适。舌淡，苔薄，脉弱。上方加墨旱莲10g。调方如下：

生地30g，山药15g，山萸肉15g，丹皮10g，泽泻10g，茯苓10g，菊花10g，枸杞子10g，女贞子10g，墨旱莲10g。7剂，水煎分服，一日1剂。

【三诊】 2019年12月6日：服药后自觉眼前黑影明显减少，稍有眼睛干涩，余无不适。舌淡，苔薄，脉弱。上方菊花加至15g。调方如下：

生地30g，山药15g，山萸肉15g，丹皮10g，泽泻10g，茯苓10g，菊花15g，枸杞子10g，女贞子10g，墨旱莲10g。7剂，水煎分服，一日1剂。

【按】 云雾移睛是指眼外观端好，唯自觉眼前似有蚊蝇或云雾样黑影飞舞飘移，甚至视物昏朦的眼病。《银海精微》称之为蝇翅黑花，书中问曰：人之患眼目有黑花，芒芒如蝇翅者何也？答曰：此肾水衰。肾乃肝之母，肾水不能济于肝木则虚热，胆乃生于肝之侵，肝木枯焦胆气不足，故行动举止，则眼中神水之中，荡漾有黑影如蝇翅者。治之须用猪苓散顺其肝肾之邪热，次用黑参汤以凉其肝，则胆经清净之廓，无邪热之所侵，后用补肾丸，黑花自消。

《证治准绳·杂病·七窍门》："盖瞳神乃先天元阳之所主，禀聚五脏之精华，因其内损而见其状。虚弱不足人，及经产去血太多，而悲哭太过，深思积忿者，每有此病。小儿疳证、热证、疟疾、伤寒日久，及目痛久闭，蒸伤精液清纯之气，亦有此患，幼而无知，至长始晓，气络已定，治亦不愈。"其病变在神膏，相当于西医学之玻璃体混浊。常由葡萄膜、视网膜的炎症、出血、退变，以及玻璃体的退变等引起。本案患者先天不足，肾气虚，后天脾虚，脾肾两虚，目前肾虚水轮为患，肾阴不足，精血虚衰，不荣目窍，神光衰微，故双眼干涩，视物昏朦，能近怯远。神膏失养，则变清稀或混浊，以致眼见黑影飘动。治以六味地黄丸加减，全方补中有泻，升降得宜，共呈补养肾阴、益精明目的作用。

（罗向霞　整理）

流泪症

【案】　患者李某，男，65岁。流泪，迎风、受凉加重10余年。

【初诊】　2013年2月19日：患者流泪，迎风、受凉加重10余年，平时眠差，易感冒。西医检查提示双侧泪道狭窄，早期白内障。有高血压、糖尿病病史。受凉腰部不舒。大便时干。舌红，苔白，舌体胖，脉弱。

【诊断】　流泪症。

【证属】　脾肾不足证。

【治则】　脾肾双补，固摄止泪。

【处方】　附子汤加味。

【药物组成】　党参30g，白芍20g，茯苓10g，白术20g，附片（先煎1小时）10g，仙鹤草30g。7剂，水煎分服，一日1剂。

【二诊】　2013年2月28日：迎风流泪大减，睡眠好转，大便干。舌红，苔薄白，水润，脉细弱。上方白芍加至30g、白术加至40g，加炙甘草10g。调方如下：

党参30g，白芍30g，茯苓10g，白术40g，附片（先煎1小时）10g，仙鹤草30g，炙甘草10g。7剂，水煎分服，一日1剂。

【按】　本案患者平素体弱易感冒。《诸病源候论·目病诸候》曰："夫五脏六腑皆有津液，通于目者为泪。若脏气不足，则不能收制其液，故目自然泪出。"肾为先天之本，脾为后天之本。肾气充足则一身之气强盛，若脾气虚则后天不能温煦先天，先天之气得不到后天之气的滋养，则先天肾气不足。肾气不足不能激发脾阳，发挥其主肌肉和运化作用，脾气虚则致眼轮匝肌收缩无力，加之肾之阳气虚弱，不能温煦脾阳，必致眼中泪道收缩无力，出现流泪症。方中党参为君，甘温益气，健脾养胃；臣以苦温之白术，干而微燥，健脾燥湿，加强益气助运之力；佐以甘淡之茯苓，健脾渗湿，苓术相配，则健脾祛湿之功著；白芍补血养血；附片补肾命火以助阳；仙鹤草益气助运。二诊时患者迎风流泪大减，睡眠好转，大便干，舌红，苔薄白，水润。白芍加至30g、白术加至40g，加甘草10g，取芍药甘草汤之意，原治气血不足之筋急证，王老扩大应用范围，以大便干结、舌红、脉细为审证要点。本案患者65岁，老年性便秘多因气血不足、阴津亏虚导致肠燥便秘。如果采用苦寒清热药或峻烈之泻下药，不仅难以取效，还会损伤正气，加重便秘。白芍养阴生津，滋阴润燥，并能养血和血润肠；甘草可除胃之积热，二味合用，能使燥肠得润，便结易解。正如《本经疏证》云芍药合甘草能"破肠胃之结"；大剂量白术益脾精，养胃气，降浊阴。大便通而诸症愈。

（柳树英　整理）

第二节　鼻

鼻鼽

【案】　患者任某，女，33岁。鼻炎反复发作2年。

【初诊】　2012年11月6日：患者鼻炎反复发作2年，发作时咳嗽、鼻塞、打喷嚏、清水样鼻涕，受凉后加重。咳嗽有黄痰，量少，纳呆，怕冷，大便可。对芝麻、面粉过敏，秋冬、开春易发。舌红，少苔，脉细弱。

【诊断】　鼻鼽。

【证属】　肺气虚寒，卫表不固。

【治则】 温肺散寒，调和营卫。

【处方】 桂枝汤合术附加味。

【药物组成】 白术10g，附片(先煎1小时)10g，桂枝10g，白芍10g，白芥子10g，炙甘草10g，生姜3片，大枣6枚，仙鹤草15g。7剂，水煎分服，一日1剂。

【二诊】 2012年11月13日：咳嗽、鼻塞、打喷嚏减轻。喷嚏由原来的每天20~30个减至4~5个。上方加黄芪15g、厚朴10g、杏仁10g，桂枝加至20g。调方如下：

白术10g，附片(先煎1小时)10g，桂枝20g，白芍10g，白芥子10g，炙甘草10g，生姜3片，大枣6枚，仙鹤草15g，黄芪15g，厚朴10g，杏仁10g。7剂，水煎分服，一日1剂。

【三诊】 2012年11月20日：喷嚏痊愈，早晚鼻塞，偶尔咳嗽，自觉气管不舒。舌淡红，苔薄白。上方黄芪加至30g。调方如下：

白术10g，附片(先煎1小时)10g，桂枝20g，白芍10g，白芥子10g，炙甘草10g，生姜3片，大枣6枚，仙鹤草15g，黄芪30g，厚朴10g，杏仁10g。7剂，水煎分服，一日1剂。

【四诊】 2012年11月27日：嗳气时有时无，受凉打喷嚏，鼻塞。右侧鼻孔内痛。上方白术加至20g。调方如下：

白术20g，附片(先煎1小时)10g，桂枝20g，白芍10g，白芥子10g，炙甘草10g，生姜3片，大枣6枚，仙鹤草15g，黄芪30g，厚朴10g，杏仁10g。7剂，水煎分服，一日1剂。

【五诊】 2012年12月4日：右侧鼻孔内痛痊愈，肚子响，暗哑。上方黄芪加至50g，加细辛10g、凤眼草15g。调方如下：

白术20g，附片(先煎1小时)10g，桂枝20g，白芍10g，白芥子10g，炙甘草10g，生姜3片，大枣6枚，仙鹤草15g，黄芪50g，厚朴10g，杏仁10g，细辛10g，凤眼草15g。7剂，水煎分服，一日1剂。

【六诊】 2012年12月11日：诸症痊愈，偶尔打喷嚏，暗哑。舌红，苔薄白。减厚朴、杏仁、白芥子，桂枝加至30g、白芍加至20g、附片加至20g，加王不留行10g、僵蚕10g。调方如下：

白术20g，附片(先煎2小时)20g，桂枝30g，白芍20g，炙甘草10g，生姜3片，大枣6枚，仙鹤草15g，黄芪50g，细辛10g，凤眼草15g，王不留行10g，僵蚕10g。7剂，水煎分服，一日1剂。

【按】《灵枢·本神》篇曰："肺气虚则鼻塞不利。"《诸病源候论·卷二十九》曰："肺气通于鼻，其脏有冷，冷随气入乘于鼻，故使津涕不能自收。"本案患者肺气虚寒，卫表不固，腠理疏松，导致鼻鼽反复发作2年，咳嗽、鼻塞、打喷嚏、清水样鼻涕，受凉加重，脉细弱。风寒外袭，郁而化热，内犯于肺，则表现为咳嗽，伴黄痰少量，邪热煎熬津液则舌红少苔。久病咳喘，耗伤肺气，子病及母，脾气虚，运化失职，则食欲不振而食少、纳呆。肺肾金水相生，肺气虚寒，可致肾气虚弱，久之肾阳虚衰，温煦失职，则畏寒怕冷。

方选桂枝汤合术附加味。桂枝汤调和营卫；《本草》中曰白术能上而皮毛……在气主气，故能利肺气以解咳嗽、鼻塞、喷嚏之苦，附子助桂枝温阳散寒；白芥子利气豁痰通鼻窍；仙鹤草补后天脾气。二诊时患者咳嗽、鼻塞、打喷嚏减轻，喷嚏由原来的每天20~30个减至4~5个，加黄芪益气固表，厚朴、杏仁取桂枝加厚朴杏子汤之意以解肌散寒，降气定喘，桂枝加量增加温阳散寒之力。三诊时患者打喷嚏痊愈，早晚鼻塞，偶尔咳嗽，自觉气管不舒，舌淡红，苔薄白，黄芪加至30g增加益气固表之力。四诊时患者偶尔嗳气，受凉打喷嚏，鼻塞，右侧鼻孔内痛，白术加至20g加强利肺气之功。五诊时患者右侧鼻孔内痛痊愈，肠鸣，黄芪加至50g益气固表，加细辛温中散寒，凤眼草燥湿利咽。六诊时患者诸症痊愈，偶尔打喷嚏，喑哑，舌红，苔薄白，去厚朴、杏仁、白芥子，增加桂枝、白芍、附片用量，增加调和营卫、健脾和里、温阳散寒之功；加王不留行、僵蚕消肿散结。桂枝汤合术附临床多用于治疗风寒湿痹证，王老另辟蹊径，用治肺气虚寒，卫表不固之鼻鼽，温肺散寒，调和营卫以利肺气，如《严氏济生方·鼻门》中曰："夫鼻者，肺之所主，职司清也，调适得宜，则肺脏宣畅，清窍自利。"

（柳树英　整理）

第三节 耳

耳鸣（一）

【案】 患者马某，女，44岁。左耳耳鸣20天。

【初诊】 2012年11月23日：患者左耳耳鸣20天，伴耳闷，多汗。不易入睡，易生气，口不苦，大便调。舌干，苔薄黄，脉沉细。

【诊断】 耳鸣。

【证属】 阴阳失调。

【治则】 调和阴阳，交通心肾。

【处方】 桂枝加龙骨牡蛎汤加枳壳。

【药物组成】 桂枝10g，白芍10g，生龙骨（先煎）30g，生牡蛎（先煎）30g，炙甘草10g，生姜3片，大枣3枚，枳壳15g。7剂，水煎分服，一日1剂。

【二诊】 2012年11月30日：出汗减轻，仍耳鸣，怕声音，有点声音易惊，心慌、心悸。上方加香附15g、郁金15g、山萸肉30g，白芍加量至20g。调方如下：

桂枝10g，白芍20g，生龙骨（先煎）30g，生牡蛎（先煎）30g，炙甘草10g，生姜3片，大枣3枚，枳壳15g，香附15g，郁金15g，山萸肉30g。7剂，水煎分服，一日1剂。

【三诊】 2012年12月7日：耳鸣大减，安静时似有蝉鸣音，怕声音，阵发性发热汗出。舌干，苔薄黄，脉沉细。上方加黄芪30g、附片15g。调方如下：

桂枝10g，白芍20g，生龙骨（先煎）30g，生牡蛎（先煎）30g，炙甘草10g，生姜3片，大枣3枚，枳壳15g，香附15g，郁金15g，山萸肉30g，黄芪30g，附片（先煎半小时）5g。7剂，水煎分服，一日1剂。

【四诊】 2012年12月14日：仅在安静环境中似有蝉鸣音，怕声音，巅顶时痛，胆小易惊，下眼睑肿痛（麦粒肿）。上方减郁金，加川芎15g、细辛10g。调方如下：

桂枝10g，白芍20g，生龙骨(先煎)30g，生牡蛎(先煎)30g，炙甘草10g，生姜3片，大枣3枚，枳壳15g，香附15g，山萸肉30g，黄芪30g，附片(先煎半小时)5g，川芎15g，细辛10g。7剂，水煎分服，一日1剂。

【按】 本案患者因出汗日久，阴损及阳，肾精不足，不能上奉于耳；肾阳不足，耳窍失于温煦，导致耳鸣。肾阴不足，虚火内扰心神，则虚烦失眠；舌干，苔薄黄，皆为津乏而虚热故也。故用桂枝加龙骨牡蛎汤加枳壳治疗。

桂枝汤，外证用之能解肌去邪，和营卫；内证用之能补虚调阴阳。加龙骨、牡蛎有潜阳固摄之效。多汗日久，阴损及阳，卫阳不能固表，致阴阳两虚。卫气昼行于阳，夜行于阴，营气夜行于阳，昼行于阴，当营气夜行于阳时，阳虚肌表不固，则汗随营气外泄，营卫不和，用桂枝汤和营卫，加龙骨、牡蛎收敛浮阳，故二诊时患者自述出汗减轻，仍耳鸣，怕声音，有点声音易惊，心慌、心悸，加香附、郁金、山萸肉，白芍加至20g。香附味苦而甘，气寒而浓，阳中阴也，入肝、胆之经，得白芍以济之，则阴生阳长，血足而易惊、心慌、心悸易解也；郁金行气解郁；山萸肉入肝、肾经，温肝补肾，正如《药品化义》中曰：山茱萸，滋阴益血，主治目昏耳鸣，口苦舌干，……汗出……为补肝助胆良品。夫心乃肝之子，心苦散乱而喜收敛，敛则宁静，静则清和，以此收其涣散，治心虚气弱，惊悸怔忡，即虚则补母之义也。肾乃肝之母，肾喜润恶燥，司藏精气，借此酸能收脱，敛水生津，……即子令母实之义也。三诊时患者耳鸣大减，安静时似有蝉鸣音，怕声音，阵发性发热、汗出，舌干苔薄黄，加黄芪益气养阴，附片合苦甘之芍、草而补虚，外则达皮毛而助桂、芍和营卫。四诊时患者仅在安静环境中似有蝉鸣音，怕声音，胆经虚则胆小易惊，巅顶时痛，下眼睑肿痛(麦粒肿)。去郁金加川芎入足厥阴肝经，能活血行气，祛风止痛；细辛通窍止痛，则耳鸣、巅顶时痛消失。

(柳树英 整理)

耳鸣(神经性耳鸣)(二)

【案】 患者杜某，女，40岁。耳鸣3月余。

【初诊】 2013年8月9日：患者自述3月前感冒后出现耳鸣，左侧为甚，专科检查未见异常，自服清热解毒、补益肝肾之剂无效。诊见：耳鸣如蝉，平素容易生气，纳可，夜寐差。舌淡暗，边有瘀斑，苔薄白，脉沉弦。

【诊断】 耳鸣(神经性耳鸣)。

【证属】 气虚血瘀，肝肾亏虚。

【治法】 益气活血，化瘀通络，兼以补益肝肾。

【处方】 补阳还五汤化裁。

【药物组成】 黄芪30g，当归10g，川芎10g，赤芍10g，桃仁10g，红花10g，白芥子10g，王不留行10g，丹皮10g，女贞子30g，山萸肉30g。7剂，水煎分服，一日1剂。

【二诊】 2013年8月16日：患者自述耳鸣明显缓解，鸣声减低，夜寐能安。上方继续加减调服1月余以巩固疗效。

【按】 肾开窍于耳，故耳鸣首当责之于肾，如《灵枢·海论》："髓海不足，则脑转耳鸣"，而该患者耳鸣缘于感冒，清热解毒亦为可用，但患者服之均疗效甚微，一则因纯用清热解毒，不仅不能达邪于外，且苦寒伤及阴血，气无以生，津亏血少气虚，脉道不畅；二则补益肝肾，因有余邪留滞，故疗效甚微。老师认为本病与脾胃功能失调密切相关，如《灵枢·海论》："上气不足……耳为之苦鸣。"《灵枢·口问》："耳者，宗脉之所聚也，故胃中空则宗脉虚。虚则下溜，脉有所竭者，故耳鸣。"均指出脾胃虚弱、气血生化不足、耳失所养可导致耳鸣。故在治疗时应脾肾同调，但早期不可过用补益之剂，而应重视通经活血之法，老师喜用白芥子、王不留行治疗耳鸣，以通经活血，待邪去继以调补脾肾之剂。

（田 苗 整理）

耳鸣(三)

【案】 患者张某，男，50岁。耳鸣4年余。

【初诊】 2018年5月1日：耳鸣4年余，从10多岁开始双手颤抖，口腔溃疡，大便干燥，每日1~2行，喜食山楂卷，食肉后积食，夏天手脚汗多，冬天自觉四肢不温。舌淡胖大，苔白腻，脉弦。

【诊断】 耳鸣。

【证属】 肝脾不调。

【治法】 疏肝解郁，养血健脾。

【处方】 逍遥散加减。

【药物组成】 柴胡15g，白芍15g，当归15g，茯苓20g，炒麦芽15g，薄荷5g，甘草5g，生姜3片，白术15g。7剂，水煎分服，一日1剂。

【二诊】 2018年5月8日：服药后上述症状有所减轻，头及手脚汗出，大便干。舌脉同前。上方加女贞子15g、旱莲草15g、五味子10g、山药20g。调方如下：

柴胡15g，白芍15g，当归15g，茯苓20g，炒麦芽15g，薄荷5g，甘草5g，生姜3片，白术15g，女贞子15g，旱莲草15g，五味子10g，山药20g。继服7剂，水煎分服，一日1剂。

【三诊】 2018年5月15日：服药后诸症均明显好转，手脚汗多，大便干。舌淡胖大，苔薄白，脉弦。上方去白术、山药，加桑白皮10g、地骨皮10g。调方如下：

柴胡15g，白芍15g，当归15g，茯苓20g，炒麦芽15g，薄荷5g，甘草5g，生姜3片，女贞子15g，旱莲草15g，五味子10g，桑白皮10g，地骨皮10g。继服7剂，水煎分服，一日1剂。

【四诊】 2018年6月12日：服药后诸症缓解，大便渐调。舌淡红，苔薄白，脉和缓有力。效不更方，守三诊方继服7剂以固疗效。

【按】 耳鸣在临床较为多见，可独自发病，也可伴发其他疾病发病。早在《内经》就有许多关于耳鸣的论述，如《素问·通评虚实论篇》曰："头痛耳鸣，九窍不利，肠胃之所生也。"《素问·金匮真言论篇》亦言："南方赤色，入通于心，开窍于耳。"《素问·玉机真脏论篇》云："脾为孤脏，中央土以灌四傍……其不及则令人九窍不通。"《灵枢·海论》云："髓海不足，则脑转耳鸣。"老师认为耳鸣多由暴怒、惊恐、肝胆风火上递，以致少阳经气闭阻或因外感风寒、壅遏清窍，或因肾虚气弱、精气不能上达于耳而成。其发病机理包括虚实两个方面。实者因外邪侵袭，或为肝气郁结，或因肝郁化火、清窍受扰所致；虚者或因肾精亏虚、髓海不足而致，或因脾胃虚弱、气血化生不足所致。

逍遥散出自《太平惠民和剂局方》，具有疏肝解郁，养血健脾之功，主治肝郁血虚脾弱证。常用于慢性肝炎、肝硬化、胆石症、胃及十二指肠溃疡、慢性胃炎、胃肠神经官能症、经前期紧张症、乳腺小叶增生、更年期综合征、盆腔炎、不孕症、子宫肌瘤等属于肝郁血虚脾弱者。老师以逍遥散化裁治疗本案患者，正切合病机，故获良效。

（康开彪　整理）

第四节　喉

喉痹

【案】　患者郑某，女，36岁。咽痛、牙痛5天。

【初诊】　2018年1月9日：患者近期工作压力大，心烦易怒，饮食可，睡眠差，多梦，咽痛、牙痛5天，自行口服"三金片"后腹泻多次，疼痛无缓解，吞咽时咽部疼痛不适，停药后大便稍干，每日1~2次，心烦易怒，小便正常，手凉，怕冷。舌质淡红，苔薄白，舌体胖大，脉弦细。

【诊断】　喉痹。

【证属】　虚火上灼。

【治法】　滋阴降火。

【处方】　玉女煎加减。

【药物组成】　熟地黄15g，石膏30g，知母10g，川牛膝30g，麦冬15g，毛细辛5g。颗粒剂6剂，每日1剂，每日2次，饭后1小时开水冲开温服。

【二诊】　2018年1月16日：患者自述服药2剂后即感咽部疼痛、牙痛明显缓解，5剂后无明显咽痛、牙痛，情绪稳定，饮食睡眠可，二便通畅，微感心烦。舌质淡红，苔薄白，舌体胖大，脉弦细。患者牙痛、咽痛缓解，但平素急躁易怒，经前乳房胀痛，遂改为逍遥散加减7剂以巩固治疗。

【按】　喉痹病名最早见于帛书《五十二病方》。《素问·厥论篇》曰："手阳明、少阳厥逆，发喉痹，嗌肿，痓，治主病者。"喉痹指因外邪犯咽，或邪滞于咽日久，或脏腑虚损，咽喉失养，或虚火上灼，咽部气血不畅所致。以咽部红肿疼痛，或干燥、异物感，咽痒不适等为主要表现的咽部疾病。相当于西医学的急、慢性咽炎。

一般咽痛、牙痛，检查局部充血、肿大，多考虑火热，首先考虑清热解毒、消肿利咽，选择三金片、清火栀麦片等药品，但该患者服药后仅仅大便稀溏，咽痛、牙痛无缓解，原因何在？王老分析该患者平素虽急躁易怒，但怕冷、手凉、大便偏稀，为阳虚之象，虽有咽痛、牙痛，吞咽时咽痛等热象，但舌质淡红，舌体胖大，提示气虚，脉弦细，经前乳房胀痛、心烦，有工作压力大的诱因，故考虑为肝郁所致的虚火上灼，应滋阴降火，不宜清热降火，反而更伤正气，犯了"虚虚、实实"的错误，故选择滋阴降火的玉女煎，药证符合，故2剂即见明显疗效。玉女煎出自张介宾的《景岳全书》，用于肾阴不足，胃热上灼咽喉、口腔的牙痛、头痛、牙龈出血。方中石膏清胃火之有余而为君药，熟地黄滋肾阴之不足而为臣药，君臣合用以清火而壮水；佐以知母，助石膏以泻火清胃，助熟地黄滋肾阴、泻相火；麦冬以清热养阴；牛膝导热而引血下行；该患者手凉、平素怕冷，大便偏稀，故以细辛温经散寒。

（郑　君　整理）

第五章　皮肤科医案

粉刺（一）

【案】　患者周某，女，20岁。痤疮10年余。

【初诊】　2012年11月13日，患者患痤疮10年余，呈丘疹型分布于面部及前胸、后背，月经期前后加重，伴痛经。大便可。舌淡，苔白，脉弦。现为月经干净后1周。

【诊断】　粉刺。

【证属】　肝郁血虚。

【治则】　疏肝养血，清泄肺胃。

【处方】　逍遥散合柴胡疏肝散加桑白皮、枇杷叶加减。

【药物组成】　柴胡15g，当归10g，白芍10g，白术10g，茯苓10g，桑白皮15g，枇杷叶15g，白芥子10g，杏仁10g，细辛5g，桂枝5g，甘草5g，川芎15g，赤芍15g，香附10g。7剂，水煎分服，一日1剂。

【二诊】　2012年11月20日：现月经第1天，面部痤疮减轻。本次月经期提前5~6天，色黑，有血块。后背粉刺痊愈，前胸散在分布。上方减枇杷叶、杏仁，桑白皮减至10g，桂枝加至10g、香附加至15g，加巴戟天、菟丝子各10g。调方如下：

柴胡15g，当归10g，白芍10g，白术10g，茯苓10g，桑白皮10g，白芥子10g，细辛5g，桂枝10g，甘草5g，川芎15g，赤芍15g，香附15g，巴戟天10g，菟丝子10g。7剂，水煎分服，一日1剂。

【三诊】　2012年12月7日：粉刺痊愈。患者服药后肠鸣，腹泻，大便一日2次，不成型。上方白术加至20g、桑白皮加至15g。调方如下：

柴胡15g，当归10g，白芍10g，白术20g，茯苓10g，桑白皮15 g，白芥子10g，细辛5g，桂枝10g，甘草5g，川芎15g，赤芍15g，香附15g，巴戟天10g，菟丝子10g。7剂，水煎分服，一日1剂。

【按】　本案患者因肝郁血虚，内不得疏泄，外不得透达，郁于皮毛腠理之间而发为粉刺，加之就诊时正为月经后期，冲任不调，血虚生风生燥，阻于肌肤而发为粉刺；气虚血少，经行血泄，冲任气血更虚，粉刺易于经期前后加重，同时因血虚胞脉失于濡养，"不荣则痛"，故痛经。

方选逍遥散合柴胡疏肝散加桑白皮、枇杷叶加减。方中柴胡散诸经血结气滞；肝郁血虚，故用当归、芍药养血敛阴平肝，使木得条达；木盛则土衰，故用甘草、白术和中而补土；茯苓清热利湿，助甘、术以益土；肝郁而化热化火，木火刑金，血虚生风生燥，加桑白皮、枇杷叶轻清之品，清泻肺热；白芥子、杏仁清肺散结；细辛、桂枝温通散结；川芎、赤芍、香附理气活血，化熏蒸于颜面之瘀结，故二诊时患者述面部粉刺减轻，后背粉刺痊愈，前胸散在分布。去枇杷叶、杏仁，桑白皮减量；因正值经期，经色黑，有血块，因此增加桂枝、香附用量，加巴戟天、菟丝子以温通兼补脾肾之阳。三诊时粉刺痊愈。服药后患者肠鸣，腹泻，大便一日2次，不成形。白术加量增强健脾利湿之功，桑白皮加量增强泻肺经热之力。随访患者自述粉刺痊愈，大便成形。

（柳树英　整理）

粉刺（二）

【案】　患者董某，男，27岁。肩背部痤疮2年。

【初诊】　2014年3月7日：患者自述肩背部痤疮，色暗、质地偏硬2年，痤疮直径0.5~1.0cm，痤疮破溃时可见脓液，颜面部亦有痤疮，追问病史，患者为冶炼工人，工作环境高温，出汗多，出汗时经常受风，汗后冷水洗澡，平素喜饮酒，喜食辛辣食物，二便调，夜寐安。舌淡红，苔薄白少津，脉实有力。

【诊断】　粉刺。

【证属】　表里俱实。

【治法】　疏风解表，清热通里。

【处方】　防风通圣散化裁。

【药物组成】　防风5g，荆芥10g，大黄5g，赤芍10g，连翘15g，石膏10g，桔梗10g，川芎10g，当归15g，滑石10g，薄荷5g，黄芩5g，白术15g，白芍10g，栀子5g，麻黄5g，元明粉5g。7剂，水煎分服，一日1剂。同时嘱患者尽量避免受风，待身无汗时温水洗澡，忌酒，忌食辛辣刺激及发散性食物。

【二诊】 2014年3月14日：后背部痤疮开始变软，部分破溃，大便稀，日2~3次。舌淡红，苔薄白少津，脉实有力。上方大黄减至2g，加茯苓10g。调方如下：

防风5g，荆芥10g，大黄2g，赤芍10g，连翘15g，石膏10g，桔梗10g，川芎10g，当归15g，滑石10g，薄荷5g，黄芩5g，白术15g，白芍10g，栀子5g，麻黄5g，元明粉5g，茯苓10g。继服7剂，水煎分服，一日1剂。

【三诊】 2014年3月21日：后背部痤疮破溃处已基本愈合，暂无新发痤疮，面部痤疮亦好转，大便稀，日3~4次。舌淡红，苔薄白少津，脉实有力。上方大黄加至3g、茯苓加至15g，元明粉减至2g。调方如下：

防风5g，荆芥10g，大黄3g，赤芍10g，连翘15g，石膏10g，桔梗10g，川芎10g，当归15g，滑石10g，薄荷5g，黄芩5g，白术15g，白芍10g，栀子5g，麻黄5g，元明粉2g，茯苓15g。继服7剂，水煎分服，一日1剂。

【四诊】 2014年3月28日：后背部痤疮明显好转，颜色变淡，肩部少量痤疮，面部痤疮亦好转，大便稀，日3~4次。舌淡红，苔薄白少津，脉实有力。上方连翘加至20g，加葛根15g。调方如下：

防风5g，荆芥10g，大黄3g，赤芍10g，连翘20g，石膏10g，桔梗10g，川芎10g，当归15g，滑石10g，薄荷5g，黄芩5g，白术15g，白芍10g，栀子5g，麻黄5g，元明粉2g，茯苓15g，葛根15g。继服7剂，水煎分服，一日1剂。

【五诊】 2014年4月4日：后背部痤疮明显好转，颜色变淡，范围缩小，再无新发痤疮，时有大便偏稀。舌淡红，苔薄白少津，脉实有力。上方去大黄、元明粉、葛根，连翘减至15g，川芎加至20g。调方如下：

防风5g，荆芥10g，赤芍10g，连翘15g，石膏10g，桔梗10g，川芎20g，当归15g，滑石10g，薄荷5g，黄芩5g，白术15g，白芍10g，栀子5g，麻黄5g，茯苓15g。继服7剂，水煎分服，一日1剂。

后继以上方加减调服1月余而愈。

【按】 痤疮，祖国医学将称之为"粉刺""面疮""肺风粉刺"等，是一种皮肤毛囊及皮脂腺慢性炎症性皮肤病，多见于青春期的青年男女。其好发于面部及胸背部，以面部最为常见。《素问·生气通天论篇》曰："劳汗当风，寒薄为皶，郁乃痤。"首载了痤疮的病因病机。张介宾注曰："形劳汗出，坐卧当风，寒气薄之，液凝为皶，即粉刺也，若郁而稍大，乃成小疖，是名曰痤。"本案患者因汗出受风，冷水洗澡，正符合"劳汗当风，寒薄为皶，郁乃痤"的病机。防风通圣散出自《黄帝素问宣明论方》，原方用于治疗风热壅盛、表里俱实证，乃"表里通治之轻剂"。方中防风、荆芥、薄荷、麻黄疏风走表，使表邪从汗而解；大黄、芒硝泄热通便，荡涤积滞，使实热从下而去；石膏为清泄肺胃之要药，连翘、黄芩为清热解毒泻火之要药，桔梗可除肺部风热，清利头目，四药同用，以清解肺胃之热；栀子、滑石清热利湿，与大黄、芒硝配伍，使里热从二便分消；火热之邪，灼血耗气，汗下并用，亦易于伤正，故用当归、川芎、芍药养血和血，白术健脾燥湿，甘草益气和中缓急，并能调和诸药。本方汗不伤表，清、下不伤里，达到疏风解表、清热通里之效。诚如王旭高在《退思集类方歌注》所云："此为表里、气血、三焦通治之剂""汗不伤表，下不伤里，名曰通圣，极言其用之效耳"。

（田　苗　整理）

粉刺（三）

【案】 患者尉某，男，21岁。颜面部痤疮3年余。

【初诊】 2013年8月6日：患者自述3年前因高考学习压力大，颜面部逐渐出现痤疮，长期间断口服中西药治疗，效果不佳。诊见：颜面部多发粉刺、丘疹，色暗红，可见较多痘印，面部皮肤油腻。纳可，夜寐安，大便可。舌淡红，体胖，苔薄白，水润，脉实有力。

【诊断】 粉刺。

【证属】 肺经郁热。

【治法】 清泻肺热。

【处方】 泻白散加味。

【药物组成】 桑白皮15g，地骨皮10g，杏仁10g，枇杷叶15g，香附10g，川芎10g，白芥子10g，陈皮10g，麦芽15g，甘草10g。7剂，水煎分服，一日1剂。

【二诊】 2013年8月13日：额头、鼻部粉刺减少，大便偏稀，日行2次。舌淡红，体胖，苔薄白，水润，脉实有力。上方加薏米20g。调方如下：

桑白皮15g，地骨皮10g，杏仁10g，枇杷叶15g，香附10g，川芎10g，白芥子10g，陈皮10g，麦芽15g，薏米20g，甘草10g。继服7剂，水煎分服，一日1剂。

【三诊】 2013年8月20日：面部痤疮明显减少，未再出新粉刺，丘疹颜色变淡，大便不成形，日2次。舌淡红，体胖，苔薄白，水润，脉实有力。上方加桂枝10g、细辛5g。调方如下：

桑白皮15g，地骨皮10g，杏仁10g，枇杷叶15g，香附10g，川芎10g，白芥子10g，陈皮10g，麦芽15g，薏米20g，桂枝10g，细辛5g，甘草10g。继服7剂，水煎分服，一日1剂。

【四诊】 2013年8月27日：面部痤疮明显好转，再未出新粉刺，原有丘疹颜色及范围明显好转，痘印已有好转，大便好转，日1~2次。舌淡红，体胖，苔薄白，水润，脉实有力。上方去麦芽，加白术10g，桑白皮减至10g。调方如下：

桑白皮10g，地骨皮10g，杏仁10g，枇杷叶15g，香附10g，川芎10g，白芥子10g，陈皮10g，白术10g，薏米20g，桂枝10g，细辛5g，甘草10g。继服7剂，水煎分服，一日1剂。

【按】《内经》云："有诸内，必形于诸外。"故痤疮虽表现为皮肤病变，但其发生与五脏六腑的生理功能失衡均有一定的关系。然"肺主皮毛"与痤疮的发生有着直接的相关性。《灵枢·经脉》曰："手太阴气绝，则皮毛焦，太阴者，行气温于皮毛者也。故气不荣则皮焦，皮毛焦则津液去皮节，津液去皮节者，则爪枯毛折。"如《医宗金鉴》曰："此证由肺经血热而成，每发于面鼻，起碎疙瘩，形如黍屑，色赤肿痛，破出白粉汁。"老师用泻白散加味治疗痤疮每获良效。老师指出，治疗痤疮不可过用寒凉之药，一则凉遏恋邪，二则伤脾胃阳气，且病久则阳虚，故不可过用寒凉之品。故老师在临床应用时少用苦寒、清热解毒之品，而常加桂枝、细辛、制附片等药以透邪外出；脾胃为后天之本，经云"有胃气则生，无胃气则死"，故老师重视脾胃功能，时时顾护胃气，常加炒麦芽、白术、茯苓、山药等。老师强调痤疮的形成非一日之功，"久病必瘀"，故从气分和血分同时着手，使气血调和，临床常用香附、川芎等药，尤其对于痤疮愈合后所形成的痘印，多为痰瘀凝结所致，故在行气活血的同时，常加白芥子、陈皮等以化痰散结。

（田 苗 整理）

粉刺（四）

【案】 患者董某，男，27岁，颜面部痤疮半年。

【初诊】 2014年6月6日：诉颜面部痤疮半年，色暗红，较密集，内有脓液，背部亦呈大片密集状，身体壮实，口干、口苦，便秘。舌红，苔黄，脉滑。

【诊断】 粉刺。

【证属】 风热壅盛，表里俱实。

【治法】 疏风解表，泻热解毒。

【处方】 防风通圣散加减。

【药物组成】 荆芥10g，防风5g，赤芍15g，连翘20g，生石膏10g，桔梗10g，川芎15g，当归15g，滑石10g，薄荷5g，黄芩5g，生白术15g，栀子5g，麻黄5g，茯苓15g，葛根20g，炙甘草10g。7剂，水煎分服，一日1剂。

【二诊】 2014年6月17日：患者颜面部痤疮部分结痂，色暗，部分脓液已吸收，未出现新发痤疮，背部部分密集有脓液。舌红，苔黄，脉滑。上方生石膏加至30g，加酒大黄5g以通腑泄热。调方如下：

荆芥10g，防风5g，赤芍15g，连翘20g，生石膏10g，桔梗10g，川芎15g，当归15g，滑石10g，薄荷5g，黄芩5g，生白术15g，栀子5g，麻黄5g，茯苓15g，葛根20g，炙甘草10g，酒大黄5g。7剂，水煎分服，一日1剂。

【案】 防风通圣散出自《黄帝素问宣明论方》，是解表、清热、攻下三者并用之方，主治外感风邪、内有蕴热，表里俱实之证，临床多应用于皮肤病的治疗。本方为表里、气血、三焦通用之剂，有汗不伤表，下不伤里的特点。方中荆芥、防风、麻黄、薄荷疏风解表，使风邪从汗而解；大黄、芒硝泻热通里，配伍石膏、黄芩、连翘、桔梗清解肺胃之热；山栀、滑石清热利湿，使里热从二便而解。更以当归、川芎、白芍养血活血；白术健脾燥湿；

甘草和中缓急。本方汗下之力峻猛，有损胎气，虚弱及孕妇慎用。

（杨阿妮　整理）

瘾疹（一）

【案】　患者倪某，女，36岁。颈部瘾疹伴瘙痒、咳嗽、腹痛3天。

【初诊】　2013年1月8日：3天前感冒输青霉素后颈部出现瘾疹，风团样，伴瘙痒、咳嗽、腹痛。舌淡，苔白，脉细。

【诊断】　瘾疹。

【证属】　肺卫不固。

【治则】　和营潜阳，补肺固表。

【处方】　黄芪建中汤合桂枝加龙骨牡蛎汤。

【药物组成】　黄芪30g，白术30g，桂枝10g，白芍20g，陈皮10g，蜂房10g，凤眼草30g，生龙骨（先煎）30g，生牡蛎（先煎）30g，生姜3片，大枣6枚，炙甘草10g。7剂，水煎分服，一日1剂。

【二诊】　2013年1月23日：颈部风团状瘾疹减轻，瘙痒、腹痛痊愈，现咳嗽。舌淡苔白，脉细。上方黄芪加至50g、桂枝加至20g，加厚朴10g、杏仁10g、仙鹤草30g。调方如下：

黄芪50g，白术30g，桂枝20g，白芍20g，陈皮10g，蜂房10g，凤眼草30g，生龙骨（先煎）30g，生牡蛎（先煎）30g，生姜3片，大枣6枚，炙甘草10g，厚朴10g，杏仁10g，仙鹤草30g。7剂，水煎分服，一日1剂。

【按】　黄芪建中汤出自《金匮要略·血痹虚劳病篇》，能温中补虚，原主治"虚劳里急，诸不足"。桂枝加龙骨牡蛎汤出自《金匮要略·血痹虚劳病脉症并治篇》，有滋阴潜阳、收敛固涩的功效。本案患者由于卫表不固，营卫不和，造成药物过敏反应，内不得疏泄，外不得透达，郁于皮肤腠理之间，出现瘾疹。方中桂枝汤和营卫，加龙骨、牡蛎潜阳固表；黄芪建中汤益气固表，养血和营，缓急止痛；经云"诸痒为虚"，故加白术助脾阳。由于陈皮主行脾胃之气，脾胃地处中焦，中焦之气行，则三焦之气随之涌动。三焦为决渎之官，通行水液，与湿相伴；又为脏腑之外府，上及心、肺，下及肝、肾。所以陈皮的作用可宽及所有脏腑，遍及全身之湿。从肺而言，则辛散肺气，苦泄肺气，温化寒气，能治痰多咳喘，气壅食停。如李时珍《本草纲目》载："橘皮苦能泄能燥，辛能散，温能和，其治百病，总是取其理气燥湿之功。同补药则补，同泻药则泻，同升药则升，同降药则降。"如与白术同用，则补脾胃，与黄芪、甘草同用则补肺气，与厚朴、杏仁同用则通降肺气以止咳，《日华子本草》载陈皮"消痰止嗽，破癥瘕疰癖"。蜂房质轻且性善走窜，能祛风、止痛、止痒，《证治准绳》载其"治疮肿初发"，配杏仁能止咳平喘；凤眼草祛风止痒。二诊时患者颈部风团状瘾疹减轻，瘙痒、腹痛痊愈，仍咳嗽。增加黄芪、桂枝用量以加强益气固表，健脾和营之力，加厚朴、杏仁降肺止咳，加仙鹤草助芪、桂益气固表，健脾和营，营卫和而肌表固，诸症自解。

（柳树英　整理）

瘾疹（荨麻疹）（二）

【案】　患者魏某，女，38岁。皮肤风团伴瘙痒2天。

【初诊】　2013年12月24日：患者自述2天前受凉后出现全身皮肤突发大片白色风团，搔抓后明显，此起彼伏，以双上肢及胸背部为甚，瘙痒明显，纳可，夜寐差，大便调。舌淡胖，苔薄白，脉细。

【诊断】　瘾疹（荨麻疹）。

【证属】　营卫不和。

【治法】　调和营卫。

【处方】　桂枝加龙骨牡蛎汤化裁。

【药物组成】　桂枝10g，白芍10g，煅龙骨（先煎）30g，煅牡蛎（先煎）30g，凤眼草15g，黄芪15g，白术15g，甘草10g，生姜5片，大枣6枚。7剂，水煎分服，一日1剂。

【二诊】　2013年12月31日：荨麻疹已痊愈。平素怕风、怕冷。舌淡胖，苔薄白，脉细。上方去凤眼草，桂枝加至20g。调方如下：

桂枝20g，白芍10g，煅龙骨（先煎）30g，煅牡蛎（先煎）30g，黄芪15g，白术15g，甘草10g，生姜5片，大枣6枚。继服7剂，水煎分服，一日1剂。

【按】　荨麻疹是一种皮肤出现红色或苍白色风团，时隐时现的瘙痒性、过敏性皮肤病，多种因素可诱发，常反复发作。中医学认为：此病是由于营卫不和，外感风邪，邪正相搏，发于肌表，而见风团反复发作，缠绵难愈，发时瘙痒难忍，风性善行而数变，故风团时起时无，此起彼伏。如《诸病源候论·风瘙身体瘾疹候》曰："邪气客于皮肤，复逢风寒相折，则起风瘙疹。"方中桂枝加龙骨牡蛎汤，调和营卫，协调阴阳，潜镇固阳固表；黄芪、白术、防风取玉屏风散之意以益气固表；风眼草祛风止痒。诸药合用，使得营卫调和、阴阳平、表卫固，风团自愈。

（田　苗　整理）

瘾疹（三）

【案】　患者颜某，男，31岁。皮肤出现红色或苍白风团，时隐时现，伴瘙痒2年余。

【初诊】　2018年12月21日：皮肤出现红色或苍白风团，时隐时现，伴瘙痒，遇风寒加重，得暖则减，平素畏冷恶寒，常自汗出，面色㿠白，口不渴，食纳可，二便调。舌淡胖，苔白，脉浮紧。

【诊断】　瘾疹。

【证属】　风寒束表。

【治法】　疏风散寒。

【处方】　桂枝加龙骨牡蛎汤合玉屏风散加减。

【药物组成】　黄芪30g，白术20g，桂枝10g，酒白芍10g，当归10g，川芎15g，龙骨（先煎）30g，牡蛎（先煎）30g，炙甘草10g，防风10g，风眼草30g，生姜3片，大枣3枚。7剂，水煎分服，一日1剂。

【二诊】　2019年3月5日：服药7剂，患者自觉稍有好转，又自行守方连续服药1月余，至今未再发作，现偶有瘙痒，易感冒。上方去防风。调方如下：

黄芪30g，白术20g，桂枝10g，酒白芍10g，当归10g，川芎15g，龙骨（先煎）30g，牡蛎（先煎）30g，炙甘草10g，风眼草30g，生姜3片，大枣3枚。继服7剂，水煎分服，一日1剂。

【按】　瘾疹相当于现代医学之荨麻疹，是一种皮肤出现红色或苍白风团，时隐时现的瘙痒性、过敏性皮肤病。中医古代文献又称风瘩瘟、风疹块、风疹等。本病以皮肤上出现瘙痒性风团，发无定处，骤起骤退，消退后不留任何痕迹为临床特征。老师认为瘾疹发病的根本原因是禀赋不耐，卫外不固，风寒、风热之邪客于肌表而发病。《医宗金鉴·外科心法要诀》云："此证俗名鬼饭疙瘩，由汗出受风，或露卧乘凉，风邪多中表虚之人。"

桂枝加龙骨牡蛎汤出自《金匮要略》，具有平补阴阳，潜镇固摄之效，主治虚劳阴阳两虚，夜梦遗精，少腹弦急，阴头寒，目眩发落，脉象极虚芤迟，或芤动微紧；亦治下焦虚寒，少腹拘急，脐下动悸之遗尿证。

玉屏风散为补益剂，具有益气固表止汗之效。主治表虚自汗证，汗出恶风，面色㿠白，舌淡，苔薄白，脉浮虚。亦治虚人腠理不固，易感风邪。

本案以桂枝加龙骨牡蛎汤合玉屏风散加味治疗，其中桂枝加龙骨牡蛎汤合玉屏风散有益气固气、平衡阴阳、调和营卫之效；加川芎、当归以活血行气；加凤眼草搜风疏络止痒。诸药合用切合病机，药证相符，故效如桴鼓。

（康开彪 整理）

湿 疮

【案】 患者楚某，女，18岁。反复皮肤湿疹瘙痒5年。

【初诊】 2018年1月2日：患者5年前无诱因出现颈项部及四肢皮疹、瘙痒，严重时搔抓伴少量淡黄色渗出液，影响睡眠及学习，曾在皮肤科就诊，予中药口服、外洗及外用膏剂（具体用药不详）后症状无明显缓解。现因皮肤瘙痒不适前来就诊。

原皮肤科处方：

羌活10g，独活10g，荆芥10g，防风10g，升麻10g，柴胡20g，前胡10g，川芎10g，莪术10g，土茯苓30g，黄芪30g，苍术20g，桔梗10g，枳实20g，金银花30g，连翘30g，牛蒡子10g，紫草10g，射干10g，山茱萸10g，茯苓20g，泽泻10g，蝉蜕10g，僵蚕10g，草豆蔻10g，淫羊藿10g，忍冬藤30g，秦艽10g。水煎服，一日1剂。

现症：患者体形偏瘦，神清，精神可，颈项部皮肤散在红疹、色暗红、略高出皮肤，局部无渗液，自觉瘙痒，四肢皮疹已基本消退、无明显瘙痒，纳少，睡眠差，大便稀、质黏，每日1~2次，小便正常，手凉，稍活动则汗多、疲乏无力。舌质淡，苔薄白，舌根苔腻，边有齿痕，脉沉细。

【诊断】 湿疮。

【证属】 脾虚湿盛。

【治法】 健脾除湿，祛风止痒。

【处方】 六神汤加减。

【药物组成】 炒山药30g，炒薏苡仁30g，白扁豆10g，茯苓15g，炒麦芽15g，毛细辛10g，炒枳壳10g，炙甘草10g。7剂，水煎分服，一日1剂。

【二诊】 2018年1月9日：患者自诉服药后湿疹瘙痒稍减轻，进食增加，大便仍偏稀、质黏，每日1~2次，手凉，轻度腹胀。舌质淡红，苔白，边有齿痕，脉沉细。上方加木香5g、当归10g。调方如下：

炒山药30g，炒薏苡仁30g，白扁豆10g，茯苓15g，炒麦芽15g，毛细辛10g，炒枳壳10g，木香5g，当归10g，炙甘草10g。7剂，水煎分服，一日1剂。

【三诊】 2018年1月16日：患者自诉服药后湿疹减轻，仍有瘙痒，检查颈项部散在皮疹、色暗红、无渗液，进食增加，手凉、出汗减轻，大便成形、质软，每日1次，无腹胀，疲乏减轻。舌质淡红，苔薄白，边有齿痕，脉沉细。上方当归加至15g，加凤眼草15g。调方如下：

炒山药30g，炒薏苡仁30g，白扁豆10g，茯苓15g，炒麦芽15g，毛细辛10g，炒枳壳10g，木香5g，当归15g，凤眼草15g，炙甘草10g。7剂，水煎分服，一日1剂。

【四诊】 2018年1月23日：患者自诉服药后无不适，湿疹瘙痒减轻，近期感冒后纳呆，口黏、不欲饮水，大便仍偏稀、质黏，每日1~2次，手凉，轻度腹胀。舌质淡红，苔白，舌根苔腻，边有齿痕，脉沉细。上方加藿香10g、佩兰10g。调方如下：

炒山药30g，炒薏苡仁30g，白扁豆10g，茯苓15g，炒麦芽15g，毛细辛10g，炒枳壳10g，木香5g，当归15g，凤眼草15g，藿香10g，佩兰10g，炙甘草10g。7剂，水煎分服，一日1剂。

【五诊】 2018年2月6日：患者自诉服药后无不适，纳呆、口黏均明显缓解，湿疹瘙痒明显减轻，大便不成形、质黏，每日1~2次，手凉，轻度腹胀。舌质淡红，苔白，根腻，边有齿痕，脉沉细。上方藿香加至15g。调方如下：

炒山药30g，炒薏苡仁30g，白扁豆10g，茯苓15g，炒麦芽15g，毛细辛10g，炒枳壳10g，木香5g，当归15g，凤眼草15g，藿香15g，佩兰10g，炙甘草10g。14剂，水煎分服，一日1剂。

【六诊】 2018年2月23日：患者自诉服药后无不适，纳呆、口黏均明显缓解，湿疹瘙痒明显减轻，检查颈项部少量散在皮疹、色淡暗、局部干燥无渗液、大便成形、质软，每日1次，手凉汗多减轻，受凉后腹部轻度胀满。舌质淡红，苔薄白，舌根苔腻，边有齿痕，脉沉细。上方木香加至10g，当归减至10g。调方如下：

炒山药30g，炒薏苡仁30g，白扁豆10g，茯苓15g，炒麦芽15g，毛细辛10g，炒枳壳10g，木香10g，当归10g，凤眼草15g，藿香15g，佩兰10g，炙甘草10g。10剂，水煎分服，一日1剂。

此后间断性口服中药2月余，湿疹基本痊愈，大便成形，出汗减少、疲乏减轻。

【按】 皮肤瘙痒是一种多发症状，多认为与过敏有关，与某些疾病相关，如糖尿病、肝病、肾病等，还与一些外界因素刺激有关，如寒冷、温热、化纤织物等。瘙痒症是一种病因复杂的疾病，在治疗上首先应去除可能的病因（如内脏疾病），另外，去除可能加重的因素，如搔抓、烫洗、大量的皮肤清洁剂、限制饮用酒类、浓茶、咖啡及辛辣食物，保持局部清洁干燥，再配合适当的治疗，外用药物，疾病可逐渐好转。

《黄帝内经》曰"诸痛痒疮，皆属于心"，凡由热邪引起的皮肤疮疡、红肿发痒之证，都与心脏有关。因心主火，火亢则血热，热邪与血相搏而致皮肤疮疡。热甚则疮痛，热微则疮痒；实热则局部痛甚且胀，虚热则局部痒而不痛。《中医外科学》认为瘙痒的病因为风邪所致，多因风邪外袭或血热内扰或血虚失养，湿邪蕴结于肌肤或血虚生风化燥所致。

王老认为，该患者皮肤瘙痒，湿疹色泽暗红，手凉，大便稀、质黏，提示阳虚湿困，纳少、疲乏、舌质淡红、苔薄白、舌根苔腻、舌边有齿痕、脉沉细，提示脾虚，《黄帝内经》曰"诸湿肿满，皆属于脾"。凡由湿邪引起的水湿停滞、浮肿胀满之证，都与脾脏有关。因脾主运化，一旦水湿停留，就会导致湿病的发生。湿有内外之分：外则寒邪困脾，水湿四溢而致肌肤浮肿、瘙痒；内则脾阳不足，痰饮聚腹而致中焦胀满。故王老不主张单纯祛风止痒或清热凉血止痒，根据患者体质予健脾除湿和胃达到除湿祛风止痒的目的，故选用六神汤加减，方中以炒山药、薏苡仁、茯苓为主药，分别从肺、脾两脏论治以健脾、渗湿、和胃；白扁豆以健脾化湿；炒麦芽以消食和胃；细辛以祛风散寒，炒枳壳以行气宽中、消胀和胃，炙甘草以健脾和胃及调和诸药。感冒湿阻加重时加入藿香、佩兰以芳香化湿和胃，瘙痒加重时加入凤眼草以除湿止痒。湿为阴邪，阻遏气机，损伤阳气，故患者疲乏无力、手凉怕冷；湿性黏滞，临床症状多表现为黏腻不爽，如患者表现大便黏滞不爽等；反映在病程上，迁延时日，缠绵难愈，如该患者病史5年，反复治疗数月。

（郑　君　整理）

蛇串疮（带状疱疹）

【案】　患者高某，女，63岁。右胁肋部疱疹伴疼痛半月。

【初诊】　2013年11月29日：患者自述右胁肋部疱疹半月，疼痛明显，静脉输注阿昔洛韦及外用阿昔洛韦乳膏无明显好转，自服清热解毒之品亦未见效。诊见：患者右胁肋部可见片状成簇水疱，疱液浑浊，周围可见红晕，部分水疱已破溃结痂，局部皮温偏高，疼痛明显。纳食欠佳，夜寐差，大便不干，2日1行。舌淡体胖，苔白腻，脉弦。

【诊断】　蛇串疮（带状疱疹）。

【证属】　肝胆湿热。

【治法】　清热利湿，泻火解毒。

【处方】　龙胆泻肝汤化裁。

【药物组成】　龙胆草10g，柴胡15g，栀子10g，黄芩10g，泽泻15g，当归10g，白芍10g，紫苏5g，细辛10g，甘草5g，大黄5g。7剂，水煎分服，一日1剂。

【二诊】　2013年12月5日：患者自述疼痛较前减轻，疱疹大部分已破溃结痂，大便不干，日1行。舌淡体胖，苔白微腻，脉弦。上方龙胆草减至

5g、大黄减至3g。调方如下：

龙胆草5g，柴胡15g，栀子10g，黄芩10g，泽泻15g，当归10g，白芍10g，紫苏5g，细辛10g，甘草5g，大黄3g。继服7剂，水煎分服，一日1剂。

【三诊】 2013年12月12日：疼痛明显减轻，仅皮肤轻微痛，疱疹已明显好转，部分痂皮已脱落，便调，夜寐好转。舌淡体胖，苔白微腻，脉弦。上方去紫苏、大黄，栀子减至5g、细辛减至5g，加生地10g。调方如下：

龙胆草5g，柴胡15g，栀子5g，黄芩10g，泽泻15g，当归10g，白芍10g，细辛5g，甘草5g，生地10g。水煎分服，一日1剂。继服7剂后疱疹痊愈，局部无疼痛。

【按】 带状疱疹是由水痘-带状疱疹病毒感染引起的急性疱疹性皮肤病，其特征为沿一侧周围神经分布成簇状疱疹和神经痛，常见于胸胁、腰腹部，亦可见于头面及肢体等部位，多数患者的疼痛随着疱疹的消退而逐渐消失，但部分患者可遗留后遗神经痛。本病在中医上称之为"蛇串疮""腰缠火丹"，认为其多因肝气郁结，久而化火，而致肝胆火盛；或因脾湿郁久化热，湿热蕴结肝胆；或外感疱疹病毒而发病。一般急性期老师多用龙胆泻肝汤加减取效，但指出不可过用寒凉，尤其是龙胆草、栀子、木通、黄芩的用量宜小，用量过大一则寒凉败胃，二则凉遏恋邪，在症状缓解后应及时减量。而本案患者因病程已两周，多服用清热解毒之品，且年老体虚，故减寒凉败胃之木通，加轻温宣散之紫苏以透邪外出，加辛温之细辛，一则助紫苏透邪外出，二则防诸药寒凉伤胃，三则温通止痛。

（田　苗　整理）

脱发（一）

【案】 患者徐某，男，26岁。脱发1年。

【初诊】 2011年5月13日：患者1年前因考研压力过大，出现脱发，洗头时尤为明显，夜寐可，纳食可，二便调。舌质淡，苔薄白，脉沉。

【诊断】 脱发。

【证属】 瘀血阻络。

【治法】 活血祛瘀。

【处方】 血府逐瘀汤化裁。

【药物组成】 柴胡15g，当归15g，赤芍10g，川芎15g，桃仁10g，红花10g，生地黄10g，枳壳15g，桔梗10g，桂枝5g，附片(先煎)5g，甘草10g。7剂，水煎分服，一日1剂。

【按】 脱发之证，医者多从肾入手，因肾其华在发，临床疗效不尽相同，或见效，或无效，治疗颇为棘手。老师以活血化瘀之法治之，为临证治疗提供了一个思路。活血化瘀法治疗脱发源自《医林改错》"伤寒、瘟病后头发脱落，各医书皆言伤血，不知皮里肉外，血瘀阻塞血路，新血不能养发，故发脱落；无病脱发，亦是血瘀。用药三付，发不脱，十付必长新发"。《血证论》云："瘀血在上焦，或发脱不生。"总之，通过活血化瘀法治疗脱发是我们需要掌握的一种治法。

（王　煜　整理）

脱发（二）

【案】 患者郭某，男，45岁。脱发4年余。

【初诊】 2013年8月22日：患者自述从2009年2月份开始脱发明显，曾服用六味地黄丸、七宝美髯丸等药，收效甚微，患者为此而焦虑烦躁。诊见：面色暗黄，头发稀疏，散在斑片状脱发，精神欠佳。食纳可，夜寐欠佳，大小便正常。舌淡暗，体胖，苔少，脉沉细。

【诊断】 脱发。

【证属】 气虚血瘀。

【治法】 益气活血，补益脾肾。

【处方】 补阳还五汤化裁。

【药物组成】 黄芪30g，当归10g，赤芍10g，川芎10g，桃仁10g，红花10g，旱莲草15g，女贞子15g，桑椹10g，制何首乌30g，仙鹤草30g。7剂，水煎分服，一日1剂。

【二诊】 2013年8月29日：患者自述服药后精神好转，夜寐好转。患者病程日久，且本病难获速效，故以此方继续加减调服1月余，后以补益肝肾，健脾助运之剂为主调服3月有余，随访病已痊愈。

【按】 中医治疗脱发的方法多种多样，疗效显著，如发为血之余，肾其华在发；肺主皮毛，故脱发与五脏功能失调密切相关。而本案患者因脾肾气虚，推动无力，气虚血瘀。发为血之余，发无血以养而枯萎脱落，这就形成了脱发，正如《医林改错·通窍活血汤·头发脱落》曰："伤寒、瘟病后头发脱落，各医书皆言伤血，不知皮里肉外，血瘀，阻塞血路，新血不能养发，故发脱落。"补阳还五汤用于瘀血脱发，通过益气活血，扶正祛瘀，使血流通畅，营养运行能直达病所，毛发得濡养而还生。本案患者先以益气活血化瘀为主，兼以补益脾肾，使气血运行通畅，后以健脾益肾之品补养先后天之本，一则使道路通畅，二则使气血生化有源，则新发自生。

（田　苗　整理）